当代名中医专科专病经方
薪传临证绝技丛书

名中医

风湿病经方薪传临证绝技

主编 林锦洪 袁 华 潘雨薇

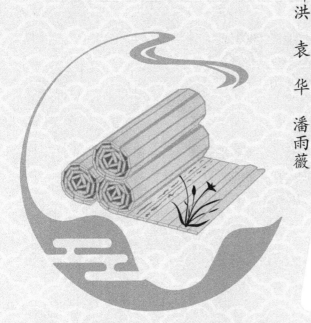

U0301962

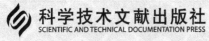

科学技术文献出版社
SCIENTIFIC AND TECHNICAL DOCUMENTATION PRESS
·北京·

图书在版编目（CIP）数据

名中医风湿病经方薪传临证绝技/林锦洪，袁华，潘雨薇主编. —北京：科学技术文献出版社，2024.6

（当代名中医专科专病经方薪传临证绝技丛书）

ISBN 978-7-5235-0726-1

Ⅰ.①名… Ⅱ.①林… ②袁… ③潘… Ⅲ.①风湿性疾病—中医临床—经验—中国—现代 Ⅳ.① R259.932.1

中国国家版本馆 CIP 数据核字（2023）第 168677 号

名中医风湿病经方薪传临证绝技

策划编辑：薛士滨　　责任编辑：郭　蓉　　责任校对：张吲哚　　责任出版：张志平

出 版 者	科学技术文献出版社
地　　址	北京市复兴路15号　邮编　100038
出 版 部	(010) 58882947，58882087（传真）
发 行 部	(010) 58882868，58882870（传真）
邮 购 部	(010) 58882873
官方网址	www.stdp.com.cn
发 行 者	科学技术文献出版社发行　全国各地新华书店经销
印 刷 者	北京虎彩文化传播有限公司
版　　次	2024 年 6 月第 1 版　2024 年 6 月第 1 次印刷
开　　本	710×1000　1/16
字　　数	353千
印　　张	22　彩插2面
书　　号	ISBN 978-7-5235-0726-1
定　　价	68.00元

《当代名中医专科专病经方薪传临证绝技》丛书
编委会

协编单位　中国中医药研究促进会仲景星火工程分会

中国中医药信息学会人才信息分会

中国针灸学会中医针灸技师工作委员会

世界中医药学会联合会中医疗养研究专业委员会

中国民间中医医药研究开发协会中医膏方养生分会

中关村炎黄中医药科技创新联盟

中华中医药中和医派杨建宇京畿豫医工作室

世界中医药协会国际中和医派研究总会

北京世中联中和国际医学研究院

张丽丽　河南省洛阳正骨医院（河南省骨科医院）

张俐佳　黑龙江中医药大学附属第一医院

罗均武　广州市南沙区第二人民医院

胡丰富　长春市二道区胡氏中医内科诊所

阎　玲　北京中医药大学房山医院

韩　旭　中国中医科学院中医临床基础医学研究所

温旌国　榆树温太医中医康复医院

林锦洪，主任中医师，广州中医药大学硕士研究生导师，国家中医药管理局全国基层名老中医药专家传承工作指导老师。从事中医临床30多年，熟练以经方新用治疗各类疑难、复杂疾病；中西医知识扎实，尤其擅长以中西医结合方法治疗痛风、类风湿关节炎、膝关节炎、血管神经性头痛等疼痛性疾病，以及中医内科、妇科杂病。现为世界中医药学会联合会中医特色诊疗研究专业委员会常务理事，中华中医药学会疼痛学分会常务委员、治未病分会常务委员，广东省中医药学会中医外治法专业委员会副主任委员，广东省中西医结合学会新医微创专业委员会副主任委员，广州市中医药学会常务理事，广州市南沙区中医药学会会长。

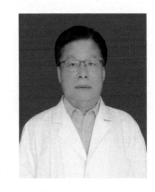

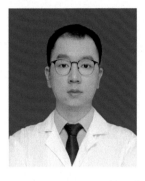

　　袁华，医学博士，湖南中医药大学第一附属医院心内科主治医师，曾先后师从湖南省名中医张崇泉教授、胡国恒教授以及全国名中医王行宽教授精习中医，对中医药治疗心内科及呼吸科的常见病和多发病以及外感病证具有独到体会；同时擅长心血管系统及呼吸系统疾病的西医治疗；对冠心病、高血压、心力衰竭、心律失常、风心病、心肌病、慢性阻塞性肺疾病、支气管哮喘、呼吸衰竭及急性发热等疾病的中西医结合治疗，具有较丰富的临床经验，临床疗效显著。

　　现任中国中医药信息学会人才信息分会常务委员、世界中医药学会联合会慢病管理专业委员会理事、中华中医药学会心血管病分会青年委员、湖南省中西医结合学会健康管理专业委员会委员、湖南省中医药和中西医结合学会慢病管理专业委员会委员、湖南省中医药信息研究会心血管专业委员会委员、湖南省中医药和中西医结合学会脑心同治专业委员会青年委员等多个学会职务。

　　参与多项国家级和省级科研课题，以第一作者发表核心期刊论文10余篇，作为副主编或编委参与出版医学专著3部。

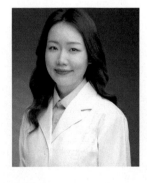

　　潘雨薇，女，医学博士、博士后。现任中国民族医药学会方药量效研究分会理事、广州市中医药学会治未病专业委员会副主任委员。主持或参与国家级及省市级课题10余项，发表国内外学术论文20余篇。从事中医内科及人工智能交叉学科研究工作。临床善用六经辨证及古典中医思维诊疗疾病，具有丰富的纯中医临床经验，采用中药、针灸及个性化膏方等纯中医疗法治疗全科疾病及疑难杂症颇有疗效。

助推"经方热""经药热"
学术化、规范化、专科化！

《当代名中医专科专病经方薪传临证绝技》丛书终于要出版了！可喜可贺！

这是《医圣仲景文库》系列的成果！

也是我们中和医派中华国医专科专病经方大师研修班的成果！

更是中关村炎黄中医药科技创新联盟中医药国际"一带一路"经方行的成果！

又是中华中医药中和医派杨建宇京畿豫医工作室倡导推动的"经药理论体系"的成果！

也是每年10月21日"世界中医经方日"活动推动的抓手！

而关键所在，《当代名中医专科专病经方薪传临证绝技》丛书有助于推动"经方热""经药热"的学术化、规范化、专科化的发展！

不忘初心，砥砺前行！

重温中医药经典，找回中医药灵魂，再塑中医药伟大，成了中医药人的重要共识与努力导向。提升中医药经典研学力道，钻研中医药经方，以及共同推广普及经方临床应用，成了弘扬中医药经典理论，提高中医药临床服务能力的捷径，成了中医药临床疗效的保障。著名中医药经方大师——黄煌教授，宣讲经方应用，在全球范围内推广普及、规范推进经方的临床应用，助推全球中医"经方热"澎湃前行，是大家公认的挖掘经方宝藏的"兵工团长"。2014年我们中和医派第三代传人王丽娟，主持开展的中华国医专科专病经方大师研修班系列，在北京、南阳、郑州、成都、宁夏、深圳逐次展开，继推至海外。2017年，以黄煌教授为总指挥的中医药国际"一带一路"经方行活动，确定了每年10月21日作为"世界中医经方日"，将全球"经方热"推向新的辉煌！继而，在中和医派"经方""精方"基础上，倡导"道地药材""精准用药"，强调"动态辨证"，推出"经药"概念，创新"经药理论体系"，得到"当代神农""中药泰斗"祝之友教授的认可，并以国家中医药管理局全国名老中医药专家祝之友传承工作室的中医临床中药学学科传承的重要内容为导向，大力开展有关中医药"经药"的学术研讨和"经药理论体系"的创新构建，以神农本草经研修班和采药识药班为抓手，以纪念祝之友老教授从事中医药50周年活动为契机，在全国各地乃至港澳台地区、东南亚地区开展中医临床、中药学学术活动及"经药理论"研讨。

祝之友杨建宇经药传承研究室在印度尼西亚巴淡岛挂牌，确定每年农历四月二十六日为"世界中医经药日"。教材专著、专业论文持续出版发表，网络课堂、全球会议持续进行，助推中医"经药热"与"经方热"，相得益彰，携手共进，在中医药时代的大潮中，奔涌前进！

近来，仲景书院经方精英传人、中国中医科学院何庆勇教授，在全国各地开展何庆勇经方经药专题研修班、讲习班，这不但是祝之友教授和我在仲景书院反复宣讲"经药概念"和"经药理论体系"的成果之一，更是"北京－河南－南阳"仲景书院的重大学术成果之一，因为以后还会有更多像何庆勇教授这样的仲景学术精英、"经方""经药"传人，竭力开展"经方""经药"学术传承。再推中医药"经方热""经药热"新高潮，再续中医药"经方热""经药热"新辉煌！

"精研经典弘扬国粹，创新汉方惠泽苍生。"这是国医大师孙光荣教授的题词，也是《当代名中医专科专病经方薪传临证绝技》丛书所有的编者们数十年如一日在学习与临床实践中遵守的准则。熟读中医药经典，夯实中医药基础理论，传承《神农本草经》华夏先民原创治病用药经验精华，探解《黄帝内经》中医药道法自然、天人合一的奥旨，规范在《伤寒杂病论》指导下经方理法方药的临床诊病疗病用药体系，重塑中医药独特的临床辨证思维和优势显著的特色疗法的灵魂，重构中医药"经方""经药"理论体系在中医药理论和临床中的支撑与引领，回归中医药"经方""经药"的学术化发展，规范化推广及其专病专科化应用，促进中医药"经方热""经药热"回归主流中医医院的专病专科科室，成为中医药各专科最普遍的诊疗方式和首要选择，同时，提升中医药学术发展和规范化拓展与应用。而《当代名中医专科专病经方薪传临证绝技》丛书就是围绕各专科专病之优势病种，汇编总结临床卓有成就的各地著名中医专家、临床大家在临床中应用"经方""经药"理论的实践经验和妙招绝技，旨在给年轻中医药学者提供学习"经方""经药"的临床验案及理论精要，更重要的是通过各专病专科的"经方""经药"的汇总，促进临床中各专病专科医师明了各自常用的"经方""经药"，并从中汲取名老中医的临床经验，从而在整体上提升中医药服务大众健康的能力和水平，使中医药"经方热""经药热"走向学术化、规范化、专科化更有理论意义和现实意义，促进中医药事业大发展、大繁荣！

《当代名中医专科专病经方薪传临证绝技》丛书共计30册，是在名誉主编国医大师唐祖宣教授的具体指导下，在各分册主编带领编委会的努力下，历经3年，大家一边干好本职工作，一边积极抗击疫情，利用休息时间，编写稿子，十分辛苦，十分不易，在此给大家道一声"您辛苦啦！大家都是人民的健康卫士！大家都是优秀的抗疫英雄！促进中医药'经方热''经药热'学术化、规范化、专科化发展，大家都是功臣！历史一定会铭记，中医药人不会忘记"。另外，还要感谢科学技术文献出版社对这套书的大力支持和帮助，从选题策划论证，到书稿的编撰排版，无不映衬体现着出版社领导、编辑的辛苦劳动和付出！在此一并表示衷心的感谢和深深的感恩！

最后，仍用我恩师孙光荣国医大师的话来结尾：

美丽中国有中医！

中医万岁！

杨建宇

2022.10.21·世界中医经方日·明医中和斋

注：杨建宇　教授、执业中医师、研究员

　　光明中医杂志社主编

　　中国中医药现代远程教育杂志社主编

　　中国中医药研究促进会仲景医学研究分会副会长兼秘书长

　　中关村炎黄中医药科技创新联盟执行主席

　　中华中医药中和医派创始人·掌门人

　　中医药国际"一带一路"经方行总干事

目 录

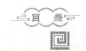

第一章 类风湿关节炎

【名医简介】

路志正，中国中医科学院主任医师，全国老中医药专家学术经验继承工作指导老师，"首都国医名师"，国家级非物质文化遗产传统医药项目代表性传承人。中华医学会中西医学术交流委员会委员，中华中医药学会内科分会副主任委员、风湿病分会主任委员，第六、第七、第八届中国人民政治协商会议全国委员会委员，卫生部药品评审委员会委员，卫生部国际交流与合作中心理事，北京中医药学会理事、副理事长、顾问；北京中医药大学名誉教授、客座教授。

【学术思想】

路老幼承家学，渊源深厚，熟稔经典，学崇《脾胃论》《慎斋遗书》《临证指南医案》等著作，融会贯通，形成了"持中央，运四旁，怡情志，调升降，顾润燥，纳化常"的调理脾胃18字心法要诀。路老在风湿病诊治方面造诣颇深，特别是运用五脏动态相关、调理脾胃为核心的学术思想指导辨治疑难风湿病。

【诊断思路】

路老认为湿邪为风湿病的常见致病因素，在类风湿关节炎中尤其为甚，路老主编的《中医湿病证治学》，详细讨论湿邪的来源，并提出"北方亦多湿"理论，并且认为湿邪致病不易察觉，正如《医原记略》所言："湿之为病最多，人多不觉湿来，但知避寒、避风，而不知避湿者，因其为害最缓、最隐，而难觉察也。"因此，路老在临床辨治中特别重视化湿治疗。湿邪有外湿、内湿之分，而且人之体质有寒热之分，湿邪从阳则化热，从阴则化寒，湿邪与寒邪相合而成寒湿痹阻，湿邪从阳郁而化热而成湿热痹阻，湿邪与风邪相合而成风湿痹阻之证。此外，内生湿邪，主要归于脾、肺、肾三脏，路老临证尤其重视调治脾、肺两脏，因为"诸湿肿满，皆属于脾""饮入于胃……脾气散精，上归于肺，通调水道"。所以在调理脏腑治疗湿邪时，路老善于通过运脾、健脾和胃、宣肺化湿等以辨治湿邪。

【治疗方法】

活动期类风湿关节炎患者临床多表现为关节肿痛、触热、晨僵、皮下结节，或伴发热、口渴、咽红、溲赤等症状，舌质红（或暗红，时伴瘀斑、瘀点），苔黄厚腻。临床研究使用清热活血法内服和（或）外治法治疗活动期类风湿关节炎，亦获得较满意疗效。路老尚有一独特理论"北方亦多湿"，并结合现代人嗜食膏粱厚味、助湿生痰，嗜食生冷、困遏脾阳，饥饱无度、脾失健运等不良生活方式阐释出，外有风寒湿邪、内生湿热，患湿阻之人亦不少见。因此从湿论治风湿病不可忽视。临床方用白虎加苍术汤、四妙丸、当归拈痛汤、宣痹汤等化裁，重用苍白术、薏苡仁、银花、土茯苓等清热祛湿。

《类证治裁·痹证》言："痹久必有瘀血。"清代医家叶天士、王清任等更提出"瘀血致痹"之说；叶天士针对热痹的病理演变过程提出"初病湿热在经，久则瘀血入络"的观点。经络痹阻迁延不愈，影响气血津液的运行和输布，血滞而为瘀，津停而成痰，酿成痰浊瘀血，临床可表现为皮肤瘀斑、关节周围结节、屈伸不利等痰瘀互结之症。这与现代研究分析类风湿关节炎患者出现微循环障碍、微小血管栓塞和高黏滞血症等血液流变学异常变化相吻合。临证注重养血活血、化瘀通络，方用四物汤、身痛逐瘀汤等化裁，精用蜈蚣、全虫、僵蚕、穿山甲等动物药加强走窜通络化痰之功。

同时，类风湿关节炎病情复杂，常表里同病、寒热交错、虚实夹杂、气血并乱，宿疾并新病、内伤兼外感，令人无从下手。而通络之法，切中病机，是万变不离其宗的精髓。路老通络止痛临证选药经验为：上肢痛加桑

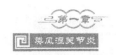

枝、桂枝；下肢痛加络石藤，膝关节痛加川牛膝，足跟痛加山茱萸、熟地；颈背痛加羌活、葛根、姜黄；腰痛加独活、狗脊、杜仲、桑寄生。关节屈伸不利加伸筋草、木瓜；骨破坏者加骨碎补、补骨脂等。

【治疗绝技】

路老治疗类风湿病常见药对举例如下。

祛风胜湿法药对：防风配伍防己源于张仲景之防己地黄汤。《本草备要》记载："防己，大辛，苦、寒。太阳经药。能行十二经，通腠理，利九窍，泻下焦血分湿热。"路老认为，防风长于祛风以胜湿，防己善于祛经络之血分湿热，两者合用可祛风除湿，清热消肿，适用于风湿痹阻或湿热痹阻证，临床表现为四肢多关节肿痛者。常用剂量：防风 10 ～ 12 g，防己 12 ～ 15 g。秦艽、威灵仙两味为路老经验对药，秦艽为祛风湿之润药，威灵仙在《药品化义》中"宣通行十二经络"，《本草正义》提到威灵仙"积湿停痰，血凝气滞，诸实宜之"，故而两者配合尤其适合类风湿关节炎上肢关节肿痛，证属风湿、痰湿痹阻者。常用剂量：秦艽 12 ～ 15 g，威灵仙 12 ～ 15 g。

散寒除湿法药对：炮附片、薏苡仁两味药相伍源于薏苡附子败酱汤。路老认为炮附片擅长温阳散寒除湿，薏苡仁重在健脾祛湿除痹，特别是阳虚体质而感受寒湿之邪更为适合，临床为关节冷痛拘急，阴雨天加重者。炮附片一般用 6 ～ 12 g（先煎半小时），薏苡仁 15 ～ 30 g。

清暑化湿法药对：藿香梗、荷梗；滑石、甘草。藿香梗、荷梗来源于路老经验药对。路老认为中医治病当"三因制宜"，故每至夏季，路老治疗风湿病时注重清化暑湿之邪，藿香梗苦温，芳香化湿，荷梗轻灵，可以清暑湿，两药合用轻灵活泼，无化燥伤阴之虞。滑石配伍甘草来源于六一散，可以清暑热，利水渗湿，尤其适用于下焦湿热者。常用剂量：六一散 12 ～ 30 g（包煎）。

运脾祛湿法药对：太子参、麸炒薏苡仁；苍术、麸炒白术。太子参、麸炒薏苡仁来源于参苓白术散。苍术、麸炒白术为路老经验药对。健脾药物以甘、苦、温药性居多，路老钟爱使用太子参，因类风湿多夹杂湿热之邪，太子参清润之性，运脾益气而避免助长湿热之邪，麸炒薏苡仁甘寒，健脾清热除痹，两药合用适用于脾虚合并湿邪患者。苍术、麸炒白术，两药均可健脾益气、运脾化湿，但是苍术苦温，白术苦甘，两者配合，刚柔相济，健脾化湿而不化燥。

清热祛湿法药对：忍冬藤、鸡血藤；赤小豆、薏苡仁；姜半夏、茵陈；苍术、黄柏；苍术、土茯苓。《名医别录》中记载忍冬藤"主寒热身肿"，《本草纲目》提到其"治一切风湿气及诸肿毒"。故路老认为忍冬藤重在祛风湿，清热消肿，与鸡血藤合用，擅长治疗四肢小关节之肿痛，而且两药配伍补而不滞，对于尪痹日久有血虚、湿热之象者尤效。常用剂量：忍冬藤、鸡血藤各 15～30 g；赤小豆、薏苡仁主要清中焦及下焦湿热，可以作为食疗方辅助治疗风湿病，常用剂量：赤小豆 12～15 g，薏苡仁 15～30 g；姜半夏苦温燥湿，茵陈可以清肝胆经湿热，两药合用照顾肝脾两脏，清湿热而不伤脾胃，路老常用于治疗类风湿关节炎伴有肝脾两经湿热患者。常用剂量：姜半夏 9～12 g，茵陈 12～15 g。路老认为，湿邪趋下，下肢关节肿痛多与湿邪相关。苍术配伍黄柏来源于二妙丸，重在清下焦湿热，适用于下肢关节（如膝、踝、足趾关节）肿痛灼热者。常用剂量：苍术 12～15 g，黄柏 9～12 g。苍术健脾祛湿，治疗生湿之源，土茯苓祛湿热、泄浊瘀而能顾护脾胃，共奏祛湿消肿之功效。常用剂量：苍术 12～15 g，土茯苓 15～30 g。

炒杏仁、麸炒薏苡仁为路老治疗湿邪最常用的对药，来源于三仁汤或麻黄杏仁薏甘汤。路老认为两药为药食同源之品，炒杏仁苦温，有提壶揭盖之功效，能宣肺行水以化湿。而《本草经疏》言："薏苡仁，味甘，微寒，无毒。主筋脉拘挛，不可屈伸，久风湿痹，下气，除筋骨邪气不仁，利肠胃，消水肿。"说明薏苡仁既可祛风湿、解拘挛，又利肠胃，两药合用，上中焦兼顾，为治疗气分湿邪之良药。常用剂量：炒杏仁 9 g，麸炒薏苡仁 30 g。

【验案赏析】

患者，女，58 岁。2010 年 5 月患者就诊，主诉四肢关节疼痛 7 年，关节变形 4 年。初诊：患者 2003 年无明显诱因出现双踝水肿，经服用中药汤剂后水肿消退，但随后出现四肢关节疼痛，在本院就诊被确诊为"类风湿关节炎"，长期门诊及病房治疗，关节疼痛症状时好时坏，4 年前出现双膝关节变形，随后波及多个关节。刻下：四肢关节疼痛，遇寒加重，天气阴冷时加重，关节畸形，掌间肌肉萎缩，晨僵，二便可，眠可。查：手足、双肘、双膝关节畸形，关节活动功能受限，掌间肌萎缩。舌暗红，苔薄黄，脉弦细弱。中医诊断：风湿痹证，证属于气血亏虚，风寒湿痹阻日久化生痰浊瘀血，治疗

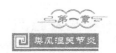

当益气养血，宣痹通络。处方：黄芪 30 g，桂枝 10 g，赤芍 12 g，白芍 12 g，炒桑枝 30 g，秦艽 12 g，威灵仙 12 g，地龙 12 g，当归 12 g，姜黄 12 g，全蝎 8 g，陈皮 10 g，蜂房 6 g，淡附片（先煎）6 g，川牛膝 15 g，怀牛膝 15 g，鸡血藤 15 g，14 剂。水煎服，日 1 剂，每剂药煎煮 2 次，200 mL/次，分 2 次饭后半小时温服。外用方：马鞭草 30 g，苏木 30 g，当归 15 g，醋乳香 10 g，醋没药 10 g，防风 15 g，防己 18 g，透骨草 20 g，追地风 15 g，芒硝 30 g，鹿衔草 15 g，7 剂。水煎，外用，每剂药煮出 800 mL，分 2 日用，每次 200 mL，外洗肿痛关节。

二诊：关节疼痛稍减轻，仍诉左肩背、左上肢及左下肢关节疼痛，舌暗红胖大，苔薄黄，脉弦细滑。治疗宗前法，加忍冬藤配合鸡血藤养血兼顾清热通络。处方：黄芪 50 g，桂枝 12 g，赤白芍各 12 g，炒桑枝 30 g，炙远志 12 g，威灵仙 12 g，地龙 12 g，当归 12 g，姜黄 12 g，全蝎 8 g，陈皮 10 g，蜂房 6 g，淡附片（先煎）6 g，忍冬藤 20 g，鸡血藤 20 g，14 剂。水煎服，日 1 剂，每剂药煎 2 次，每次 200 mL，分 2 次饭后半小时温服。外用药物同前。

三诊：患者肩关节、后背疼痛，腰痛基本缓解，仍有手指及膝关节疼痛，但程度较前减轻，红细胞沉降率为 106 mm/h，手指、腕关节变形，面色㿠白，纳寐可，大便正常，舌质暗红，苔薄，脉弦细结代，面色萎黄较前改善。继续予以益气养血、通阳宣痹之法治之，处方：桂枝 12 g，炒白芍 18 g，淡附片（先煎）10 g，黄芪 30 g，麸炒白术 15 g，秦艽 12 g，威灵仙 12 g，地龙 12 g，炮姜 8 g，龟鹿二仙胶（烊化）6 g，鹿衔草 15 g，乌梢蛇 10 g，蜂房 10 g，鸡血藤 30 g，知母 12 g，14 剂。服上方 2 个月，病情一直稳定。

【按语】

此案为中老年女性患者，病程日久，耗伤气血，加之感受风寒湿之邪，邪气久踞，损伤脾胃，化生痰浊瘀血，损及肝肾筋骨。总为虚实夹杂之证，治疗颇为棘手。首诊患者病程日久，关节疼痛伴畸形，面色萎黄，肌肉萎缩，腰痛，脉弦细弱。路老从正邪关系来看，首先考虑气血、肝肾均有亏虚，关节遇冷病情加重，有风寒湿邪存在。仿黄芪桂枝五物汤加减，方中使用黄芪配伍当归以益气养血，患者面色萎黄，故以当归、白芍、鸡血藤以养血和血，桂枝配白芍调和营卫，温通经络。祛邪方面，选用秦艽配威灵仙以祛风除湿，通经络，但是需考虑患者病程日久，多关节肿大变形，无明显湿热之证（患者关节无肿胀灼热或明显积液，舌脉均无湿热之象），应为风寒湿日久不愈而化生痰瘀，故选用蜂房、地龙配合陈皮以化日久之顽痰死血，且陈皮可顾护脾胃。一诊患者症状稍有减轻。二诊宗前法，加忍冬藤配合鸡血藤以养血祛风湿，通经络止痛。三诊在前方基础上加乌梢蛇以搜风剔络，龟鹿二仙胶以滋补肝肾精血，知母配伍淡附片仿桂枝芍药知母汤义，防止寒湿之邪郁而化热，故反酌之。根据患者病情特点，精选对药，照顾病情虚实寒热，时时顾护脾胃，取得了较好的临床疗效。

参考文献

[1] 员晶，唐晓颇，姜泉.路志正教授治疗类风湿关节炎的临床举例[J].浙江中医药大学学报，2014，38（7）：851–852.

[2] 罗成贵，姜泉，唐晓颇.路志正教授运用对药治疗类风湿关节炎经验[J].世界中西医结合杂志，2021，16（6）：1013–1016.

[3] 姜泉.路志正调理脾胃治疗风湿病学术思想传承及临床应用研究[D].北京：中国中医科学院，2012.

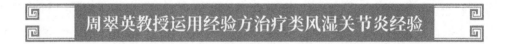

周翠英教授运用经验方治疗类风湿关节炎经验

【名医简介】

周翠英，主任医师，教授，博士研究生导师。现任山东中医药大学附属医院内科主任医师，全国老中医药专家学术经验继承工作指导老师，山东省老中医药专家。从事中医内科风湿免疫专业，兼任中华医学会内科学分会委员，山东中医药学会风湿病专业委员会副主任委员。

【学术思想】

周教授认为类风湿关节炎的外因为风寒湿热毒侵袭，内因为正气亏虚，

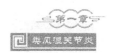

气血不足；病机为经络不畅，气血郁痹，并以"毒"来解释类风湿关节炎的病机关键。周教授对类风湿关节炎的治疗，提倡宏观辨证，微观辨病，急性期重在祛除外邪，稳定期重在补益肝肾。

【诊断思路】

周教授认为其病因有 3 个方面：①风寒湿热毒邪侵袭，经络不通，气血痹阻，化毒致病；②正气不足，经络空虚，气血运行不畅，生毒为病；③湿热痰瘀内生，壅塞气机，致气血郁堵，酿毒为病。周教授认为毒是类风湿关节炎的关键因素，疾病急性期更为明显。周教授将类风湿关节炎之"毒"归纳为凡是显著超出正常范围，对人体造成严重伤害的邪气。毒之为病可具象理解为六淫邪气、理化、生物等外邪及痰湿瘀血等病理产物搅作一团共同致病。单纯六淫或痰饮瘀血致病不会如此顽固，六淫、痰瘀等多种邪气聚在一起共同致病，致经络气血逆乱，诸症蜂起。类似于现代医学上所说免疫系统紊乱，启动多种免疫应答。毒邪致病最为凶恶，且易入难出，乱经扰络，损筋伤骨，传变迅速，容易恶化。类风湿关节炎之毒既是致病因素，又是病理产物，起着致病与引起加重及复发的双重作用，贯穿疾病的整个过程。

【治疗方法】

1. 风寒湿痹证　主症：风寒湿痹证多见关节剧痛，不可屈伸，甚至强直拘急，肢冷不温，多痛有定处，遇寒加重。苔薄白，脉弦紧或濡缓。治则：祛风散寒，利湿解毒。方药：乌头汤加减。炙川乌 6 g，麻黄 9 g，赤芍 20 g，黄芪 20 g，炙甘草 9 g。临证加减：寒重者加肉桂、伸筋草、青风藤，湿盛关节肿大者加苍术、威灵仙，兼寒痰（饮）者加陈皮、白芥子。

2. 湿热痹阻证　主症：关节肿胀，疼痛，触之发热，皮色发红，屈伸不利，晨僵，发热口渴，咽痛，小便赤，大便干。舌质红，苔黄燥，脉滑数或弦数。治则：清热解毒，利湿通络。方药：自拟方痹速清加减。金银花 24 g，土茯苓 30 g，黄柏 9 g，土贝母 8 g，北豆根 8 g，红藤 15 g，蜂房 12 g，牡丹皮 15 g，赤芍 18 g，白芍 18 g，薏苡仁 24 g，细辛 3 g。临证加减：发热重者加连翘、生石膏，高热者加羚羊角粉，关节肿胀明显者加防己、车前草，疼痛较重者加雷公藤、海桐皮。

3.寒热错杂证　主症：关节肿胀，疼痛，局部寒热不适，关节屈伸不利，晨僵，身热不扬又畏风恶寒，阴雨天加重，肢体沉重。舌质红，苔黄白间杂，脉弦。治则：祛风散寒，清热通络。方药：桂枝芍药知母汤加减。桂枝12g，知母15g，赤芍15g，白术12g。临证加减：局部肿胀明显者加猪苓、泽泻、土茯苓、车前草、苍术；恶风寒等寒象严重者加羌活、独活、防风、细辛；热象重者，加牡丹皮、忍冬藤、知母。

4.肝肾亏虚证　主症：关节隐痛，轻微肿胀或有类风湿结节，局部色暗，晨僵或仅留有屈伸不适感，乏力，腰膝酸软，五心烦热，盗汗，头晕耳鸣，健忘，舌质暗红，苔少，脉沉细数。治则：培补肝肾，益气养血，兼以活血化瘀，利湿解毒。方药：虎潜丸化裁。熟地30g，龟板18g，锁阳15g，山药30g，白芍18g，知母12g，黄柏9g，陈皮9g，干姜9g。临证加减：关节肿胀严重者加车前草、土茯苓、土贝母、防己，关节冷痛严重者加细辛、羌活、独活、桂枝，腰膝酸软明显者加怀牛膝、杜仲、狗脊。

5.痰瘀痹阻证　主症：关节疼痛，夜间明显，肿胀，按之发硬，屈伸不利，甚至关节强直畸形，肌肤干燥晦暗或肌肤甲错，痰多作呕，舌质暗红，伴瘀斑瘀点，苔白腻，脉涩或弦滑。治则：祛瘀逐痰，通络止痛。方药：身痛逐瘀汤加减。桃仁12g，红花12g，赤芍20g，川芎12g，当归12g，秦艽15g，羌活15g，地龙6g。临证加减：痰湿明显者加半夏、胆南星，关节肿胀严重者加猪苓、土茯苓、苍术、薏苡仁，恶风寒重者加羌活、独活，虚热象明显者加丹皮、忍冬藤、知母、红藤。

【治疗绝技】

周教授治疗类风湿关节炎急性期用八纲辨证，认为人体气机变化当为八纲变化的本质。阴阳为八纲之总纲，又当为人体之阴气、阳气，又指寸脉为阳、尺脉为阴。阴气与阳气为人身之气的不同状态而已，可以具化为气在表里、气分寒热、气有虚实（多少）。阴阳、表里、寒热、虚实又包罗万象，因"阴阳者，数之可十，推之可百，数之可千，推之可万，万之大，不可胜数"。气在表里可理解为病变部位的内外深浅，表与里为相对概念；气分寒热指机体阴阳偏盛偏衰，为辨疾病性质的纲领；虚实指机体正气充足、邪气亢

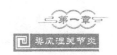

盛与否。阴阳、表里、寒热、虚实从不同维度描述疾病某一方面的本质。于治疗而言，若气在表，当使气往里走，可以用苦味药；若寒则用苦温，若热则用苦寒；若实可用性较峻、偏攻、偏泄之药，若虚可用性较缓、偏润之药或配伍甘味药。若气在里，当使气往外走，可用辛味药；若寒则用辛温，若热则用辛凉；若实可用性较峻、偏攻、偏泄之药，若虚可用性较缓、偏润之药或配伍甘味药。如类风湿关节炎急性期湿热痹阻证患者关节红肿热痛，活动受限，烦躁不安，甚至体温升高，舌质红绛，总体脉弦数或滑数，表里俱实，热象明显，表里俱实用药当辛开苦降；正气不虚，邪气亢盛用药当力专效宏；炽热之象突出用药当以寒为主。风寒湿痹用药当以温热为主，寒热错杂当平调寒热。

稳定期之脏腑辨证：类风湿关节炎稳定期患者神疲乏力，头晕耳鸣，腰膝酸软，或有关节隐痛，屈伸不利，皮肤瘀斑，皮下见类风湿结节，晨起痰多恶心，舌质暗，苔少，整体脉多沉细，可伴涩滞感。肝肾亏虚、精血不足之象突出，兼以痰瘀阻络；精血俱虚用药当甘补为主，重在肝肾，则针对肝肾亏虚选用滋阴温阳补肾、益气养血调肝之药，如熟地、龟板、锁阳、知母、白芍；化瘀生痰当行气运脾，少酌解毒化瘀利湿之品，如漏芦、川芎、陈皮。

【验案赏析】

翟某，女，50 岁，非体力劳动者。初诊：2016 年 9 月 13 日。主诉：对称性多关节肿痛 5 月余。现病史：患者 5 个月前于行走时突发踝关节疼痛，5 天后双踝、双膝关节肿胀、疼痛，于当地医院诊为类风湿关节炎，于该院治疗，具体用药不详，效一般。现患者双手近端指间关节、掌指关节、双腕关节、双肘关节、双膝关节、双踝关节肿痛，双手关节晨僵约 2 小时，双手、双腕皮肤触之发热，手指近端指间关节粗大，指间可触及一类风湿结节。左肩痛剧（与外伤有关）。双膝浮髌试验（＋）。未见发热，无口眼干燥，皮肤无红斑、结节等。盗汗，纳可眠差，二便调。舌质暗红，苔腻，脉弦细而数，尺脉强于寸脉。化验：类风湿因子 730 IU/mL，抗 CCP 抗体 526.26 RU/mL，红细胞沉降率 63 mm/h，C 反应蛋白 51.40 mg/L，血常规、肝肾功能、甲状腺功能均正常。西医诊断：类风湿关节炎。中医诊断：尪痹（湿热痹阻）。治则：清热解毒，利湿通络，兼以活血化瘀。中药处方：土茯苓30 g，忍冬藤30 g，猪苓30 g，蜂房12 g，细辛3 g，徐长卿12 g，独活18 g，羌活12 g，蒲公英15 g，猫爪草20 g，薏苡仁30 g，红藤15 g，苍术12 g，黄柏10 g，川牛膝20 g，虎杖20 g，车前草15 g，威灵仙15 g，甘草6 g。服法：水煎约500 mL，分早晚2次温服，每日1剂。

二诊：2016年9月20日。双手近端指间关节、掌指关节、双腕关节、双膝关节、双踝关节疼痛，双手关节晨僵如故，双手、双腕皮温已较前降低，压痛减轻，右侧肩部肌肉酸痛，双下肢乏力，双膝浮髌试验（+），急躁易怒，盗汗，脉弦细数。纳可，眠差，二便调。舌体胖大、舌质暗红，苔黄稍腻。脉弦数，尺强于寸。中药处方：上方去细辛、苍术，加夏枯草15 g、土贝母8 g。

三诊：2016年10月11日。双手近端指间关节、掌指关节、双腕、双踝关节疼痛减轻，双膝关节疼痛如故，右肩部肌肉酸痛，下肢乏力。双手关节晨僵较前减轻，双手皮温已正常，双腕关节触之微热，双膝浮髌试验（+）。夜间盗汗，纳可眠差，二便调。舌体胖大，舌质暗红，苔少、腻，脉沉细。中药处方：上方去土贝母、蜂房，加白芍20 g、丹皮15 g、桑枝15 g。

四诊：2016年10月25日。仍有右手近端指间关节、掌指关节、双腕关节、右肩关节、双踝关节轻度疼痛，夜间加重，双膝疼痛，颈部疼痛，双手关节晨僵不显，握拳可，双下肢乏力，蹲起困难，左膝浮髌试验（+）。盗汗减轻，仍有急躁易怒，纳差眠可，二便调，舌质暗红，苔淡黄，边有齿痕，脉细数。中药处方：上方加肿节风15 g、钩藤15 g。

五诊：2016年11月9日。双手近端指间关节、掌指关节轻微疼痛、肿胀，握拳可。双膝关节疼痛，活动时加重，双下肢乏力，左膝浮髌试验（+）。右肩关节疼痛，夜间加重。其他关节无明显不适。仍有急躁易怒，纳眠可，二便调。舌质暗红，苔淡黄，脉沉细。中药处方：上方不变，守方治疗。

六诊：2016年11月23日。双手关节已无肿胀，右手近端指间关节有疼痛，偶有右肩关节疼痛伴右上肢麻木感，双膝关节疼痛减轻，左膝浮髌试验（+）。纳眠可，二便调。舌质暗，苔少，边有齿痕，脉弦细。中药处方：上方去猪苓、蒲公英，加王不留行12 g、姜黄12 g、木瓜15 g。

七诊：2016年12月6日。双手关节已无疼痛，握拳实。右肩关节好转。左膝浮髌试验（±）。纳眠可，二便调。舌质暗红，苔薄，脉沉细。化验：类

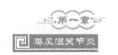

风湿因子 570 IU/mL，抗 CCP 抗体 437.28 RU/mL，红细胞沉降率 22 mm/h，C 反应蛋白 8.2 mg/L。中药处方：土茯苓 15 g，忍冬藤 15 g，徐长卿 12 g，猫爪草 18 g，薏苡仁 30 g，红藤 15 g，王不留行 12 g，陈皮 12 g，车前草 15 g，虎杖 15 g，夏枯草 15 g，白芍 20 g，丹皮 15 g，浙贝母 10 g，海藻 15 g。

【按语】

　　肝郁气滞日久，生湿化火易招湿热之邪。湿热毒侵袭，长期留滞骨节经脉，阻塞气机，化瘀生痰，终致骤然发作，关节肿胀疼痛。湿热之邪久居，伤阴入血滞气，故见盗汗、疼痛夜间重、皮下结节等。痰饮瘀血阻滞，血行不畅见脉弦细。处方当以清热解毒、利湿通络、活血化瘀并行，兼以滋阴。方中土茯苓、忍冬藤、猪苓、蒲公英清热利湿解毒，细辛、徐长卿、独活、羌活通络止痛，红藤、虎杖、车前草活血化瘀并清血分热，黄柏、川牛膝量大滋阴止盗汗，苍术、薏苡仁健脾祛湿绝内湿之源。蜂房、猫爪草、威灵仙消肿利湿除积液。

参考文献

[1] 陈迪. 周翠英教授治疗类风湿关节炎经验 [D]. 济南：山东中医药大学，2017.

[2] 孙素平，米杰. 周翠英治疗活动期类风湿关节炎经验 [J]. 山东中医杂志，2004，23（7）：442–443.

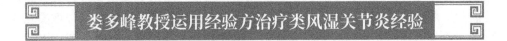

娄多峰教授运用经验方治疗类风湿关节炎经验

【名医简介】

　　娄多峰，首批全国老中医药专家学术经验继承工作指导老师，从事中医临床、教学、科研工作 70 余年。长期致力于中医风湿病的临床研究，提出风湿病"虚邪瘀"理论，为现代中医风湿病学科的主要奠基人之一。

【学术思想】

娄老指出"虚""邪""瘀"三者也分别是类风湿关节炎发病的独立致病因素，也是类风湿关节炎的病理结果。

【诊断思路】

娄老认为"虚"则气血生化失源导致气血不足，脉络不充，血液运行迟缓而致脉络痹阻发为类风湿关节炎；"邪"留滞而痹阻脉络发为类风湿关节炎；外伤后气滞血瘀，痹阻经络发为类风湿关节炎。同时，痹证日久，耗伤正气，导致"正虚"，内生"六淫"以及"瘀血"更甚。在发病过程中三者又互相影响，互为因果，如"虚"久，易内生"六淫"，"虚"则血行迟缓导致气滞血瘀；"邪"留滞日久则耗气伤阴导致正气更加亏虚，"邪"痹阻脉络是气滞血瘀的重要原因。"瘀"则气血运行迟缓，卫气营血不得固外，虚邪贼风更容易侵袭人体，"瘀"导致脏腑筋脉失于濡养致使正气更加亏虚。

【治疗方法】

娄老治疗类风湿关节炎临床辨证分型：①气血亏虚证，症见：肢体关节酸痛麻木，劳累或受凉潮湿疼痛加重，肌肉瘦削或虚肿，面色苍白，神疲乏力，自汗，畏风寒，平素易感冒。舌质淡胖，苔薄白或薄黄，脉细无力。②肝肾亏虚证，症见：手足关节肿痛较剧，或手、足关节发硬变形，关节肿痛，局部热感而抚之发凉，或自觉关节畏冷而抚之发热。寒热并存，虚实互见，症状反复性大，稍有外感或劳累，精神受刺激症状即可加重，形成虚实寒热夹杂、错综复杂的状态。舌苔白或薄黄，脉弦数或略数。③湿热证，症见：关节红肿热痛，扪之发热，遇热痛增，屈伸不利，舌质红苔黄，脉数。④寒湿证，症见：类风湿关节炎病程较长，手足小关节多有不同程度变形、肿痛，皮色暗，功能障碍，关节肿痛，怕凉恶风，遇阴雨天症状加重，得温痛减，全身畏寒怕冷，舌质淡或红，苔薄白或白腻，脉沉紧或沉缓。⑤瘀血证，症见：局部有外伤史，疼痛如针刺，固定不移，局部肤色紫暗，或痹证顽固不愈，或关节畸形，肌肤甲错，舌质紫暗有瘀斑，脉涩。

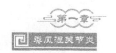

【治疗绝技】

1.气血亏虚证　治以通阳蠲痹，益气养血，活血通络。经验方黄芪桂枝青藤汤，药用：黄芪90g，桂枝20g，鸡血藤30g，青风藤30g，白芍30g，炙甘草9g，大枣5枚，生姜5片。加减：湿邪偏胜者肢体沉困，加萆薢；寒偏胜者加附子、仙灵脾；风偏盛者呈游走性疼痛，加茯苓、海风藤；畏风自汗者加白术、防风；食少便溏者加薏苡仁、焦三仙；腰膝酸软者加杜仲、桑寄生、川断；上肢痛明显者加羌活、姜黄；下肢痛明显者加木瓜、川牛膝；颈项痛甚者加川芎、葛根；类风湿结节或滑膜肥厚者加僵蚕、乌梢蛇。

2.肝肾亏虚证　治以滋补肝肾，益气养血，兼顾扶正祛邪。经验方顽痹形羸饮，药用：制首乌30g，淫羊藿15g，桑寄生30g，当归20g，黄芪30g，白术15g，五加皮15g，丹参20g，乌梢蛇12g，透骨草30g，炒穿山甲10g，甘草9g。风邪胜者加防风、威灵仙、羌活；寒邪胜者加制草乌、制川乌或桂枝、细辛；湿胜者加萆薢、薏苡仁。

3.湿热证　治以清热解毒，疏风除湿，活血通络。经验方清痹汤，药用：忍冬藤60g，土茯苓20g，败酱草30g，络石藤15g，青风藤30g，丹参20g，老鹳草30g，香附15g。风热表证者加连翘、葛根；气分热者加知母、生石膏；热入营血者加生地、牡丹皮；湿热胜者加防己、白花蛇舌草；伤阴者加生地、石斛。

4.寒湿证　治以温经散寒，祛风通络，兼益气养血，活血化瘀。经验方顽痹寒痛饮，药用：桂枝15g，独活30g，制川乌、制草乌各9g，黄芪30g，络石藤30g，当归20g，丹参30g，老鹳草30g，鸡血藤30g，延胡索20g，甘草10g。加减：风邪胜者加防风、威灵仙；湿邪胜者加薏苡仁、萆薢；气虚者黄芪，血虚者加当归、熟地。

5.瘀血证　用经验方化瘀通痹汤，药用：当归18g，鸡血藤21g，制乳香、制没药各9g，丹参30g，延胡索12g，透骨草30g，香附12g。加减偏寒加桂枝、制川乌、制草乌、细辛；偏热加败酱草、牡丹皮；气虚加黄芪；血虚加制首乌、熟地；关节畸形加炒穿山甲、乌梢蛇、全蝎。

【验案赏析】

患者，男，34岁，2015年9月20日初诊。主诉：四肢多关节对称性肿痛伴双手晨僵 2 年余。现病史：2 年前打篮球出汗较多，汗后冷水冲洗，睡卧时吹空调，醒后周身关节肌肉酸困疼痛不适，恶寒发热，无汗，当地门诊按感冒治疗数天后症状消失。但渐出现四肢关节对称性肿痛，伴双手晨僵，在当地门诊间断服用消炎止痛药、中药等治疗，效果一般，病情时轻时重。2 周前因感冒后症状加重。现症见：双肩、肘、腕关节、双手掌指关节、近指间关节、双膝关节肿胀疼痛，局部热感，阴雨天加重，双手晨僵约 1 小时，伴体倦乏力、自汗、畏寒肢冷、纳呆食少，面色苍白，消瘦，夜寐易醒。舌质淡胖，有齿痕，苔薄黄，脉细数。平素易感冒，母亲有类风湿关节炎病史。查体：双手掌指关节、近指间关节、腕关节、双膝关节明显肿胀，压痛及活动痛明显，双腕关节功能受限。X 线示双手近指间关节、掌指关节、腕关节软组织肿胀，关节间隙变窄。西医诊断：类风湿关节炎。中医诊断：痹证，正虚候（气血亏虚证）。治以通阳蠲痹，益气养血，活血通络。方用黄芪桂枝青藤汤加减，药用：黄芪 90 g，白芍 30 g，当归 20 g，青风藤 30 g，白术 20 g，薏苡仁 30 g，鸡血藤 30 g，焦三仙各 15 g，防风 15 g，炙甘草 9 g，生姜 5 片，大枣 5 枚。5 剂，水煎服，日 1 剂。

二诊：2015 年 9 月 26 日。服药 5 剂，痛稍减纳食增，夜间易醒症状减轻，余症状如前。黄芪加至 120 g，白术加至 45 g，加香附 15 g。20 剂，水煎服，日 1 剂。

三诊：2015 年 10 月 17 日。服药 20 剂，四肢关节疼痛明显减轻，面色较前红润，夜寐安，无自汗，仍有体倦乏力，舌质淡红，苔薄黄，脉细稍数。9 月 26 日方去防风、薏苡仁，黄芪减至 60 g，加桑寄生 20 g、木瓜 15 g。30 剂，水煎服，日 1 剂。

四诊：2015 年 11 月 20 日。诉劳累后四肢关节疼痛，休息后可缓解，阴雨天仍有四肢关节疼痛不适，体质量增加，自觉不容易感冒。给予院内制剂口服，治疗半年后随访，病情稳定。

【按语】

患者西医诊断为类风湿关节炎，中医为痹证，按照"虚、邪、瘀"理论为正虚候（气血亏虚证），治疗当以扶正为主，兼祛邪、活血通络，方用黄芪桂枝青藤汤加减，方中重用黄芪，益气升阳固表为主药，白芍味酸补血敛

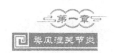

营，柔筋止痛；青风藤祛风除湿，专攻痹邪，二者助黄芪扶正且调营卫，祛邪止痛，共为臣药。当归、鸡血藤活血养血，通络止痛，治风先治血，血行风自灭，且制黄芪、白芍之滞；薏苡仁、白术、焦三仙健脾利湿；防风祛风固表止汗；姜、枣调和营卫；炙甘草调和诸药，共为佐使。诸药相伍，共奏益气养血、通阳蠲痹之功。方中用药即养血活血，又通络止痛，即祛邪又不损伤正气，体现"扶正不碍邪、祛邪不伤正"的遣方用药特点。

参考文献

[1] 赫军，李丽华，郑永昌，等.娄多峰辨治类风湿关节炎经验[J].中国中医急症，2013，22（9）：1536，1554.

[2] 曹玉举.娄多峰"虚、邪、瘀"理论论治类风湿关节炎[J].中华中医药杂志，2018，33（2）：569-571.

[3] 纪丽，李云龙，王颂歌，等.应用娄多峰教授"虚邪瘀"理论对类风湿关节炎分期辨证论治[J].风湿病与关节炎，2020，9（12）：34-36.

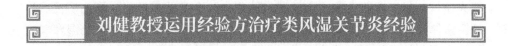

刘健教授运用经验方治疗类风湿关节炎经验

【名医简介】

刘健，主任医师，教授，医学博士，博士研究生导师，中华中医药学会风湿病分会常委，中国医师协会养生专业委员会常委，中国中西医结合学会理事，中国中西医结合学会风湿类疾病专业委员会委员，安徽省重点学科中医内科学学科带头人，国家食品药品监督管理局保健食品审评专家，全国高等中医药临床教育研究会副理事长，安徽省学术和技术带头人培养对象，安徽省杰出青年中医。曾荣获安徽省第五届青年科技奖、安徽省卫生厅"有突出贡献中青年专家"等称号，被授予安徽青年"五四"奖章，先后主持承担国家卫生部、国家中医药管理局等政府资助的研究课题12项，获科技成果6项，发表学术论文80余篇，出版专著13部，并获安徽省自然科学三等奖、安徽省科技进步三等奖及安徽省高校科技成果二、三等奖。

【学术思想】

新安医学是中国传统医学的重要组成部分。唐代以后，徽州文化开始昌盛，医学研究也逐渐出现。到明、清时代，名医辈出，出现了百家争鸣的大好形势。根据不完全统计，自宋代至清末，共有名医400多人，其中近200人共撰写了300多部医学著作，为发展中医学事业做出了巨大贡献。新安医家治疗类风湿关节炎历史悠久，既能减轻关节症状，也能改善患者系统病变，提高生活质量。刘健教授基于《黄帝内经》（简称《内经》），结合新安医家等各家言论，认为类风湿关节炎的主要病因病机不外乎内因与外因两种，内因即素体亏虚，而以脾胃虚弱为主，外因责之于风寒湿热等外邪。

【诊断思路】

脾主运化，主升清，脾胃虚弱，不能升清和运化水谷精微，气血生化无源，筋骨失于濡养，则发为痹证。若脾胃不能运化，则饮食不能化为精微，聚为痰饮，凝于四肢关节，留于肌肉腠理，致全身关节疼痛，则为痹证。另外，素体亏虚，脾胃虚弱，则气血不足，营卫不和，关节易受风寒湿邪气入侵，内湿与外湿相合，致脾胃亏虚更重。且四肢为诸阳之末，由脾胃所主，脾胃虚弱，阳气难达四肢，加之外邪侵袭，则致关节肿痛。

刘健教授认为在类风湿关节炎的发生发展过程中，痰浊、瘀血起着较为关键的作用，既是致病因素，又是病理产物。本病主要是内外合邪所致，正虚为本，脾虚生内湿，湿聚为痰；邪实为标，外邪侵犯血脉，阻碍气血津液运行，血滞酿久成瘀；脾为生痰之源，脾虚则生内湿，加之病程日久，痰阻血瘀，血行受阻，则生瘀，瘀化水，痰瘀互结，旧病新邪交错，病程缠绵难愈；痰浊、瘀血阻于关节、筋骨，致关节疼痛、肿胀，甚至变形。

【治疗方法】

在疾病急性期，强调祛邪与扶正并举，要以清热解毒、通络止痛为主，以健脾化湿为辅；在疾病缓解期，强调益气健脾，则以益气健脾为主，以活血祛瘀、通络止痛为辅。急则治其标——祛邪为主，扶正为辅。刘健教授认为，类风湿关节炎急性期主要表现为关节红肿热痛，屈伸不利，晨僵，潮热

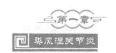
盗汗，夜寐难，大便干，舌质红，苔黄腻，脉滑数。刘健教授提出，患者素体脾虚，精微难化，则生痰湿，日久郁而化热，精微不足，气血不足，加之风湿热外邪侵犯人体，闭阻经脉筋骨，血脉不通，酿久成瘀，痰湿、瘀血互结，造成上述症状。在治疗时，要以清热解毒、通络止痛为主，辅以健脾化湿之药。常用药物有石膏、知母、大黄、黄芩、生地等清热药，独活、细辛、威灵仙、路路通等通络止痛药，另外，还需配伍薏苡仁、半夏、泽泻、茯苓、陈皮等健脾化湿药。刘健教授提出，类风湿关节炎急性期患者已存在正虚于内的情况，若单纯使用祛邪药物可能导致邪去而复来，遂祛邪与扶正并举，方能增强祛邪药物的功效。缓则治其本——益气健脾为主。刘健教授认为，类风湿关节炎缓解期主要以脾虚为主，主要症状有关节肿胀变形，或有皮下结节，活动受限，四肢乏力，纳少，便溏，口唇青紫，舌暗红，有瘀斑，苔薄白，脉涩。素体脾虚，正气不足，精微难化，气血津液亏虚，脏腑功能失调，痰浊、瘀血互生。正气不足，外邪易侵入机体，留于筋骨、经脉，气血阻滞，脉络瘀阻。在治疗上，刘健教授认为"四季脾旺不受邪"，主要以益气健脾为主，辅以活血祛瘀、通络止痛之法。常用药物有黄芪、山药、厚朴、熟地等益气健脾药，桃仁、红花、鸡血藤、丹参等活血化瘀药，威灵仙、路路通、赤芍等通络止痛药。

【治疗绝技】

刘健以新安医学理论为指导，结合多年临床经验，创制新安健脾系列方，包括针对类风湿关节炎疾病基本方新风胶囊，由黄芪、薏苡仁、蜈蚣、雷公藤组成，具有健脾化湿、通络除痹的功效；针对类风湿关节炎湿热证的黄芩清热除痹胶囊，由黄芩、栀子、薏苡仁、桃仁、威灵仙组成，具有清热通络、健脾利湿的功效；针对类风湿关节炎寒湿证的五味温通除痹胶囊，由茯苓、桂枝、片姜黄、淫羊藿、黄芩组成，具有温阳通络、健脾利湿的功效。

刘健教授还提出，在组方用药时，要善于运用药对。陈皮归脾、肺经，功擅理气健脾；半夏行水湿，降逆气，开胃健脾。两者合用，顺气道、除痰饮。正如丹溪所言："气顺则一身之津液亦随气而行。"另外，刘健教授还强调在治疗类风湿关节炎的全过程中，要注重内、外治法结合的综合治疗。刘健教授建议患者每日双手、双足使用药物外涂、熏洗，局部吸收药物，促进血液循环，达活血化瘀、通络止痛之功，有效缓解患者手足的疼痛不适。还运用穴位敷贴、药物纳肛等全方位给药途径，减轻患者胃肠负担。

【验案赏析】

患者，男，62岁，2017年5月28日就诊。患者8年前就诊于安徽某医院，确诊为类风湿关节炎，具体服药史不详。刻下症：双手、双膝关节红肿热痛，喜冷拒按，指间关节变形，皮下硬结，晨僵，活动受限，潮热盗汗，口干，夜寐不安，胃脘胀满，食欲减退，小便黄赤，大便干结，口唇紫暗，舌暗红，有瘀斑，苔黄腻，脉细涩。查尿素氮8.5 mmol/L，类风湿因子328 IU/mL，红细胞沉降率44 mm/h，C反应蛋白41 mg/L。西医诊断：类风湿关节炎。中医诊断：痹证，湿热痹阻证。治法：清热除湿，活血通络。处方：黄芩10 g，地骨皮10 g，知母10 g，黄柏6 g，薏苡仁15 g，茯苓10 g，陈皮10 g，山药10 g，半夏9 g，厚朴6 g，鸡血藤15 g，桃仁10 g，红花5 g，威灵仙10 g，甘草3 g。7剂，水煎服，每日1剂。同时外敷芙蓉膏、消瘀散。

二诊：2017年6月4日。患者自诉服药后无明显不适，疼痛有些许减轻，拟一诊方加泽泻10 g健脾化湿；银柴胡6 g清虚热，除骨蒸；全蝎3 g息风止痉，通络止痛。7剂。

就诊半年后，患者自诉服药后无任何不适，现双手、双膝关节热痛缓解，指间关节变形改善，皮下硬结减少，偶有晨僵，偶有胃脘胀闷，寐安，纳可，二便自调，口唇青紫，舌质红，苔黄腻，脉细数。查尿素氮4.0 mmol/L，类风湿因子268 IU/mL，红细胞沉降率25 mm/h，C反应蛋白10.63 mg/L。之后患者继续就诊，组方用药原则与前类似。现自诉双手、双膝疼痛缓解，红肿及热痛明显减轻，夜寐安，纳食可，无潮热盗汗，二便自调。

【按语】

虽然患者就诊时燥热之象较明显，但病程长达8年，若只用清热除湿、活血化瘀之药，恐邪去复来。故在整个治疗过程中，刘健教授一直注重运用薏苡仁、茯苓、陈皮、半夏等益气健脾药。患者病程较长，湿热邪气侵犯，且湿邪日久，郁而化热，两者相互影响，加重湿热之证，方中运用黄柏、黄芩、薏苡仁等清热除湿之药，再加知母、地骨皮等养阴清热之品，以顾护正

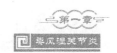

气，扶正祛邪。随后就诊时患者虚热之证明显，加银柴胡清虚热。另外，根据患者就诊时常感胃脘胀闷不适、食欲减退的特征，还选用薏苡仁、茯苓、陈皮、半夏等健脾除湿药物。运用上述两类药物，可达清热除湿、益气健脾之功效，脾旺则不受邪，脾气健运，内湿可除。研究表明，薏苡仁等健脾除湿药能明显促进胃排空、胃肠蠕动，改善肠道消化吸收功能。湿热外邪侵犯关节、筋骨，不通则痛，加之病程日久，不荣则痛，患者出现关节疼痛、肿胀，药用威灵仙、路路通、豨莶草等通络止痛，减轻患者疼痛。研究发现，威灵仙、路路通等通络止痛药具有明显的镇痛作用，能减轻患者的炎症反应。患者病程较长，痰浊、瘀血互生，气血运行不畅，出现口唇青紫、瘀斑、瘀点，药用鸡血藤、桃仁等活血通经，散瘀止痛。现代药理研究发现，桃仁、鸡血藤等活血化瘀药能明显改善微循环障碍、促进造血，还可以提高患者免疫力。再配以茯苓、半夏等健脾化湿药，既消痰涤浊，又防止辛烈药物伤及胃黏膜。诸药合用，调肝和脾，祛风散寒，通络止痛，标本同治。

参考文献

[1] 方妍妍，刘健，万磊，等.刘健治疗类风湿关节炎临床经验[J].中医药临床杂志，2017，29（4）：477-480.

[2] 张颖，刘健.刘健教授治疗类风湿关节炎临床经验[J].风湿病与关节炎，2018，7（11）：42-44，50.

[3] 文建庭，刘健，万磊，等.新安健脾系列方治疗类风湿关节炎的研究进展[J].风湿病与关节炎，2021，10（3）：69-72，80.

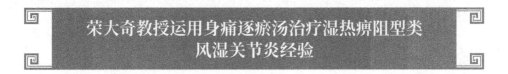

荣大奇教授运用身痛逐瘀汤治疗湿热痹阻型类风湿关节炎经验

【名医简介】

荣大奇，主任医师，教授，硕士研究生导师，吉林省名中医，长春市特等劳动模范，第六批全国老中医药学术经验继承工作指导老师。擅长治疗风湿性疾病（系统性红斑狼疮、类风湿关节炎、强直性脊柱炎、皮肌炎、干燥综合征、白塞病等）、过敏性紫癜、原发血小板减少性紫癜及过敏性疾病等内科疑难杂症。

【经典名方】

身痛逐瘀汤（出自《医林改错》）

组成：秦艽3g，川芎6g，桃仁9g，红花9g，甘草6g，羌活3g，没药6g，当归9g，灵脂（炒）6g，香附3g，牛膝9g，地龙（去土）6g。

用法：常法煎服。

原文："凡肩痛、臂痛、腰痛、腿痛，或周身疼痛，总名曰痹证……古方颇多，如古方治之不效，用身痛逐瘀汤。"

【学术思想】

人体的防御功能和调节功能与营卫气血密切相关。若先天禀赋不足或素体不健，营阴不足，卫气虚弱，外邪留着营卫，以致营卫不和，腠理不固，气血瘀阻不通则发为痹证。正如《类证治裁·痹证》所云："诸痹，良由营卫先虚，腠理不密，风寒湿乘虚内袭。正气为邪所阻，不能宣行，因而留滞，气血凝涩，久而成痹。"其次荣师认为脏腑内伤是风湿病发生、发展的重要原因，也是风湿病经久不愈、内传入里的结果。五脏各有所主，肺主皮毛，肺虚则皮腠失密，卫外不固；脾主肌肉，脾虚则水谷精微化生不足，肌肉不丰；肝主筋，肝虚则筋爪不荣，筋骨不韧；肾主骨，肾虚失充，骨质不坚。五脏内伤，血脉失畅，营卫行涩，则风湿之邪乘虚入侵，发为风湿之病。

【诊断思路】

类风湿关节炎隶属中医痹证范畴，近年来为突出其致病特点将其称之为尪痹，"风寒湿三气杂至合而为痹"这一痹证的基础病因病机，也是尪痹的总病因病机，即风寒湿或风湿热之邪乘虚而入，伤于皮肤，注入筋肉，侵入关节，邪阻经络，遏滞气血而成，所以活血化瘀治疗是关键。湿热痹阻证是尪痹临床中最常见证型，急性期患者以湿热痹阻证较为多见。

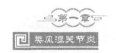
【治疗方法】

身痛逐瘀汤为《丹溪心法·痛风》的趁痛散去乳香，加秦艽、川芎而成，是王清任在继承前人学说的基础上，结合自己长期临床实践所得。其在《医林改错》中提出了"久痹不愈，治从瘀血论治"的学术思想，明确提出瘀血为痹证病因之一，创立了身痛逐瘀汤。从身痛逐瘀汤药物组成上来说，与《丹溪心法》中的趁痛散无太大差别，治法亦是活血化瘀为主，兼以祛风除湿，均用于治疗以血瘀为主症的久痹疼痛，但其在师法于朱氏的基础上，又不拘泥于古法，去掉偏于活血之乳香，保留偏于散血之没药，加秦艽、川芎祛风除湿、理气活血，更兼顾原发病因与继发病因。趁痛散用于治疗筋骨疼痛因痰带热，遵循了二妙散治疗湿热筋骨疼痛的思想，可以治疗尪痹之湿热痹阻证。

临床上荣师以身痛逐瘀汤加苍术、黄柏、薏苡仁、土茯苓为主，方取四妙丸意，全方共奏清热利湿、活血化瘀、通痹止痛之效，治疗类风湿关节炎湿热痹阻之证。身痛逐瘀汤为王清任治疗痹证血瘀证创立的方子，荣师在临床上以此方为基础加减变化治疗类风湿关节炎。当归、桃仁、红花、川芎为君药，桃仁善于活血化瘀，祛瘀力强，红花活血化瘀，通经止痛力强，既能活血又能养血，桃仁与红花二药相配活血之力加强，一上一下，攻逐瘀血迅速，通行全身，可以治疗瘀血痹阻之风湿痹痛；当归为补血之圣药，能使气血各有所归而得名，能补血养血而治各风湿痹痛，与上药桃红一破一止，川芎既能活血化瘀，又能行气止痛，辛散温通，为血中气药，治疗各种气滞血瘀痛证，当归、桃仁、红花、川芎伍用，活血养血，理气通经，逐瘀蠲痹，可治疗各种痹证。以五灵脂、没药、牛膝、地龙为臣以活血定痛；没药辛香走窜，味苦通泄，活血通经，逐瘀通痹；五灵脂生用散血，善活血化瘀止痛，是治疗瘀滞疼痛的要药，治疗各瘀血阻滞痛证；地龙性善走窜，通行经络，能引诸药直达病所，又能活血通络，除风湿痰结，与清湿热之品，治疗湿热痹证；牛膝能活血通络，补肝肾，强筋骨，利关节，且能引诸药下行，筋骨痛风在下者，有疏利降泄十二经脉的特点。佐以桂枝、桑枝、防风、防己、羌活、独活、秦艽、黄柏、苍术、薏苡仁、土茯苓等以祛风除湿热。羌活祛风除湿、止痹痛，浮而升，具升散之性，偏于祛在上之邪，秦艽祛风除湿，通络止痛，可升可降，降多于升，治风治血，又能清虚热，还能与地龙共除伏阳之热，羌活、秦艽同用，一升一降，祛除留居于筋骨、关节、血脉的风湿之邪；黄柏、苍术、薏苡仁与牛膝合用为四妙丸，黄柏清热燥湿、泻火解毒，苍术健脾燥湿，薏苡仁健脾清热利湿，三药与牛膝合用共奏清热利湿之功效，用于湿热所致的痹证。土茯苓健脾利湿，清热解毒，强筋骨利关节，是治疗湿热痹的常用药物，用量宜大。香附、甘草为使药。香附主降，芳香辛行，可通行十二经及奇经八脉之气分，甘草调和诸药、缓和药性，生用性寒，还可清热解毒。诸药共用，升降有序，开合有度，逐瘀蠲痹为主，祛风清热除湿为辅，通络止痛，气血同调，瘀、风、热、湿四因同治，点面兼收、证治两全。

【治疗绝技】

荣师特别重视随证加减，关节肿痛较重，局部皮肤温度无升高的加青风藤、海风藤、细辛以加强通络消肿止痛作用；局部皮温升高的加忍冬藤、伸筋草、络石藤以加强清热通络消肿止痛作用。荣师善用藤类药物，因该类药物善于通经入络，尤适合风湿痹痛之证。疼痛剧烈者可加用虫类药，如全蝎、蜂房，荣师喜用全蝎、没药为对药以活血定痛。荣师还喜用鸡矢藤，祛风消肿、活血止痛，临床用于治疗风湿痹痛、跌打损伤及各种疼痛。临床疼痛明显者，如舌质隐青、有瘀斑者或舌底络脉迂曲者还可加用苏木、刘寄奴以破血通经、消肿止痛。辨部位加减方面：上肢小关节肿痛明显者，可加桂枝、桑枝、防风等以横行肩臂。颈肩背痛明显者加羌活、葛根、片姜黄、守宫以通行膀胱经、督脉而止痛。下肢关节肿痛明显者除重用黄柏、忍冬藤、苍术等外，加独活、防己、威灵仙以祛风消肿止痛。膝关节蹲起困难者加木瓜、伸筋草、续断、骨碎补以续筋止痛。足跟痛者加威灵仙、千年健、地枫皮以祛风湿、健筋骨、止痹痛。腿抽筋者加木瓜、白芍、吴茱萸、仙灵脾等以缓急止痛。关节局部冷者可加熟附片、桂枝寒中用热以温通经络止痛。关节肿胀明显者可加泽兰、泽泻、萆薢以利湿消肿。皮肤湿痒者可加白鲜皮、地骨皮、地肤子、威灵仙以祛风除湿止痒。

荣师总结该方祛风湿、止痹痛的基本药物组成为牛膝、地龙、秦艽、羌活、香附，其中还暗藏很多对药，如牛膝与地龙、当归与川芎、桃仁与红花、羌活与秦艽等。另外，香附能行气止痛通行十二经、八脉，是治疗痹证的良药。在临床加减运用变化上也要善用对药，如祛风的防风、防己，通络的桂枝、桑枝，祛风除湿的羌活、独活，温通经络的附子、桂枝，活血化

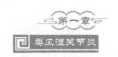

瘀的乳香、没药，益气养血的黄芪、当归，止挛痛的木瓜、吴茱萸，解肌退热的石膏、知母，化痰的炒芥子、制南星，泄浊的土茯苓、萆薢，缓急止痛的白芍、甘草，虫类药中一升一降的僵蚕、地龙，治疗骨节屈伸不利的乌梢蛇、土鳖虫等。湿热蕴久成毒者要重用清热解毒之品，如金银花、连翘、蒲公英、紫花地丁等。

荣师临床上加减药物重在一个字"辨"，因辨而变，加减灵活，疗效显著。此外荣师还倡导重剂起沉疴，在加减上对一些药食同源的药物主张突破常规重用之，如薏苡仁大剂量可用至 60 g，葛根大剂量可用至 60 g，土茯苓大剂量可用至 100 g。在以身痛逐瘀汤为主运用中药方面，常用的清热利湿药有苍术、黄柏、薏苡仁、地龙、忍冬藤、豨莶草、络石藤等；祛风除湿药有防风、防己、秦艽、桂枝、桑枝、羌活、独活、细辛、威灵仙、青风藤、海风藤、伸筋草、透骨草等；活血止痛药有赤芍、桃仁、红花、没药、土鳖虫、当归、川芎、三棱、莪术、苏木、刘寄奴等；引经药方面偏上行的有桂枝、葛根、羌活，偏下行的有防己、独活、牛膝等。久痹痛重的常用虫类中药有土鳖虫、乌梢蛇、蜂房、全蝎、僵蚕、守宫、蜈蚣等。常用补益肝肾药有鹿衔草、杜仲、续断、骨碎补、补骨脂、桑寄生、熟地、菟丝子、枸杞等。

【验案赏析】

患者，女，63 岁，因"四肢关节对称性肿痛 5 年，加重 1 个月"于 2014 年 10 月 20 日就诊。入院时可见患者四肢关节对称性肿痛，骨节屈伸不利，晨僵＞2 小时，伴腰痛，偶有干咳、无痰、口干、口苦，纳可，眠差，夜尿频，大便秘。查双手近端指间关节、掌指关节、双腕关节、双肘关节、双膝关节、双踝关节均肿胀、压痛阳性，双肩关节压痛阳性，双膝关节浮髌试验阳性，关节活动受限，无法完成开握拳、梳头、下蹲等动作，双手指呈天鹅颈样变形，舌质暗红，苔黄，脉弦滑。理化检查：红细胞沉降率 84 mm/h，C 反应蛋白 4.848 mg/dL，类风湿因子 345.8 IU/mL，抗 CCP 抗体 338.2 RU/mL，DAS28 评分 6.78，VAS 评分自评 9 分。结合患者症状及舌脉，治以活血止痛、清热利湿，方用身痛逐瘀汤加减治疗。药物：雷公藤 20 g，土茯苓 60 g，苍术 15 g，薏苡仁 30 g，牛膝 15 g，黄柏 10 g，羌活 20 g，独活 15 g，当归 15 g，桃仁 10 g，川芎 10 g，红花 10 g，地龙 15 g，防己 15 g，防风 15 g，黄芪 30 g，没药 10 g，甘草 10 g，水煎服。服药 10 剂后，患者关节肿胀、压痛及活动度等症状明显减轻，晨僵约 30 分钟，复查红细胞沉降率 60 mm/h，C 反应蛋白 0.308 mg/dL。DAS28 评分 5.92；VAS 评分自评 6 分。

【按语】

选方以身痛逐瘀汤为基础方，活血通络止痛。配伍雷公藤善通经入络，搜剔疏通。薏苡仁与木瓜同为脾经，共奏健脾益胃、舒筋活络、祛湿止痛之效，多于病程后期脾肾亏虚。配以地龙既可引经走窜，又可缓筋肉之挛急，有大活络丹之义。患者尤病程日久，伤及脏腑，脾胃虚弱，致气血失养，营卫虚涩，肝肾两虚，五脏不充，病情胶着，经久难愈，疗效不佳，取独活寄生汤从补气扶阳，养肝健脾温肾，结合病证辅以祛邪。

参考文献

[1] 聂大庆，荣春书，栗洪波，等. 荣大奇教授运用加味身痛逐瘀汤治疗类风湿关节炎湿热痹阻证临床体会 [J]. 中国社区医师，2020，36（36）：82–83.

[2] 栗洪波，聂大庆，刘娣，等. 荣大奇教授治疗类风湿关节炎经验总结 [J]. 世界最新医学信息文摘，2016，16（43）：191，193.

[3] 武伟，贾明远，王颖航. 荣大奇治疗类风湿关节炎用药经验数据挖掘研究 [J]. 中医药临床杂志，2022，34（5）：879–882.

朱跃兰教授中医治疗类风湿关节炎伴间质性肺疾病经验

【名医简介】

朱跃兰，医学博士，主任医师，教授，博士研究生导师，现任北京中医药大学东方医院风湿科主任，国家中医药管理局重点学科中医痹证学学科带头人，国家中医药管理局重点学科中西医结合后备学科带头人。兼任国家中医药管理局"中医药名词术语成果转化与规范推广"项目评审专家、国家食品药品监督管理局中药新药评审专家、国家科学技术奖励评审专家、"长江学者奖励计划"评审专家、国家自然科学基金课题初评专家、北京市自然科学

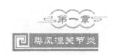

基金课题初评专家、北京市医疗事故鉴定专家。

【学术思想】

在中医古代文献中无类风湿关节炎伴间质性肺疾病相关的病名记载，但根据其症状表现，医家一般将该疾病归属于"咳嗽""肺痹""肺痿""肺胀"范畴。朱教授认为类风湿关节炎伴间质性肺疾病归属于以上疾病并不准确，因为其肺部病变的出现建立在类风湿关节炎基础上，以上称谓只能提示疾病的病位及病性，但无法体现疾病的本质。由于此病的发生多病程缠绵，疾病不同阶段虽然临床症状相似，但病机已发生变化。疾病的发生总体而言为虚实夹杂之证，虚以肺肾亏虚为本，实以痰瘀痹阻脉络为主，且痰瘀贯穿疾病始终。故而补益肺肾、化痰通络是该疾病治疗的立法原则。

【诊断思路】

朱教授认为肺肾亏虚是发病之源。类风湿关节炎伴间质性肺疾病多表现为咳嗽，以干咳为主，胸闷气短、呼吸困难呈进行性加重，初起动则咳嗽、气短，久则呼吸急促，静息亦感气不能接续，动则尤甚。基于间质性肺疾病的临床表现判断，疾病的病位在肺。与一般的中医咳嗽不同，其发生以痹证为基础。咳嗽多见于风寒或风热侵袭肌表，影响肺卫导致症状的出现，而类风湿关节炎伴间质性肺疾病在疾病发生过程中多见病邪日久不去，由外向内、由表及里进行传变，侵袭留滞脉络，并藏到了病位所"合"之脏，即所谓"内舍于其合"。其病变多见于病程迁延，又或发生于顽固性类风湿关节炎患者，发病过程影响到气血经脉的运行。

同时该疾病与肾密切相关。究其因，"肺为气之主、肾为气之根，肺主出气，肾主纳气，阴阳相交，呼吸乃和"。呼与吸两个动作的相互交应体现了肺肾生理功能的平衡。"皮痹不已，复感于邪，内舍于肺"，外邪不去，伤及营卫之气，留滞筋肉关节，则可出现关节酸麻肿痛，久则邪气痹阻于肺，气血凝滞，导致肺之脉络郁闭，宣发肃降之能失调，可出现咳嗽气短。《辨证录》云："肺痹之成于气虚，尽人而不知也……肺气受伤，而风寒湿邪遂填塞肺窍而成痹已。"久咳则伤气耗阴，气伤则咳而无力，阴伤则燥而声嘶，可出现干咳少痰、咽干音哑之候；肺主治节，输布水谷精微濡养脏腑四肢，气阴耗伤则津不能输布，患者可出现形体消瘦干枯之象；日久虚热内生，热邪伤及肺叶，肺热叶焦，则生痿躄，其生理功能丧失；"骨痹不已，复感于邪，内舍于肾"，肾为先天之本，主骨生髓，骨痹不已则说明先天精气在慢性损耗，肾藏精的功能逐渐不足，肺的呼吸有赖于肾的纳气之功，肾之纳气责之于肾藏精，肾精失于封藏，肾气亏虚，失于摄纳，则肺之清气无法下纳于肾，上逆则咳，郁则出现胸闷。故而类风湿关节炎伴间质性肺疾病虽以肺系症状为临床表现，但肺肾亏虚的存在是其发病的本源，且病变及肾常为疾病迁延日久，临床多夹杂一系列病理产物的出现，如痰瘀之邪，预后不良。

痰瘀痹阻脉络为发病之关键。《类证治裁·痹证》认为"诸痹，良由营卫先虚，腠理不密，风寒湿乘虚内袭，正气为邪气所阻，不能宣行，因而留滞，气血凝涩，久而成痹"，提出了外邪留滞致瘀成痹的理论。外邪侵袭机体，若正气无法祛邪外出，则会影响气机运行，导致气滞血凝，阻滞于筋脉关节，可出现关节肿痛，甚或畸形。久痹不去，留邪与气血相搏结，津液不得随经运行，则凝聚成痰；血脉滞涩，"则阻碍气道，不得升降，气壅则水壅，水壅即为痰饮"，同时是瘀血成痰的另一途径。痰瘀可与外邪相合为病，亦可互结为病，痰瘀邪气相搏，可深入骨髓，以致病情缠绵难愈，合《类证治裁·痹证》所谓久痹"必有湿痰败血瘀滞经络"。肺为娇脏，痰瘀之邪郁闭日久，可壅滞肺之脉络，导致"肺实而不鸣"，此同于类风湿关节炎伴间质性肺疾病早期炎性渗出的病理状态。《丹溪心法·咳嗽》言："肺胀而咳，或左或右不得眠，此痰夹瘀血碍气而病。"肺之清宣肃降功能失常日久，痰瘀之邪可郁而化热，伤阴耗气，导致"肺痿"的出现。此阶段表现为"金破而不鸣"，与类风湿关节炎伴间质性肺疾病中晚期间质纤维化的病理相类似，痰瘀之邪的出现提示了疾病日久，同时也提示了疾病的治疗难度较大，就医理而言加用化痰通络之品颇为适宜。

【治疗方法】

类风湿关节炎的本质是多种炎性细胞因子共同作用导致的滑膜血管病变。炎性因子靶作用于肺可导致肺血管炎症，不仅破坏肺实质，同时可诱导成纤维细胞异常增殖，正常肺泡结构消失，导致弥漫性肺间质纤维化。病理基础上肺气体弥散功能下降，肺泡毛细血管气体交换功能受限。影像学可见双肺弥漫性网状（间质的）或网状结节样改变，逐步进展为蜂窝状改变及高

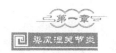

分辨 CT 上的特征性网格状改变。基于此病理，通过现代药理学研究发现，某些中药对于肺部血管炎症的发生有较好的抑制作用。例如，雷公藤、青风藤、穿山龙都具备抗炎作用，因此在辨证论治基础上适当加用以上药物不仅可以改善类风湿关节炎关节症状，同时可以使类风湿关节炎伴间质性肺疾病的进展得到有效延缓及控制。

其次要注重调补肺肾、化痰通络。间质性肺疾病以咳嗽（或伴咳痰）、进行性呼吸困难为主要临床表现，病位在肺，但同时与肾密切相关。类风湿关节炎伴间质性肺疾病多发生于疾病晚期，或常见于顽固性类风湿关节炎患者，痰瘀往往扮演了至关重要的角色，且贯穿始终。类风湿关节炎伴间质性肺疾病早期因正气不得驱邪外出，导致邪气壅闭脉络，气血凝滞。肺性清虚，实邪犯肺则宣发肃降之功能失调，肺气上逆而见咳嗽，其临床与间质性肺炎早期的病变相似。此时当以宣肺止咳为主，同时酌加化痰通络药物，如浙贝母、瓜蒌皮、穿山龙、旋覆花、桔梗、当归、丹参等；肺为娇脏，病邪久恋不去，痰瘀之邪日盛，邪正交争，气耗津伤加重，导致肺气亏虚、肺阴损耗，肺络失于滋养，发为肺痿，如尤在泾言"痿者，萎也，如草木之枯萎而不荣，为津枯而肺焦也"，出现胸闷咳喘，或伴懒言倦怠、汗出心烦之象。《医宗必读·痹》曰"治脏者养正为先"，但痰瘀之邪不去，正气不得长久，故此阶段治当以补肺益气养阴为要，化痰通络为法，药物可选用黄芪、白术、麦冬、生地、南沙参、石斛、太子参、白芍、红藤、牡丹皮、赤芍等；肺司呼吸，肾主纳气，肺病日久，则清气不能下纳于肾，见呼吸短促；清浊之气不能正常交换，动则喘甚，呼多吸少，与间质性肺炎后期的病变特点相符，治当补益肺肾。此时痰瘀之邪为内耗之邪，贼邪不去则补益无功，且治疗须徐徐图之，切忌用药之峻猛，药物可选择百合、麦冬、玄参、生地、熟地、鳖甲、银柴胡、地骨皮、鹿角霜、当归、地龙、白僵蚕。

【治疗绝技】

朱教授认为，辨证论治是中医治疗的基本原则，是中医诊疗的精髓所在，体现了患者作为独立机体的个体化差异。"证"体现了疾病不同发展阶段的临床特点，是一种动态的思维，而"病"是一种相对独立于证的存在，说明了疾病发生的源头。经过对各代医家经验的总结以及对疾病更深层的认识，"病"的转归及用药上已经有了全新的理念改变。虽然临床症状可能相似，但不同"病"的病理变化导致其病理转归存在差异，这就需要我们在辨证论治的基础上带入辨病的思想。

朱教授在治疗疾病时重视脾胃的调护。脾胃为后天之本、气血生化之源。《内经》提出"饮入于胃，游溢精气，上输于脾，脾气散精，上归于肺"，认为脾主身体精微物质的运化，通过气机上升功能滋养肺脏。若脾胃功能正常，则气运畅达。若脾胃功能失常，如气虚则化生气血乏力，肺脏失于濡养日久则痿废不用，临床可见气短、喘促无力，伴见津伤之象。另外，脾胃气虚，水津不能上承，停滞中焦化生水湿，水湿不行聚而为痰，痰湿阻滞气机，气滞则瘀血生。痰瘀之邪在类风湿关节炎伴间质性肺疾病的发病过程中导致疾病不断进展。病变早期痰瘀之邪与外来邪气相互作用伤及肺金，病变中晚期痰瘀留滞，气阴两伤，肺金受损，究其因皆与脾胃相关。

【验案赏析】

傅某，男，72岁，2020年7月中旬初诊。主诉：反复多关节肿痛伴干咳喘憋16年，加重1个月。患者16年前双手掌指关节肿痛伴咳嗽、咳痰就诊于北京某医院，完善相关检查，诊断为"类风湿关节炎，继发性肺间质纤维化"，予激素、免疫抑制剂后缓解，后单用激素治疗，停免疫抑制剂。患者因病情反复，多次于北京各医院治疗。近1个月干咳逐渐加重，伴喘憋明显，稍活动则喘憋加重，咳引右侧胁肋部疼痛，双手腕关节、掌指关节肿痛加重，口干眼干，反酸、烧心明显，饮食差，睡眠差，大便干，小便频、夜尿3～4次。查体：双肺呼吸音粗，双中下肺可闻及爆裂音。风湿项目检查：类风湿因子19.3 IU/mL，抗CCP抗体＞200 RU/mL，红细胞沉降率29 mm/h，C反应蛋白59.1 mg/L；凝血胸部CT：双肺间质性改变。诊断：类风湿关节炎继发肺间质纤维化。患者现气短，动则喘息加重，关节痛，反酸、烧心，进食差，舌质暗、苔薄少、中部有裂纹，脉沉细。目前规律服用醋酸泼尼松每日10 mg。中药以益气养阴、通络止痛、健脾和胃为法。处方：生黄芪20 g，太子参30 g，麦冬15 g，五味子10 g，知母10 g，丹参30 g，红景天15 g，仙鹤草30 g，石斛15 g，薏苡仁15 g，生地15 g，砂仁6 g，当归15 g，谷芽

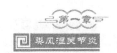

15 g，青风藤 30 g，忍冬藤 20 g，千年健 10 g，穿山龙 15 g，白芍 30 g，赤芍 15 g。14 剂，水煎服。

二诊：2020 年 8 月初。患者服药后气短、动则喘息有所减轻，反酸、烧心感减轻，进食稍好转，舌质暗、苔薄少，脉沉细。上方基础上减千年健，加用金荞麦 15 g，30 剂，水煎服。

三诊：2020 年 9 月。患者咳喘气短症状较前有减轻，关节疼痛症状减轻，舌暗、苔薄少，脉沉细。复查相关指标：C 反应蛋白降至正常，红细胞沉降率 20 mm/h。处方：生黄芪 20 g，太子参 30 g，麦冬 15 g，丹参 30 g，红景天 15 g，仙鹤草 30 g，薏苡仁 15 g，砂仁 6 g，当归 15 g，谷芽 15 g，青风藤 30 g，忍冬藤 20 g，穿山龙 15 g，白芍 30 g，赤芍 15 g，金荞麦 15 g，苦杏仁 10 g，地龙 10 g，中药继续服用 30 剂。

四诊：2020 年 10 月。咳喘气短减轻，可短时间活动，反酸、烧心缓解，舌暗、苔薄，脉沉细。醋酸泼尼松减至每日 5 mg。上方不变，继续服用 30 日巩固治疗。定期随诊。

【按语】

类风湿关节炎伴间质性肺疾病是临床较为难治的一种疾病，其多发于病程长、疗效差的患者。中医已清晰认识到"肺肾不足、痰瘀痹阻"是疾病发生的病机，其在疾病的发生、发展过程中发挥了重要作用。治疗要遵守这个治疗总则，同样不能忽视"病证结合"的思路，辨证论治的基本原则不变，在此基础上辨病用药可以收到事半功倍的效果。一定要重视后天之本的培护，所谓"有胃气则生，无胃气则亡"，治疗过程中注重脾胃的调护，不仅可以提高临床疗效，同时可以提升患者的依从性。对于类风湿关节炎伴间质性肺疾病中晚期患者，徐徐图之方为治疗上选。

参考文献

[1] 黄小娟，梁亦欣，曹芳，等 . 朱跃兰教授中医治疗类风湿关节炎伴间质性肺疾病经验 [J]. 吉林中医药，2022，42（3）：249–252.

胡荫奇教授运用经验方治疗类风湿关节炎经验

【名医简介】

胡荫奇，中国中医科学院望京医院主任医师、教授、博士研究生导师，享受国务院政府特殊津贴，第三、第四、第五批全国老中医药专家学术经验继承工作指导老师，世界中医药学会联合会风湿病专业委员会副会长。从事中医临床、科研、教学工作50余年，主编《实用中医风湿病学》《痹证古今名家验案全析》等著作数十部，发表学术论文数十篇。

【学术思想】

胡荫奇教授辨治类风湿关节炎主张辨证施治与辨病用药相结合，强调在符合中医辨证论治原则的前提下，选用一些经现代药理研究证实对类风湿关节炎具有针对性治疗作用的药物，病证结合。

【诊断思路】

胡荫奇教授将临床上类风湿关节炎分为以下证型：寒湿痹阻证、湿热痹阻证、热毒痹阻证、寒热错杂证、痰瘀痹阻证、肝肾亏虚证。认为寒热痰瘀毒邪为类风湿关节炎之标，尤重痰瘀，临床治疗中特别重视化痰祛瘀法的应用。

【治疗方法】

1.寒湿痹阻证　证候特点：关节局部冷痛、肿胀、屈伸不利，遇寒痛增，得热痛减，晨僵、肢体重着，步履艰难，口淡不渴，舌质淡或淡暗、苔白，脉弦紧。辨证求因：寒湿痹阻经络。治法：祛风散寒除湿，宣痹通络。方药：蠲痹汤（《医学心悟》）。羌活、独活、桂心、秦艽、海风藤、桑枝、当归、川芎、乳香、木香。加减：风偏胜者加防风、荆芥，并重用秦艽；寒

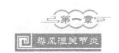
胜者加附子、千年健；湿胜者加防己、薏苡仁、萆薢。

2.湿热痹阻证　证候特点：关节局部红肿疼痛，触之发热、得凉则舒，口渴不欲饮。晨僵，肢体重着，步履艰难，烦闷不安，小便黄赤，大便不爽，舌质红、苔黄或黄腻，脉滑数或濡数。辨证求因：湿热痹阻经络。治法：清热除湿，宣痹通络。方药：湿热痹协定方（胡荫奇教授经验方）。黄柏、苦参、连翘、虎杖、萆薢、木瓜、穿山龙、清风藤、汉防己。加减：湿重者加苍术、土茯苓；热重者加生石膏、知母；伤阴者加生地、秦艽；湿热蕴毒者加土茯苓、土贝母、漏芦等。

3.热毒痹阻证　证候特点：关节局部红肿、疼痛剧烈，触之发热、得凉则痛减，发热口渴，关节活动受限、不能屈伸，晨僵，肌肤出现紫红色斑疹及皮下结节，大便秘结或不爽，小便黄赤，舌质红，苔薄黄或黄腻，脉滑数。辨证求因：热毒痹阻经络。治法：清热解毒，化湿宣痹通络。方药：热毒痹协定方（胡荫奇教授经验方）。土茯苓、土贝母、连翘、苦参、虎杖、漏芦、地龙。加减：湿重者加萆薢、苍术，热灼伤阴者加生地，关节疼痛明显者加穿山龙、秦艽。

4.寒热错杂证　证候特点：自觉关节冷痛，但患处触之发热；或自觉患处关节灼热疼痛，但又恶风怕冷；或症见关节红肿灼痛，但遇寒痛甚且患处触之不发热；伴有晨僵，口苦，便秘尿赤，舌质淡、苔白或黄或黄白相间，脉弦或紧或数。辨证求因：寒湿痹阻经络日久，郁而化热或素有湿热内蕴，又外感风寒湿邪，痹阻经络。治法：祛风散寒，清热通络。方药：桂枝芍药知母汤加减。麻黄、制附子、杭芍、知母、桂枝、细辛、汉防己、黄芪、白术、生甘草。加减：关节肿胀疼痛、痛处固定不移者加全蝎、蜈蚣；恶风、自汗者明显去麻黄加大杭芍、黄芪用量；热象较重者去附子加虎杖、秦艽、忍冬藤。

5.痰瘀痹阻证　证候特点：关节漫肿刺痛、痛处固定不移、按之稍硬，患处肌肤紫暗或有痰核、硬结出现，肢体顽麻重着。眼睑浮肿，口唇暗红或淡暗，舌体胖大边有齿痕，舌质暗红或有瘀斑，苔白腻或黄腻，脉滑细或弦涩。辨证求因：痰瘀痹阻经络。治法：活血化瘀，祛痰通络。方药：痰瘀痹协定方（胡荫奇教授经验方）。白芥子、莪术、土贝母、赤芍、清风藤、穿山龙、僵蚕。加减：痰重者加胆南星、半夏；瘀重者加水蛭、三七；疼痛较剧者加穿山甲、皂角刺、乌梢蛇。

6.肝肾亏虚证　证候特点：肢体关节变形或僵硬强直，活动不利，肌肉萎缩，形体消瘦，腰膝酸软，头晕，心悸，气短，舌质淡、苔薄白或白滑，脉沉细弱。辨证求因：肝肾亏虚，筋骨络脉失养。治法：补益肝肾，固本通络。方药：固本通痹协定方（胡荫奇教授经验方）。山萸肉、巴戟天、当归、鸡血藤、青风藤、肉苁蓉、黄芪。加减：关节肿胀甚者加白芥子、胆星；关节疼痛甚者加穿山甲、老颧草；阴血虚、咽干耳鸣、失眠多梦、五心烦热、盗汗者，加生地、地骨皮、夜交藤。

【治疗绝技】

胡荫奇教授主张在治疗早期类风湿关节炎时，在辨证论治的基础上，应及时选用一些现代药理研究具有抗肿瘤作用的中药，如莪术、半枝莲、白花蛇舌草及猪苓等，以抑制滑膜细胞的过度增生，减轻滑膜炎症，从而减轻或防止关节软骨及骨破坏的发生。对类风湿关节炎活动期多主张从湿热毒瘀论治。常用方药（清利解毒通络方，胡教授经验方）为黄柏、土茯苓、土贝母、忍冬藤、穿山龙、徐长卿、莪术等。方中土茯苓味甘淡、性平，入肝、胃经，功擅清热解毒、利湿消肿、通利关节，为君药；穿山龙味苦、性平，具有舒筋活血、化痰通络、祛风止痛之效，为方中臣药；土贝母味苦、性微寒，既能清热解毒，又能消肿散结，与土茯苓相须为用，为治疗风湿热痹之良药；黄柏苦寒与土茯苓配合，清热利湿之力尤强；徐长卿辛温祛风湿止痹痛，与穿山龙相伍祛风通络止痛效果明显；莪术辛散苦泻温通，可通行经络以逐瘀，三药共为佐药；忍冬藤甘寒，具有清热通络、消肿止痛之功效，在方中兼作引经之药，以助药力直达病所。方中7味药物配伍使用，共奏清热解毒、利湿消肿、祛风止痛之功。对于类风湿关节炎缓解期的患者亦主张坚持用药，以巩固治疗效果，防止病情发展。胡荫奇教授根据类风湿关节炎骨侵蚀的特点，总结出对类风湿关节炎骨侵蚀具有一定防治作用的加减痹愈汤（胡荫奇教授经验方）。加减痹愈汤是以胡荫奇为主的课题组在进行国家中医药管理局课题"类风湿关节炎病证候结合治疗优化方案"研究过程中，筛选优化出的具有一定抗骨侵蚀作用的有效方剂（主要组成：骨碎补 12 g，山萸肉 15 g，青风藤 15 g，莪术 10 g，法半夏 10 g，土贝母 15 g，其中骨碎补、山萸肉为君药，青风藤、莪术为臣药，土贝母、法半夏为佐药）。六药合用共奏滋补肝肾、强筋骨、化痰祛瘀之功效，使肝肾得补、筋骨得强、痰瘀祛、经络通而痹证除。

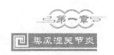

　　胡荫奇教授在临床治疗类风湿关节炎时，强调在符合中医辨证论治原则的前提下，选用一些经现代药理研究证实对类风湿关节炎具有针对性治疗作用的药物。如现代药理研究表明，有些中药如青风藤、穿山龙、莪术、土贝母等具有免疫抑制作用；多数补肾中药如巴戟天、肉苁蓉、菟丝子等具有类激素样作用和免疫调节作用；许多清热凉血和清热解毒药可以有效降低类风湿关节炎的炎性指标。如在临床观察中发现，生地榆、侧柏叶、丹皮、土贝母、土茯苓、蒲公英、漏芦、连翘等具有一定的降低红细胞沉降率及C反应蛋白的作用；而部分补肾活血及祛风湿药如山萸肉、肉苁蓉、菟丝子、巴戟天、莪术、赤芍、土贝母、穿山甲、桃仁、红花、川芎、老鹳草、豨莶草等则可以有效降低类风湿因子滴度；而清热利湿药如萆薢、木瓜、薏苡仁、泽泻、猪苓等具有降低血浆免疫球蛋白水平的作用。若患者就诊时正在服用激素，随着激素的撤减常有不同程度的肾上腺皮质功能减退现象，临床表现以肾虚为主。补肾中药不仅具有部分激素样作用，还能够对抗外源性激素引起的内抑制，改善肾上腺皮质细胞的储备功能，提高肾上腺皮质细胞的稳定性，改善下丘脑-垂体-肾上腺的功能紊乱，进而改善患者的一般症状，防止和减轻激素副作用的发生。故在激素撤减时应酌情增加补肾中药，以平补肾阳肾阴或补肾助阳、性质柔润、药力缓和之品为主，如菟丝子、黄精、锁阳、补骨脂、山萸肉、巴戟天、肉苁蓉、覆盆子等；若患者经中药汤剂治疗2～3个月，炎性指标红细胞沉降率、C反应蛋白改善不明显，特别是类风湿因子居高不下者，可以考虑应用具有较强免疫抑制作用的中药制剂，如雷公藤多苷片、正清风痛宁或白芍总苷胶囊等。胡荫奇的用药经验是辨病治疗必须以辨证治疗为基础，选择那些既符合中医辨证规律又对类风湿关节炎的某些病理环节有针对性的药物，一般临床疗效较好，若只是按照某些中药的药理学作用而不顾中医自身的辨证规律用药，则很难达到理想效果。

　　临床常用治疗类风湿关节炎的药对：土茯苓与土贝母、青风藤与穿山龙、生地与丹皮、骨碎补与威灵仙、山萸肉与白芍。

【验案赏析】

　　王某，女，31岁，2003年7月9日初诊。主诉：双手近端指间关节、掌指关节、双腕关节肿胀疼痛6个月。现病史：6个月前出现咽痛，伴有轻度发热，继之出现双手近端指间关节、掌指关节、双腕、膝、踝关节肿胀疼痛，双肩前部疼痛，怕凉，手足心热，晨僵明显，终日不解，与天气变化无关。化验类风湿因子升高，给予非甾体抗炎药等，效差。月经经常延迟，有较多凝血块。诊见：双手近端指间关节、掌指关节、双腕、膝、踝关节肿胀疼痛，伴双肩前部疼痛，咽痛，晨僵4小时，口干，饮食可，二便调，舌质红暗、苔黄腻，少津，脉细涩。查体：双手握力：左手60 mmHg，右手50 mmHg，左手第3、第4、第5及右手第2、第3近端指间关节呈梭形肿胀，右手第2、第3掌指关节肿胀，双腕关节明显肿胀，屈伸受限。化验：类风湿因子76 IU/L，C反应蛋白92 mg/L，红细胞沉降率64 mm/h。西医诊断：类风湿关节炎。中医辨证：热毒夹湿痹阻，瘀血阻络。治法：清热解毒祛湿，活血通络。处方：土贝母15 g，忍冬藤30 g，虎杖20 g，葛藤10 g，车前子10 g（包），苦参10 g，青风藤15 g，穿山龙15 g，乌梢蛇10 g，延胡索15 g，乌药10 g，伸筋草10 g，徐长卿15 g，水煎服，每日1.5剂，日服3次。

二诊：药后2周，关节疼痛明显减轻，肿胀亦减轻，仍有晨僵，持续2～3小时，仍双肩前部疼痛，痛引小臂、双肘，咽喉部疼痛，二便调，纳食睡眠可，舌暗红、苔黄腻，脉细涩。处方：土贝母15 g，金银花20 g，辛夷10 g，青风藤15 g，穿山龙30 g，车前子10 g（包），苦参10 g，威灵仙30 g，延胡索15 g，乌药10 g，乌梢蛇10 g，鸡血藤30 g，伸筋草10 g，姜黄20 g，徐长卿15 g，莪术10 g。

三诊：服上方2周后，关节肿胀、疼痛较前减轻，晨僵1小时，咽痛，大便干，每日1次，舌质红略暗、苔黄少津，脉细涩。前方减辛夷，加牛蒡子10 g，僵蚕10 g。

四诊：服上方2周后，双手近端指间关节、掌指关节、双腕、双膝关节、踝关节肿胀疼痛、双肩前部疼痛大减，咽痛减轻，晨僵0.5小时，二便调。舌质略红暗、苔薄黄，脉沉细。握力：左手170 mmHg，右手150 mmHg。处方：威灵仙30 g，泽泻10 g，萆薢15 g，乌梢蛇10 g，莪术15 g，当归10 g，乌药10 g，青风藤30 g，穿山龙15 g，徐长卿15 g，僵蚕10 g，牛蒡子10 g，水煎服，每日1剂。

五诊：以上方为主加减治疗6周后诸症基本消失，但感周身乏力，腰酸，劳累后加重，舌质淡红、苔薄白，脉沉细。化验：类风湿因子22 IU/L，C反应蛋白3 mg/L，红细胞沉降率12 mm/h。随后予益肾蠲痹丸治疗2个月调理善后。

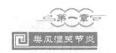

【按语】

患者关节肿胀疼痛，咽痛，口干，舌质红暗、苔黄腻、少津，为有热毒、瘀血痹阻经络。方用热毒痹协定方（胡荫奇教授经验方），因关节疼痛明显加穿山龙、伸筋草。

参考文献

[1] 唐先平，胡荫奇."痰瘀相关"与类风湿关节炎 [J]. 中华中医药杂志，2005，20（3）：173-176.

[2] 李为农，胡荫奇，申洪波，等. 病证结合优化方案治疗类风湿关节炎 22 例临床观察 [J]. 中医杂志，2010，51（12）：1089-1092.

[3] 刘莲莲. 基于中医传承辅助系统分析唐先平教授治疗类风湿关节炎用药规律 [D]. 北京：北京中医药大学，2021.

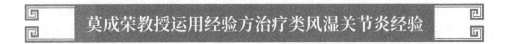

莫成荣教授运用经验方治疗类风湿关节炎经验

【名医简介】

莫成荣，曾任辽宁中医药大学附属医院风湿科主任多年，现为风湿病科技术顾问。硕士研究生导师，培养 10 余名风湿科研究生。世界中医药学会联合会风湿病专业委员会常务理事，中华中医药学会风湿病分会常务委员，辽宁省中医药学会常务理事，辽宁省中医药学会风湿病专业委员会副主任委员，辽宁省卫生系统晋升委员会评审专家。从医 40 余年，在精读《内经》《伤寒论》《温病条辨》等经典著作的基础上，系统钻研中医内科学理论，结合多年的临床经验，形成了独特治疗风湿病的学术思想。

【经典名方】

风湿性关节炎 2 号方（莫成荣教授经验方）

组成：威灵仙、桑枝、独活、杜仲、秦艽、黄柏、苍术、陈皮、半夏、桃仁、红花、三棱、莪术、当归、牛膝、忍冬藤、青风藤、土茯苓、白花蛇舌草。

用法：常法煎服。

【学术思想】

莫教授认为初起多为寒湿之毒邪乘袭人体，闭阻气血经络，其中以湿热痹为多见，当然也有部分寒湿痹，但均属邪气实为主日久则病情传变，以正虚邪伏为主，使证候复杂多变，寒热错杂，虚实相兼，疾病后期正虚邪恋为主，病情多缠绵不愈。无论哪个病理阶段，治疗都应当急则治其标，缓则治其本，要做到辨证与辨病相结合，宏观辨证与微观辨证相结合。

【诊断思路】

痹证发病的病理基础是肝、脾、肾三脏的虚损和阴虚血热，这是内因。风寒湿三气杂合侵袭人体，造成经络气血凝涩不行，则是诸痹证发生的必备外因。但不能仅拘泥于风、寒、湿这三种，还应包括暑热燥火以及毒邪等包括物理性刺激和细菌性微生物对人体的侵害，同时亦指环境对人体的伤害，如居处冷湿、水中作业、露宿泥地、高温劳作等。暑热燥火以及毒邪，名异而类同，暑为火热之气所化，毒乃火热之极，可从六淫之气转化，也可由机体内部产生。外邪往往杂合，但一般不会缺少湿邪。外邪侵袭人体后，就郁遏气机，或湿或瘀或痰，流注经络关节而成痹证。莫教授经过30余年临床工作，总结出类风湿关节炎临床以风寒湿邪与湿热毒郁常见，而湿热毒郁尤为致痹的重要因素。

【治疗方法】

莫教授治疗类风湿关节炎，分为急性期传变缓进期和缓解期。急性期有3型：①湿热郁阻型，临床表现为关节红肿热痛，尤以四肢小关节为甚，肢体困重，晨间僵硬，皮下结节，发热，口渴不欲饮，烦闷不安，漫黄，舌质红、苔黄腻，脉滑数。本证病机以湿热郁阻于经络、肌肉、关节为主要特点，尤其突出一个"郁"字，所以，治疗当清热祛湿，开郁通络。莫教授

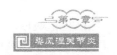

用四妙丸作为治疗的基本方。②湿毒郁阻型，临床表现为关节赤肿红热、疼痛剧烈，痛不可触，得冷则舒，关节不得屈伸，或皮下红色结节，或壮热烦渴，咽痛、漫黄、便秘、舌红、苔黄或腻，脉滑数。莫教授用白虎汤为基础方进行临证加减。③寒湿郁阻型，临床表现为肢体关节走窜疼痛，痛无定处，或肢体困重，关节僵硬，遇阴天与居湿地加重，或关节冷痛剧烈，局部肿胀，关节屈伸不利，遇寒则重，得温痛减，恶风恶寒，舌淡苔白腻，脉沉紧。莫教授用蠲痹汤作为基础方。

传变缓进期临床表现为患者可见小关节反复肿痛，常累及肘膝，局部自觉灼热感，但皮色不红，扣之不热，关节僵直变硬，或关节周围肌肤漫肿，或出现畸形挛曲，恶寒，舌红或紫，苔黄腻，脉沉弦滑。莫教授用自拟风湿性关节炎2号方（威灵仙、桑枝、独活、杜仲、秦艽、黄柏、苍术、陈皮、半夏、桃仁、红花、三棱、莪术、当归、牛膝、忍冬藤、青风藤、土茯苓、白花蛇舌草）为基础方加减。缓解期患者可表现肌肉关节酸痛无力，肿痛基本消失，或仅有一两个关节局部略肿，遇劳轻度，关节僵硬强直，关节周围肌肉消瘦，麻木不仁，活动受限，舌淡苔白或微黄，脉沉细。莫教授以独活寄生汤化裁加减。

【治疗绝技】

由于本病特点为肝肾脾先虚于前，阴虚血热于后，又加外邪毒侵致使无论初期还是缓解期，病变过程中热证颇多，故莫教授临床用药多见寒凉，以清热解毒胜湿之用，但寒凉属阴，易伤脾肾之阳，故临床将根据病情以及患者体质，权衡加用干姜、桂枝温热之品以平之，尤其注重后天的保养而用陈皮、茯苓、大枣之属。莫教授认为病情顽固迁延日久或关节畸形功能障碍比较严重者，皆因病邪深入、正虚邪恋、痰瘀等病理产物产生并参与致病，留注肌肉经络关节，造成畸形，经年不愈，莫教授选用络石藤、海风藤、桑枝、桂枝等加强通络之功，借虫类之走窜，如山甲、地龙、全虫、僵蚕、乌梢蛇等搜剔逐邪各有所长，但因此类药均有毒，有破气耗血伤阴之嫌，故临证时应密切观察，不可久用，中病即止，体虚者尚需与扶正药合用。

莫教授在遣方用药时除了正规运用中药的药性和功能外，还结合微观辨证，运用中药的现代药理加以揣摩选用，如清热祛湿、宣通经络可选忍冬藤、青风藤、土茯苓、白花蛇舌草等，因为现代研究发现它们均能增强吞噬细胞的吞噬功能，对免疫具有调节作用，能消除肿胀及抑制关节炎症。再如活血化瘀的药很多，而选三棱、莪术、桃仁、红花等，是因为现代药理发现三棱、莪术均有免疫抑制及抑制自身抗体产生的作用；而桃红具有止痛活血及免疫调节作用。又如有骨质破坏时，补肾选用龟板、仙灵脾、补骨质等，现代研究发现它们可以改善骨代谢。诸如此类，每方每证几乎都有应用，而疗效亦事半功倍。莫教授不仅有深厚的中医药理论，而且拥有坚实的西医理论功底，在遇见重症或病情缠绵难愈者，她会采用中西医结合的方法，一方面用西药如激素、非甾体类抗炎药、免疫抑制等控制病情；另一方面采用中医中药辨证治疗，不仅可以增加疗效，又能降低西药的毒副作用。

【验案赏析】

刘某，女，45岁，农民。患者关节肿痛反复发作4年，尤以四肢小关节为甚，双手指指间关节肿胀变形，肢体困重，晨间僵硬，口渴不欲饮，烦闷不安，漫黄，舌质红、苔黄腻，脉滑数。1年前在当地医院就诊，诊为"类风湿"。自服双氯芬酸钠，病情时轻时重，严重影响生活。未经系统治疗，近几日疼痛加重，服用泼尼松可缓解，为求中医治疗来诊。实验室检查：血、尿、便常规及肝功能均未见异常。红细胞沉降率75 mm/h，C反应蛋白46 mg/L，类风湿因子（＋），抗核抗体（＋），放射线检查可见双手指指间关节间及腕关节间隙明显变窄。诊断：类风湿关节炎。中医诊断：痹证（急性发作期；湿热郁阻），治疗以清热祛湿，开郁通络。

方药：黄柏15 g，苍术15 g，牛膝15 g，薏苡仁20 g，生地15 g，赤芍15 g，三棱15 g，莪术15 g，桃仁15 g，红花15 g，忍冬藤30 g，清风藤30 g，土茯苓30 g，桑枝20 g，穿山甲10 g，龟板30 g，马钱子5 g，甘草10 g。10剂，水煎服。同时泼尼松减为10 mg，晨1次，顿服。

二诊：患者自觉症状明显好转，四肢关节肿痛减轻，晨僵时间缩短，舌质红、苔黄，脉滑数。上方加白花蛇舌草30 g、知母20 g，仍为10剂，余治疗不变。

三诊：患者自觉四肢关节肿胀消失，疼痛明显减轻，手指活动比以前灵活，舌质红、苔薄黄，脉濡。上方去马钱子、桃仁、红花，加陈皮10 g，半夏10 g，茯苓15 g。10剂，水煎服。同时泼尼松减为7.5 mg，晨1次，顿服。

四诊：患者自觉关节仍有些许疼痛，但可以做轻微的家务，舌红苔微

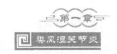

黄，脉濡。上方去牛膝、三棱、穿山甲，加杜仲 15 g。6 剂，水煎服。同时泼尼松减为 5 mg，晨 1 次，顿服，1 周后可停用。

患者未再来诊，打电话随访，自述症状基本消失，遇凉会加重，泼尼松已停用。

【按语】

患者为类风湿关节炎急性发作期，四诊合参辨为湿热瘀阻证，用四妙散清下焦湿热，身痛逐瘀汤活血通络止痛，加青风藤、以加强搜风通络作用。莫教授善用中西医结合疗法，在口服中药的同时还要善用西药，以达到最佳治疗效果。

参考文献

[1] 黎威 . 莫成荣教授治疗类风湿关节炎经验拾萃 [D]. 沈阳：辽宁中医药大学，2007.
[2] 李景辉 . 莫成荣治疗类风湿关节炎经验 [J]. 辽宁中医杂志，2004，31（1）：5–6.

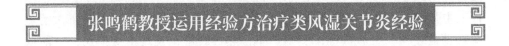

张鸣鹤教授运用经验方治疗类风湿关节炎经验

【名医简介】

张鸣鹤，山东中医药大学附属医院风湿免疫科主任医师，教授，山东省名老中医药专家，全国老中医药专家学术经验继承工作指导老师，享受国务院政府特殊津贴。中国中医学会风湿病学会副主任委员兼山东省分会主任委员，中国中西医结合学会风湿病专业委员会委员。

【学术思想】

张教授认为热毒是类风湿关节炎病机的关键，提出"因炎致痹、因炎致痛、炎生热毒、因炎致瘀"的观点，同时在中药使用方面有独到见解，提出慎用活血化瘀药。治疗用药特别注重藤类药物的使用，并且善于结合西医联合治疗，注重局部治疗。

【诊断思路】

张教授认为，类风湿关节炎临床表现错综复杂，应探求疾病的根本原因，针对病因治疗，遵循治病求本原则。张教授认为本虚是类风湿关节炎的基本病机，尤其以肾虚为主，外感风寒湿邪侵犯肌体、筋肉、关节，蕴久化热成毒，热毒是病机的关键。该病临床症状也较为明显，比如，关节红肿热痛，舌红，苔黄厚，脉弦数，大便黏腻，小便热，检查结果中类风湿因子、红细胞沉降率、C反应蛋白、血清抗CCP抗体数值很高，这些都是热毒的临床表现。本病缠绵难愈，张教授认为是湿热邪毒痹阻经络，流注骨节为主，湿、热、毒三者之中以湿邪为主。张景岳在《景岳全书·湿证》中说："未有表湿而不连脏者，里湿不连经者。"内外相因，形成本病顽恶，缠绵难愈，正气虚弱不能驱邪外出，邪气留恋，损伤肌肉、筋脉、骨骼，久之致畸致残。张教授认为虽然本病以肾虚为主，但是患者关节红肿热痛、恶寒怕冷之标症极为突出，湿热毒久则更伤元气，恶性循环，促使此病缠绵难愈。因此，治疗上主张清热解毒、消肿止痛贯彻始终，特别是疾病活动期，更应加大清热解毒药的使用，看似治标，实则护本，热毒缓解，元气少受损伤，一箭双雕。若活动期控制住病情，随后要标本兼顾，减少清热解毒药物的使用，此时应顾护元气，加用补肾之品。张教授同时指出，临床上一定要注重辨别真假，如在临床上大多数患者恶风怕冷，看似寒象，实则不然，仍要慎用辛温香燥之品，以防误用，背道而驰。

【治疗方法】

张教授结合临床经验将本病分为3个证型：①湿热蕴结型；②湿热痰瘀型；③寒热错杂型。

对于湿热蕴结型，张教授指出，临床上一定要分清湿热孰轻孰重，据此，该病可分为湿重于热型、热重于湿型两种。①热重于湿型，以清热解毒、祛风胜湿为治法，常用药为金银花、大血藤、虎杖、板蓝根、猫眼草、土茯苓、猪苓、羌活、独活、荜澄茄、小茴香等药物。②湿重于热型，以清

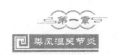

热解毒、健脾祛湿为治法，常用药为金银花、大血藤、黄柏、田基黄、羌活、独活、猪苓、泽泻、车前草、薏苡仁、荜澄茄等药物。

湿热痰瘀型，以清热解毒、祛风胜湿、软坚活血为治法，常用药为金银花、大血藤、虎杖、板蓝根、猫眼草、红花、半夏、陈皮、夏枯草、荜澄茄、吴茱萸等。

寒热错杂型，以清热解毒、祛风胜湿、温经散寒为治法，常用药金银花、大血藤、虎杖、羌活、独活、川芎、川牛膝、猪苓、土茯苓、制川乌、桂枝等。

【治疗绝技】

张教授在临床治疗过程中，注重局部治疗。特别是对于长期关节肿胀患者，常使用倍他米松磷酸钠注射液或曲安奈德注射液，通过局部治疗能达到完全消肿的目的，对于腕关节肿胀难以屈伸的患者也同样进行关节内注射治疗，亦能收到消肿止痛的目的，大大改善了关节功能，降低了致残率。

张教授认为热毒是病机关键，炎、热为类风湿关节基础，提出"因炎致痹、因炎致痛、炎生热毒、因炎致瘀"，以清热解毒法贯彻始终，但张教授对清热解毒药的应用有独到见解。他认为类风湿关节炎应分期论治，虽然热毒贯彻始终，但仍有强弱之分，要灵活运用清热解毒药，早中期大多热毒较重，以清热解毒为主，常用黄芩、栀子、雷公藤、猫爪草、猫眼草等有较强清热解毒效果的药；后期大多为阴虚邪恋，对于清热燥湿伤阴的药物应慎用，例如黄连、黄柏、黄芩等药物。

张老常采用清热解毒不伤阴同时对脾胃无大碍的药物，脾胃是后天之本，顾护脾胃是疾病治疗过程中的重要部分，应始终兼顾。临床上善用连翘、金银花、山豆根、虎杖、大青叶、板蓝根、地耳草等药物，同时后期注重滋阴药物的应用，常用沙参、麦冬、生地、石斛等药物，滋阴不碍胃。

张教授认为虽然类风湿关节炎有"因炎致瘀"的趋势，但是活血化瘀药并不是非用不可。特别是对于关节渗液比较严重的患者，若用之，症状不仅不能缓解，反而会加重。张教授认为类风湿本质为"因炎致痹、因炎致痛、炎生热毒、因炎致瘀"，虽有瘀血可能，但对于"热毒"而言，瘀血是果，热毒缓解，则瘀血相应缓解。对于关节渗液肿胀特别严重的患者，张教授重用清热解毒之品，在此基础上加重祛湿药物的应用，如茯苓、猪苓、白术、赤小豆、泽泻等，疗效十分明显。

张教授在临床对藤类药物的使用也有独到之处。①青风藤，对于风邪导致的酸麻胀痛都可用之，青风藤性平味苦。归肝、脾经。张教授在临床上善用酒制青风藤，临床效果明显。②雷公藤，是治疗风湿免疫疾病专用药品，具有清热解毒、祛湿除痹的作用，但雷公藤的毒副作用也是公认的。张教授认为从剂量和煎煮方法上减轻此药的毒副作用临床效果比较明显。张教授把雷公藤的剂量控制在 15 g 之内，并且要求先煎 30 分钟，根据患者的症状轻重，一般用 15 g 或 9 g，热毒症状重，一般用 15 g，症状稍轻，用 9 g，症状轻，不加。同时预防雷公藤对心、肾、脾胃的损伤，常用菟丝子、车前子、覆盆子、枸杞子、白术、大枣、阿胶等药物配伍。③络石藤，具有祛风散热、活血通络的作用，张教授指出此药不必多用，10 g 足以。④大血藤，大血藤又称红藤，具有解毒、消痈、活血、通络、祛风、杀虫的作用。《简易草药》曰："治筋骨疼痛，追风，健腰膝，壮阳事。"张教授指出大血藤和雷公藤合用可减轻雷公藤对肾脏的毒副作用。⑤鸡血藤，鸡血藤具有补血、活血、通络效果，药理显示鸡血藤具有抗病毒、免疫调节、镇静催眠等作用，其对于类风湿关节炎具有明显的通络活血镇痛作用。

【验案赏析】

李某，女，26 岁，2014 年 11 月 20 日初诊。主诉：全身大小关节疼痛 8 年余。现病史：8 年前因双手指间关节痛于当地医院确诊为类风湿关节炎。2013 年查：红细胞沉降率 45 mm/h，类风湿因子 > 100。现双手指间关节、腕、肘、膝、踝关节疼痛。双手指节、双腕部分肿胀变形，屈伸不利，双踝交替肿痛。苔白，脉沉缓。现查红细胞沉降率 77 mm/h。中医诊断：尪痹。西医诊断：类风湿关节炎。辨证论治：湿热流注，热毒炽盛。治法：祛风除湿，清热解毒，活血通络。方药用自拟消痹 2 号方加减：雷公藤 10 g，红藤 20 g，虎杖 20 g，猪苓 20 g，泽泻 20 g，黄芪 20 g，金银花 20 g，黄柏 12 g，羌活 15 g，独活 20 g，川芎 12 g，桂枝 12 g，川牛膝 20 g，制川乌 6 g。用法：水煎服，日 1 剂，48 剂。泼尼松 10 mg，日 1 次，口服。

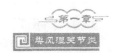

二诊：2015 年 1 月 15 日。服上方 3 月余。周身关节痛已很轻微，余症已明显减轻。原方继服 24 剂。

三诊：2015 年 2 月 26 日。诸痛症皆已消失，关节肿胀显著改善。改服泼尼松 5 mg，日 1 次，口服。上方继服 24 剂。之后激素逐渐减撤，并随证略加调方，病情未见反复。

【按语】

患者病程长，处于进展期，关节变形、屈伸不利，四诊合参，是湿重于热伴寒热夹杂证型。急性期主要用清热解毒药，雷公藤清热解毒、祛湿利痹，结合大血藤可减轻雷公藤对肾脏的毒副作用，加黄柏、虎杖等清热祛湿药，又因病程长、关节变形，必有虚证加寒湿，佐制川乌、桂枝温经通络。

参考文献

[1] 孙亚楠，付新利 . 张鸣鹤教授治疗类风湿关节炎经验总结 [J]. 陕西中医药大学学报，2017，40（5）：30-31，64.

[2] 任成强，付新利 . 张鸣鹤教授使用辛温药物治疗类风湿关节炎经验总结 [J]. 内蒙古中医药，2018，37（2）：35-36.

[3] 代雪双，王鹏飞，卜凡优，等 . 基于医案数据探讨明清医家及张鸣鹤辨治类风湿关节炎规律 [J]. 山东中医杂志，2021，40（1）：32-36，70.

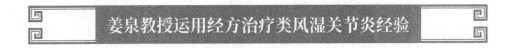

姜泉教授运用经方治疗类风湿关节炎经验

【名医简介】

姜泉，中国中医科学院广安门中医院风湿病科医师，硕士研究生导师，岐黄学者，中国中医科学院首席研究员，中华中医药学会风湿病分会主任委员，世界中医药学会联合会中医药免疫分会副会长，世界中医药学会联合会风湿病专业委员会副会长。现任中国中医科学院广安门医院风湿免疫科主任。

【学术思想】

姜教授认为，中西医协同，分期治疗，既可迅速控制病情，又可各发挥其作用，并可减轻脏器损害。急性活动期应重在清热解毒，适当滋阴凉血；缓解稳定期重在益气固本，活血通络之品应贯穿始终。

【诊断思路】

因先天禀赋不足、七情内伤、劳倦过度、妊娠、六淫侵袭、阳光暴晒、药物损害等邪郁化火，内外合邪，致使机体阴阳失衡，脏腑气机紊乱，气血运行失调，瘀血阻络，有形之邪闭阻三焦，疏泄不利，全身各组织器官受损，形成复杂多变的症状。姜教授认为，本病病位在经络血脉，肝脾肾虚为本，热毒瘀滞痰饮为标。虚实夹杂，在不同时期，随病情转变有邪多虚少、邪少虚多之别。临床表现因涉及不同脏腑而异，可分为热毒炽盛、阴虚内热、瘀热痹阻、肝脾肾虚4型。

【治疗方法】

姜教授认为系统性红斑狼疮急性期（活动期）呈现热毒炽盛、气营两燔。症见：高热持续不退，面部红斑，关节肌肉疼痛，小便短赤，甚至神昏抽搐，舌红苔黄，脉滑数。治以清热凉血，解毒化斑。清瘟败毒饮合化斑汤加减：生石膏30g，生地30g，黄连10g，黄芩10g，知母10g，玄参15g，赤芍15g，连翘15g，绿豆衣30g，牡丹皮10g，金银花炭15g，水牛角15g。

若热毒未能从表而解，内传脏腑经络，瘀毒互结，痹阻脉络，则多见于系统性红斑狼疮活动期以血管炎为主的临床表现。症见：手足瘀点累累，斑疹、斑块暗红，双手变白、变紫，口糜生疮，下肢散在暗红色斑甚至溃烂，低热缠绵，舌暗红，或兼有瘀斑、瘀点，脉弦细。治以清热凉血，活血散瘀。四妙勇安汤加味：玄参30g，金银花30g，生地30g，当归15g，丹参30g，川芎10g，赤芍15g，鸡血藤30g，牛膝15g，柴胡10g，水蛭3g。

若热毒日久伤阴，虚热内生，则出现阴虚内热症状。多见于系统性红斑狼疮慢性活动期。症见：持续低热，斑疹暗红，脱发，口舌生疮，关节肌肉隐痛，手足心热，腰膝酸软，烦躁不寐，口干咽痛，舌红苔少，脉细数。治

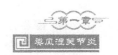
以养阴清热。知柏地黄丸合玉女煎加减：生地 30 g，知母 15 g，生石膏 15 g，黄柏 10 g，茯苓 10 g，泽泻 15 g，女贞子 15 g，墨旱莲 15 g，牡丹皮 10 g，虎杖 15 g，炙龟甲 10 g，青蒿 30 g，地骨皮 15 g。

缓解期（稳定期）系统性红斑狼疮久病不愈，或大量攻邪治疗，气阴耗伤，既有肝、脾、肾三脏元气亏损的证候，又有五脏津液内耗、营阴不足的证候。此期多见于系统性红斑狼疮缓解稳定期患者。症见：神疲乏力，汗出气短，手足心热，腰膝酸痛，耳鸣脱发，口燥咽干，月经量少，或闭经，舌淡、苔少，脉细。治以益气养阴，调补肝肾。生脉饮合六味地黄丸加味：太子参 15 g，生地 30 g，麦冬 10 g，黄精 30 g，黄芪 15 g，茯苓 10 g，女贞子 15 g，白芍 15 g，枸杞子 15 g，山茱萸 10 g，山药 10 g，牡丹皮 10 g，泽泻 10 g，赤芍 10 g，制首乌 15 g，当归 15 g。闭经者加益母草，耳鸣者加蝉蜕。此时系统性红斑狼疮患者的免疫指标大多正常，激素多减至维持量。

【治疗绝技】

中药活血药具有抗血栓及免疫抑制作用，可有效改善血管炎症状，但急性期要注意选用活血药宜以凉血活血药为主，少用或不用温通活血药，以免加重瘀热。姜教授认为，系统性红斑狼疮缓解期治疗以稳定病情为主，宜平补，不可过用大量益气助阳之品，以免助邪。根据夹邪不同可加活血、化瘀、清化、疏肝之品。若疾病日久不愈，累及肾阳受损，出现阳气衰微，多见狼疮性肾炎所致肾衰竭，预后多不良。

总之，系统性红斑狼疮在急性进展期治疗以中西医结合为主，特别是有脏器损害者不主张单用中药，急性期配合中药治疗可以起到增效减毒作用。缓解期配合小剂量激素以中药调治为主。待病情稳定后，则发挥中医药养阴益气、扶正固本、改善体质、调节机体免疫功能、稳定病情的优势，最终使病情缓解，提高生活质量，恢复劳动力，延长生存时间，降低死亡率。

【验案赏析】

患者，女，25 岁，2006 年 5 月 20 日初诊。主诉：双手雷诺现象阳性 2 年，现症见：持续高热，体温 39.0 ℃，面部红斑，关节肌肉疼痛，口腔黏膜溃疡，张口困难，咽痛口干，夜寐不安，大便干结，小便短赤，舌红苔黄，脉滑数。血常规：白细胞 $1.8 \times 10^9/L$，红细胞 $2.9 \times 10^{12}/L$，血红蛋白 89 g/L，血小板 120。尿常规正常。X 线胸片无特殊病理改变；生化：ANA 1 ：1000，抗 dsDNA 抗体（+），抗 Sm 抗体（+），抗 RNp 抗体（+），抗 Jo-1 抗体（+），抗干燥综合征抗原 A 抗体（+），IgG 17.5 g/L，LgA 5.5 g/L，LgM 3.3 g/L，补体 C 0.4 g，红细胞沉降率 40 mm/h。西医诊断：系统性红斑狼疮。中医诊断：蝴蝶丹。证为热毒炽盛、燔灼营血，治以清热凉血、解毒化斑。方药：生石膏 30 g，生地 30 g，黄连 10 g，黄芩 10 g，知母 10 g，玄参 15 g，赤芍 10 g，连翘 15 g，绿豆衣 30 g，牡丹皮 10 g，金银花炭 15 g，水牛角 30 g，7 剂。西药：口服泼尼松 20 mg，每日 3 次。

二诊：患者体温降至 37.8 ℃，面部红斑略隐退，口腔溃疡好转，咽痛口干症状减轻，夜寐转安，关节肌肉酸痛，大便通畅，舌红苔薄黄，脉细数。处方：生地 30 g，知母 15 g，生石膏 15 g，黄柏 10 g，茯苓 10 g，泽泻 15 g，女贞子 15 g，墨旱莲 15 g，牡丹皮 10 g，虎杖 15 g，炙龟甲 10 g，青蒿 30 g，地骨皮 15 g，15 剂。

三诊：患者服药后体温退至正常，面部红斑隐退，但留有大片色素沉着，神疲乏力，汗出气短，手足心热，腰膝酸痛，耳鸣脱发，口燥咽干，月经量少，舌淡苔少，脉细。处方：太子参 15 g，生地 30 g，麦冬 10 g，黄精 30 g，黄芪 15 g，茯苓 10 g，女贞子 15 g，白芍 15 g，枸杞子 15 g，山茱萸 10 g，山药 10 g，牡丹皮 10 g，泽泻 10 g，赤芍 10 g，制首乌 15 g，当归 15 g，益母草 15 g，地骨皮 15 g，15 剂。泼尼松按常规减量。守方调理 3 个月，症状基本消失。患者坚持服中药 2 年，病情稳定。

【按语】

患者证为热毒炽盛、燔灼营血，方用清瘟败毒饮合化斑汤加减，治以清热凉血、解毒化斑。方中重用生石膏合知母以清阳明之热；黄连、黄芩合用能泻三焦实火；水牛角、牡丹皮、生地专于凉血解毒化瘀；连翘清热透邪利。因患者持续低热，斑疹暗红，口舌生疮，关节肌肉隐痛，口干咽痛，结合舌象脉象，有大热伤阴之象，治以养阴清热，所以方中也有知柏地黄丸、玉女煎加减。

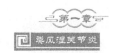

参考文献

[1]　刘志勤, 苏艾华 . 姜泉治疗系统性红斑狼疮经验 [J]. 中医杂志, 2009, 50（8）: 691–692.

周仲瑛教授运用经方治疗寒湿痹阻型类风湿关节炎经验

【名医简介】

周仲瑛，南京中医药大学教授，主任医师，博士研究生导师，国医大师。中国中医科学院学术委员，江苏省中医学会终身名誉会长，南京中医药大学终身教授。2019 年 9 月 29 日，获 "全国中医药杰出贡献奖" 称号。

【学术思想】

周老认为类风湿关节炎是风寒湿三气杂至，乘虚侵袭机体所致。《素问·痹论》言："风、寒、湿三气杂至，合而为痹也，其风气胜者为行痹，寒气胜者为痛痹，湿气胜者为著痹也"，故依《内经》经文之义，导致痹证的邪气非单独风、寒、湿之邪，乃杂合之邪；从类风湿关节炎证候分析，也多表现为复合性证候，如遇寒加重、肢节重着、畏风出汗等。从现代医学角度来说类风湿关节炎是遗传、性别、感染、免疫紊乱、吸烟、饮食、职业暴露等多种内外因素共同作用的结果，也表明类风湿关节炎非单一因素致病，乃风、寒、湿等混杂成复合型因素作用于人体。

【诊断思路】

类风湿关节炎的病机主要为感受外邪侵袭肢体，经络闭阻，不通则痛。风寒湿热外邪，尤以寒湿邪为甚侵袭肢节、肌肉、经络之间，以致气血运行失畅，而为痹证，表现为疼痛、肿胀、酸楚、麻木、肢体活动不利。外邪侵袭机体又因素体体质不同而又有所化，阴虚阳胜之体，内有蓄热者，感受风寒湿邪，寒从热化或邪郁化热；阳虚阴胜之体，寒自内生，热从寒化，而成为风寒湿痹。病理性质多为正虚邪实，风寒湿热之邪若久久不能退去，影响气血津液的运行，或因肝肾阴阳气血不足，气血津液运行乏力，可导致痰、瘀形成，痰瘀互结，现为关节肿大、强直变形，功能障碍。类风湿关节炎病程较长，病初病位在肌表经络，久则病位深入筋骨，病及五脏，而成五脏痹表现。

【治疗方法】

风寒湿痹是以风、寒、湿为主要病理因素，痹于关节经络的证候。若寒湿仍在表，方选麻黄加术汤加减；若寒湿较盛，关节剧痛，方选乌头汤加减；若风寒湿三邪杂至，方用薏苡仁汤（《类证治裁》）为基本方，根据邪之主胜配相应类别之药；若寒邪在里，内寒较盛，方选麻附细辛汤加减，温通散寒；若寒湿损及阳气，阳虚阴盛，方选阳和汤（《外科全生集》）加减。常见的祛风药有桂枝、防风、秦艽、羌活；散寒药有川乌、草乌、麻黄、细辛等；祛湿药有独活、羌活、苍术、木防己、蚕沙等。

【治疗绝技】

周老认为类风湿关节炎的急性期要以祛邪通络为法，须中病即止，待邪实已去，逐渐加强补益，温肾健脾、滋补肝肾、补益气血，既要恢复邪损之正虚，也要坚强筋骨，使邪无所附着；病机趋于更加复杂时，邪实正虚相搏，选药注意平补阴阳，忌燥热与滋腻，避免顾此失彼。风湿药多辛温性燥，恐有伤及阴血之弊，周老常配伍白芍、当归、首乌、桑寄生、熟地等滋阴润燥，养血活血。《景岳全书·风痹》言："是以治痹之法，最宜峻补真阴，使血气流行，则寒邪遂去。若过用风湿痰滞等药，而再伤阴气，必反增其病矣。"

周老治疗类风湿关节炎善于根据病位特点用药。若上肢、项背疼痛明显，则应配伍桂枝、羌活、姜黄、葛根祛风通络；若下肢、腰背疼痛明显，应配伍独活、牛膝、威灵仙、川续断、防己、鸡血藤、木瓜、蚕沙、鹿衔草等祛风胜湿止痛。若痛及全身筋脉，应配伍路路通、松节、威灵仙、千年健、伸筋草；若关节拘挛、僵硬、屈伸不利，常配伍伸筋草舒筋活络；若见皮下结节，配伍僵蚕、白芥子涤痰通络。

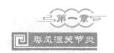

【验案赏析】

王某，女，49岁，2012年5月9日初诊。四肢大小关节疼痛1年余，左手指间关节肿大畸形，辗转至多家医院诊治，查类风湿因子阳性，确诊为"类风湿关节炎"，多方治疗无效。刻下：周身大小关节疼痛，伴有颈痛、腰痛，痛处遇风加重，多处关节僵硬、重着、屈伸不利，晨僵明显，足底痛，左膝关节肿胀隆起，X线片示骨质增生、退变。舌暗紫，苔薄腻，脉细弦滑。治当祛风除湿、化痰祛瘀，兼以补益肝肾。处方：薏苡仁30g，当归10g，生姜10g，羌活15g，防风10g，制川乌9g，川芎10g，生地10g，白芍15g，茯苓10g，白芥子6g，制南星10g，桑寄生15g，杜仲10g，青风藤10g，鸡血藤10g，炙甘草6g。每日1剂。

二诊：2012年5月31日。近日两膝、腰、肘、肩、足踝等多个关节疼痛不减，手指多个小关节疼，痛处畏冷、畏风，项不汗多，颈僵。舌质暗、隐紫，苔薄腻，脉细。原方基础上加制草乌9g、细辛4g、油松节10g。每日1剂。

三诊：2012年6月20日周身多个大小关节仍有疼痛，左膝不能自如屈伸，痛处肿胀不显有冷感，左下肢近端肌肉稍有萎缩。舌质暗，苔薄腻，脉弦。5月31日方加雷公藤5g、枸杞子10g。每日1剂。

四诊：近日腰痛，右侧足趾、内踝关节疼痛较显，左膝活动作响，畏寒，有汗出。舌质暗紫，苔薄腻，脉细。5月31日方加独活15g、秦艽10g、牛膝10g，14剂，每日1剂。

3个月后电话随访，患者关节疼痛缓解后未复发。

【按语】

该例亦是多病因复合、多病位复合。多病理因素为风、湿、痰、瘀、虚，多病位涉及肝、肾两脏。常用药物有薏苡仁、当归、川芎、生姜、羌活、独活、防风、白术、草乌、川乌、麻黄、桂枝、青风藤、海风藤、秦艽、威灵仙、白芍、生地、陈皮、半夏、茯苓、红花、白芥子、甘草、牛膝、天南星、鸡血藤、续断、桑寄生、杜仲、枸杞子、白僵蚕、全蝎、青风藤、鸡血藤等。其中薏苡仁、当归、川芎、生姜、独活、防风、川乌等为《类证治裁》薏苡仁汤组成药物，能祛风除湿、三寒通络，是治疗风寒湿痹的经典方剂，临证常常根据何种邪气偏胜，灵活用药；当归、川芎、生地、白芍、茯苓、白芥子、天南星、陈皮、半夏等为双合汤组成药物，能化痰行瘀、宣痹通络。本有肝肾亏虚内因，或者久痹致肝肾不足，予续断、桑寄生、杜仲、枸杞子等补益肝肾，再以青风藤、鸡血藤通络，白僵蚕、全蝎等搜剔逐邪。

参考文献

[1] 陈世泠.国医大师周仲瑛教授辨治类风湿关节炎寒痹的经验与临床应用 [D].南京：南京中医药大学，2020.

吉海旺教授运用经验方治疗类风湿关节炎经验

【名医简介】

吉海旺，硕士研究生导师，陕西省人民医院中医科主任医师，陕西省首届名中医，第四、第五、第六批全国老中医药专家学术经验继承工作指导老师，中华中医药学会风湿病学会常务委员，陕西省中医药学会常务理事，陕西中医内科学会秘书长，陕西中医、中西医结合风湿病专业委员会副主任委员，《陕西中医》杂志编委。

【学术思想】

吉教授善于将脏腑辨证理论运用于疾病的诊断、治疗，强调脾、肾两脏的功能对疾病发生、演变和预后的重要意义。结合中医理论，积极开展"治未病"工作。吉海旺教授推崇《黄帝内经》的脏腑辨证思想，在研究、继承前人理论的基础上，通过数十年临床实践和不断总结、创新，形成了"以脾、肾为核心""脾、肾论治"的学术思想，提出"以脏腑为经，以气、血、精、津液为纬"的诊疗观点，认为脾、肾两脏对机体活动的重要作用，主要在于对气、血、精、津液功能的影响。在临证中，吉海旺教授提倡依据疾病的表

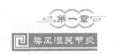

现，从脾、肾与气、血、精、津液失调中确定症结所在，辨证治疗。

【诊断思路】

吉教授认为，外邪入侵是类风湿关节炎发病的重要条件。这里所说的"外邪"是一个广义的概念，包括寒冷、潮湿等不良环境因素以及现代医学所说的细菌、病毒等因素。而肾虚是类风湿关节炎起病的根本，因为类风湿关节炎发病有一定的遗传倾向，多为先天禀赋不足所致。肾为先天之本，肾所藏先天之精的盛衰决定着子代的禀赋。而肾之精是人体生命活动的基本物质，属正气的一部分，通过调节机体内在阴阳平衡，充实腠理肌肤，维持脏腑气血正常的功能，发挥机体御邪功能，协调脏腑经络气血，使脏腑经络气血和调畅达，从而发挥类似现代医学免疫系统的自稳与监视功能。肾虚则卫外不固，外邪得以乘虚入侵而致病，加之肾为寒水之脏，寒邪最易伤肾，而寒主收引，肾主骨，伤肾则筋骨失其温养，故筋脉挛急，关节不利，发为类风湿关节炎。类风湿关节炎具有起病较缓、病程长、缠绵难愈等特点，从而造成久病多虚、多瘀、多伤肾的病理过程。因此，瘀血阻络为类风湿关节炎的病理基础。

【治疗方法】

根据类风湿关节炎的发病过程，吉教授将其分为急性期、亚急性期及慢性期3期，本着急则治其标、缓则治其本的原则，根据各期的证候特征，分期分证而治，做到祛邪不伤正，扶正不留邪，补肾活血贯穿始终。

1.急性期的临床表现与治疗　急性期可分为湿热伤肾、风寒湿阻与风湿热郁3型，而湿热伤肾证是急性期最常见的证候。①湿热伤肾证：症见关节红、肿、热、痛，屈伸不利，晨僵，关节畸形，发热或午后潮热，腰膝酸软，小便黄，大便干；舌红、苔黄腻，脉滑数或细数。治疗采用清热祛风、补肾活血之法。方以风湿0号方加减。②风寒湿阻证：症见关节肿胀疼痛，痛有定处，晨僵，关节屈伸不利，遇寒则痛剧，局部畏寒怕冷；舌苔薄白，脉浮紧或沉紧。治疗采用温经散寒、祛风除湿之法。方用乌头汤加减，处方：川乌、羌活、独活、防风、黄芪、白芍、桂枝、甘草等。方中川乌"其性疏利迅速，开通关腠，驱逐寒湿之力甚捷"（《长沙药解》）；桂枝"实表祛邪。主利……风痹骨节疼痛"（《本草经疏》），温经散寒，与川乌共为君药；防风、羌活、独活祛风解表、胜湿止痛，共为臣药。黄芪益气固表，白芍缓急止痛，共为佐药。甘草合白芍缓急止痛，调和诸药。全方共奏温经散寒、祛风除湿之功。③风湿热郁证：症见关节红肿疼痛、晨僵、活动受限，兼有恶风发热，有汗不解，心烦口渴，便干尿赤；舌红，苔黄或燥，脉滑数。治疗采用清热除湿、疏风通络之法。处方则在风湿0号方的基础上去补肾药，加疏风清热之品。处方：秦艽、独活、羌活、威灵仙、生石膏、生地、赤芍、地骨皮、忍冬藤、知母、黄柏、桑叶、金银花、连翘、甘草等。因此时风热之邪较盛，以表实证为主，故在风湿0号方基础上去补肾药，从而加强疏风清热之功，并随证加减，即可获得良效。

2.亚急性期的临床表现与治疗　亚急性期多属肾虚寒侵，症见关节疼痛、肿胀，遇寒加重，晨僵，关节屈伸不利，甚则变形，腰膝酸软，神疲乏力，不耐劳作，畏寒怕冷，面色㿠白；舌质淡，苔白，脉沉细弱。治疗采用祛风除湿、补肾活血之法。方以风湿Ⅰ号方（自拟方）为主加减。处方：独活、桂枝、续断、骨碎补、威灵仙、伸筋草、补骨脂、熟地、赤芍、牛膝、防风、附片、甘草。方中独活、桂枝共为君药。续断、骨碎补补益肝肾、强筋健骨；威灵仙、伸筋草祛风除湿、通络止痛，四药共奏补肾祛风之效，共为臣药。补骨脂补肾壮阳；熟地补血养阴、填精益髓；赤芍、牛膝活血通络，散瘀止痛；防风祛风解表，附片补火助阳，散寒止痛，共为佐药。甘草解毒，顾护脾胃，调和诸药。全方共奏祛风除湿、补肾活血之功。吉海旺教授认为，类风湿关节炎亚急性期时正虚邪恋，治疗当扶正祛邪共用，活血祛风并施，故应采用祛风除湿、补肾活血之治法。风甚者，加羌活、荆芥；寒甚者，加川乌、草乌；湿甚者，加薏苡仁、防己；血瘀者，加川芎、鸡血藤、地龙、蜈蚣、全蝎；上肢痛甚者，加桑枝、姜黄；下肢痛甚者，加透骨草等随证化裁。

3.慢性期的临床表现与治疗　慢性期最常见的证候为肾虚血瘀证。肾虚血瘀证症见关节肿胀刺痛或疼痛夜甚，局部肤色晦暗，关节畸形，屈伸不利，喜暖畏寒。晨僵，腰膝酸软，神疲乏力，面色无华或㿠白，耳鸣健忘，发落齿摇等；舌质淡或紫暗，有瘀斑或瘀点，苔白，脉沉细或细涩。治疗采用补肾活血、通络止痛之法。方以风湿Ⅱ号方（自拟方）为主加减。

【治疗绝技】

吉教授根据多年临床经验，总结出风湿系列方。

风湿0号方（自拟方）处方：秦艽、独活、羌活、威灵仙、生地、赤芍、地骨皮、忍冬藤、续断、骨碎补、知母、黄柏、乳香、甘草。方中秦艽、独活二药具有祛风胜湿、通络止痛之功，为君药。羌活、威灵仙均有祛风胜湿、通络止痛之效。赤芍能"散邪行血"，并能"于血中活滞"（《本草求真》），与生地都能清热凉血、散瘀止痛。羌活、威灵仙、生地、赤芍四药共行清热祛风之功效，为臣药。地骨皮凉血除蒸；忍冬藤清热疏风、通络止痛；续断、骨碎补补益肝肾、强筋健骨；知母、黄柏清热燥湿；乳香活血行气，止痛消肿，共为佐药。甘草顾护脾胃，调和诸药。全方共奏清热祛风、补肾活血之功。吉海旺教授认为，类风湿关节炎急性期湿热伤肾证中湿热之邪较盛，兼有肾虚血瘀，故治疗当以清热祛风为主，兼以补肾活血，所用药物以清热祛风药所占比例较大，其次方为补肾药和活血药。风邪偏甚者，加荆芥、防风；湿甚者，加防己、木通、白茅根；热甚者，加生石膏；血瘀者，加川芎、鸡血藤、丹皮；痛甚者，可加全蝎、地龙、白芍；屈伸不利者，多加木瓜、伸筋草等随证化裁。

风湿Ⅰ号方（自拟方）处方：独活、桂枝、续断、骨碎补、威灵仙、伸筋草、补骨脂、熟地、赤芍、牛膝、防风、附片、甘草。方中独活、桂枝共为君药。续断、骨碎补补益肝肾、强筋健骨；威灵仙、伸筋草祛风除湿、通络止痛，四药共奏补肾祛风之效，共为臣药。补骨脂补肾壮阳；熟地补血养阴、填精益髓；赤芍、牛膝活血通络，散瘀止痛；防风祛风解表，附片补火助阳，散寒止痛，共为佐药。甘草解毒，顾护脾胃，调和诸药。全方共奏祛风除湿、补肾活血之功。吉海旺教授认为，类风湿关节炎亚急性期时正虚邪恋，治疗当扶正祛邪共用，活血祛风并施，故应采用祛风除湿、补肾活血之治法。风甚者，加羌活、荆芥；寒甚者，加川乌、草乌；湿甚者，加薏苡仁、防己；血瘀者，加川芎、鸡血藤、地龙、蜈蚣、全蝎；上肢痛甚者，加桑枝、姜黄；下肢痛甚者，加透骨草等随证化裁。

风湿Ⅱ号方（自拟方）处方：淫羊藿、鹿角胶、巴戟天、补骨脂、骨碎补、何首乌、丹参、乳香、没药、独活、乌梢蛇。方中淫羊藿与鹿角胶补肾壮阳、益精补血、祛风除湿，为君药。巴戟天、补骨脂、骨碎补、何首乌共为臣药，助君药补肝肾、益精血、祛风湿、活血络。丹参具有活血调经、祛瘀止痛、凉血消痈、除烦安神之功；乳香、没药活血行气止痛、消肿生肌；独活具有祛风胜湿、散寒止痛之效；乌梢蛇祛风、通络、止痉。此五药共奏活血止痛、祛风通络之功，共为佐药。乌梢蛇具有入络搜风之功，可兼为使药。诸药共奏补肾活血、通络止痛之功。吉海旺教授认为，类风湿关节炎在慢性期以肾虚血瘀为主，兼有风寒湿热等邪气的病理特点，故治疗当用补肾活血、通络止痛之法。兼有热者，加秦艽、生地、知母、黄柏；湿甚者，加薏苡仁、茯苓；血瘀者，加川芎、地龙、蜈蚣、鸡血藤、全蝎；气虚者，加黄芪、党参；上肢痛者，加桑枝、姜黄、羌活；腰膝痛者，加透骨草、金毛狗脊；屈伸不利者，加伸筋草、木瓜等。

【验案赏析】

闫某，男，55岁，2010年6月21日初诊。患者于2个月前无明显诱因出现右侧肘关节红肿疼痛，治疗后好转。2周后出现右膝关节红、肿、热、痛，屈伸不利，有关节腔积液，静脉滴注青霉素后效果不明显。之后出现对称性腕、肘、肩、指关节肿胀疼痛，晨僵4小时，午后潮热，腰膝酸软，小便黄，大便干。查体：双手示指、中指、无名指及小指指间关节红肿，双膝关节红、肿、热尤甚，屈伸不利，未触到风湿结节，多关节压痛；舌红，苔黄腻，脉滑数或细数。辅助检查：红细胞沉降率105 mm/h，C反应蛋白72 mg/L，类风湿因子197 U/L。西医诊断：类风湿关节炎。中医诊断：痹证，辨证为湿热伤肾证，治以清热祛风、补肾活血。处方：秦艽15 g，独活15 g，羌活12 g，威灵仙12 g，生地15 g，赤芍9 g，地骨皮12 g，牛膝10 g，续断10 g，乳香6 g，甘草6 g。每天1剂，水煎服，早晚分服，6剂。

1周后复诊，服药后腹泻，余症较前变化不大，上方加煨诃子10 g，继服6剂。食纳可，仍有轻微腹泻。继用上方加炒白术10 g、黄柏12 g，6剂。关节疼痛、红肿明显减轻，晨僵时间减少至0.5～1小时。继以上方加减治疗。

2个半月后，诸症基本消失。随访1年，病情稳定。

【按语】

四诊合参，此患者急性类风湿关节炎，用风湿0号方加减。秦艽、独活祛风胜湿、通络止痛；羌活、威灵仙祛风胜湿、通络止痛；赤芍、生地清热

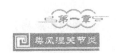

凉血、散瘀止痛。地骨皮凉血除蒸；续断补益肝肾、强筋健骨；黄柏清热燥湿；乳香活血行气，止痛消肿。甘草顾护脾胃，调和诸药。

参考文献

[1] 衣蕾，姜小帆，李娟娥.吉海旺教授分期辨证治疗类风湿关节炎经验 [J].风湿病与关节炎，2012，1（6）：60-62.

[2] 衣蕾，雷瑷琳.吉海旺治疗类风湿关节炎经验 [J].中国中医基础医学杂志，2010，16（7）：582-583.

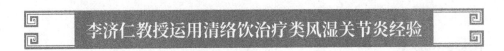

李济仁教授运用清络饮治疗类风湿关节炎经验

【名医简介】

李济仁，国家级非物质文化遗产"张一帖"代表性传承人，全国首届 30 位"国医大师"之一，中国中医科学院首届学部委员，首批全国 500 名老中医，首批国家级名老中医学术经验继承人指导老师，首批全国中医药传承博士后合作导师，首批全国七名《内经》专业硕士研究生指导老师，首批"中国百年百名中医临床家"，首批国务院政府特殊津贴获得者，中华中医药学会终身成就奖获得者，世界中医药学会联合会方药量效研究专业委员会会长，世界中医药学会联合会风湿病专业委员会名誉会长，世界中医药学会联合会网络药理学专业委员会名誉会长，中华中医药学会终身理事，第六届全国道德模范提名奖获得者。

【经典名方】

清络饮（李济仁教授经验方）

组成：黄芪 30 g，当归 15 g，鸡血藤 15 g，大血藤 15 g，苦参 9 g，青风藤 9 g，萆薢 10 g，黄柏 9 g，蜈蚣 1 条。

用法：常法煎服。

【学术思想】

李济仁教授强调以寒热思想贯穿诊断过程中的重要性，通过寒热辨证把握疾病的病因病机属性，以寒热方药施治，调节体内寒热平衡，针对不同证型守方守法，治标予以祛邪之则，治本予以扶正之方，标本兼顾，疗效显著。李济仁教授又将类风湿关节炎分成风寒湿痹证、风湿热痹证及寒热错杂证三型，针对各型的治疗以平衡寒热治之，辅以活血通络、补益气血之法，重视疾病入体寒证化热、热证化寒等疾病转变，体现了中医治疗类风湿关节炎"截毒防变、通畅络脉"的思想。

【诊断思路】

骨痹证位在骨，日久可传及肾，亦可引起心、肺等多脏器损害。其病因有内、外之分：内因主要责之于肾虚，先天不足、肾气亏虚，或后天失养、房事不节、肾精耗损，或惊恐伤肾等；外因主要为触冒风寒，或因露宿乘凉，或因水湿浸渍，或因淋雨远行，亦有湿热毒邪内侵，或有痰湿瘀浊留滞于骨。病理产物主要为痰湿瘀血。初期多实、多热，后期多虚、多寒。

【治疗方法】

1. 风湿证　症见：游走性关节酸痛、肿胀，屈伸不利，恶风，肢体重痛，舌淡红，苔薄白，脉浮缓。治宜疏风解表，祛湿通络。予以羌活胜湿汤加减，药物组成：羌活、独活、防风、防己、秦艽、桂枝、白芍、透骨草、炙甘草。

2. 寒湿证　症见：关节冷痛，多有定处，甚或关节变形；患处皮肤发凉，甚则寒冷至骨，得热则缓，遇寒加剧，舌淡，苔白腻，脉沉迟。治宜温经散寒，除湿止痛。予以乌头汤加减，药物组成：制川乌、制草乌、炙麻黄、桂枝、细辛、防己、透骨草、露蜂房、骨节草、炙甘草。

3. 湿热证　症见：关节红肿发热、酸胀疼痛、得凉则舒，屈伸不利，多汗，头身重痛，心烦口微渴，口苦黏腻，纳差，舌红，苔白厚腻或黄腻，脉滑数或濡数。治宜清热利湿，通络止痛。予以清络饮加减，药物组成：川草

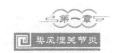

藤、川黄柏、苦参、青风藤、蒲公英、当归、鸡血藤、活血藤、雷公藤（先煎）、生地。

4. 热毒证 症见：关节红肿疼痛剧烈，手不可触，痛苦攻心，时出黄色黏汗，伴全身高热，面赤气粗，口渴咽干，心烦躁动，溲黄便结，舌红绛，苔黄燥，脉洪数有力。治宜清热解毒，凉血止痛。予以二十四味败毒散加减，药物组成：土茯苓、黄柏、知母、连翘、栀子、忍冬藤、生地、当归、牡丹皮、甘草。

5. 痰瘀证 症见：关节肿胀明显，疼痛剧烈，屈伸不利，或关节变形，寒热不显，或肢体抽掣，舌紫暗或有瘀斑，苔白腻，脉弦滑。治宜化痰散瘀，活血通络。予以益肾清络活血方加减，药物组成：炙黄芪、炒当归、活血藤、鸡血藤、青风藤、半夏、雷公藤（先煎）、苦参、萆薢、黄柏、蜈蚣、乌梢蛇。

【治疗绝技】

类风湿关节炎发病病变由气入血，同时邪毒传变，化浊生瘀，日久循脏腑之络、内部经络而扩散，乃致深入骨节败坏形体，甚则累及相应脏腑发生病变。重视"虚、痰、瘀"的致病作用；综合运用八纲辨证、经络辨证、脏腑辨证；在《痹证通论》中指出的痹证的治疗原则——以"通"为主，内服药主"通"与"补"。通法可祛邪，补法可扶正。李济仁教授治疗类风湿关节炎以寒热平调、标本兼顾、顾护脾胃为基本原则；他主张应首风湿病辨寒热、再辨虚实、新旧、病位。其用药具有以下特点。

1. 寒温并用，调和营卫　李济仁教授认为寒热错杂、阴阳失调为类风湿关节炎的主要病理特点，在临证治疗上推崇寒性药与热性药配伍使用以寒热平调、调和阴阳、平补平泻。所用中药其性以温平为主；味以苦辛甘。辛能散、能行，能行气、活血、发散；苦能泄、能燥、能坚；甘能补、能和、能缓，有补虚、和中、缓急、调和药性等作用。李济仁教授精研《金匮要略》与《内经》，如桂枝芍药知母汤中，麻黄、桂枝、防风温阳散寒、行气祛湿，芍药配知母以养阴柔肝止痛，白术配附子以助阳除湿止痛，生姜配甘草以调胃和中，全方共奏祛风除湿、通阳行痹、和营止痛之功。附子辛温大热，有走而不守之性，为驱散阴寒的首选药物。

2. 培本固元，重视脾肾　李济仁教授认为类风湿关节炎的发病有一定的遗传因素，多为先天不足所致。脾胃为后天之本，肾为先天之本，脾主运化，肾主骨藏精；肾为元阴元阳之府。肾中所藏精气有赖于脾气运化之水谷精微的不断充养和化生，而脾主运化水谷精微有赖于肾阳的温煦。并且，脾虚则运化失常。若脾胃虚弱或由于饮食、情绪、食积等因素中伤脾胃，引起脾胃运化失常，不能化生水谷精微，水湿内停，或内生湿浊，阻碍气机运行，导致机体抗邪能力下降，更容易引起外邪入侵。黄芪、白术等甘温健脾药物的应用，体现了李济仁教授在痹证的发生发展过程中重视脾胃学术思想。白术功擅燥湿健脾，与防己、黄芪等药物配伍可益气健脾，祛风利水，如防己黄芪汤，与附子配伍使用，可温中助阳，如白术附子汤，与桂枝等药物配伍，可达到微汗的效果，如麻黄加术汤、桂枝芍药知母汤等。桑寄生、鹿蹄草等药物既能祛风除湿，也能补益肝肾。李济仁教授亦指出类风湿关节炎缠绵难愈，多数患者需要长期服药，而脾胃的功能与疾病的发展转归有密切的关系。久病多虚，脾胃为气血化生之源，脾胃健则气血生化有源，津液充，精气盛，脏腑形体得其濡养，体质和正气恢复，抵抗力增强，病不复发，才能保持身体良好状态。

3. 善用黄芪，益气祛邪　李济仁教授在重视脾肾的同时，亦强调正气的重要性。李济仁教授在临床应用黄芪，最大量为 80 g。《本草正》曰："黄芪因其味轻，故专于气分而达表，所以能补元阳，充腠理，治劳伤，长肌肉。"《本草纲目》曰："长肉补血，破癥瘕，逐五脏间恶血，瘰疬瘿瘤。"李济仁教授常常将黄芪与当归、桂枝等药物配伍组成当归补血汤、黄芪桂枝五物汤、补中益气汤等使用，以达到益气祛邪的目的。

4. 虫藤配伍，化瘀通络　李济仁教授常常将搜剔之性的虫类药物和通络引经之性的藤类药物配伍使用，使搜风化瘀通络之效倍增。偏于寒者配伍蜈蚣、青风藤、海风藤；偏于热者配伍地龙、忍冬藤、络石藤；偏于湿者配伍僵蚕、雷公藤、青风藤、忍冬藤；偏于关节疼痛者配伍穿山甲、乌梢蛇、蜈蚣、全蝎、鸡血藤、活血藤；偏于麻木者配伍鸡血藤、活血藤、乌梢蛇。

5. 辨位用药，引经入络　病位以上肢为主时加片姜黄、羌活、桂枝；病位以下肢为主者加川牛膝、独活、黄柏；病位以颈项部为主者加威灵仙、葛根；以腰背部为主者加桑寄生、金狗脊、五加皮；病位以四肢关节为主者加车前草、车前子、土茯苓、生薏苡仁、炒薏苡仁、乳香、没药。

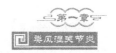

【验案赏析】

患者，女，56 岁，2018 年 4 月 16 日初诊。主诉：周身关节疼痛 5 年，加重半个月。患者 5 年前因劳累后出现下肢及足底疼痛，未予重视，后来出现双手晨僵现象，指间关节疼痛、肿胀变形，曾于外院确诊为类风湿关节炎，间断服药（具体用药不详），疗效不佳。半个月前出现双手腕、手指及双膝关节对称性疼痛、肿胀、活动受限，局部有热感，时伴头晕、乏力、纳差，二便尚调，夜寐安，舌质红，苔薄黄，脉弦数。西医诊断：类风湿关节炎。中医诊断：骨痹，辨证为湿热痹阻证。治宜清热利湿，通络止痛。予以清络饮加减，处方：生黄芪 30 g，萆薢 15 g，黄柏 9 g，苦参 9 g，青风藤 10 g，蒲公英 30 g，当归 15 g，鸡血藤 15 g，活血藤 15 g，雷公藤 10 g（先煎），细生地 25 g，土茯苓 25 g，全蝎 6 g。15 剂，每日 1 剂，水煎 400 mL，分早晚 2 次空腹温服。

二诊：服药 15 剂后，各关节肿胀减轻，局部热感好转，仍有晨僵，关节疼痛、活动受限，口干欲饮，食欲渐增，舌质红，苔薄黄，脉弦数。上方加制延胡索 20 g，川蜈蚣 1 条。15 剂，每日 1 剂，水煎 400 mL，分早晚 2 次空腹温服。

三诊：关节肿痛明显好转，尚存轻度晨僵，二便自调，舌质红，苔薄黄，脉弦。病情逐渐缓解，正气渐复，痹闭已获宣通。守上方，去全蝎，加威灵仙 15 g。15 剂，每日 1 剂，水煎 400 mL，分早晚 2 次空腹温服。半年后随访，病情稳定。

【按语】

患者系因先天禀赋不足，加之劳逸失度，正气亏虚，湿热之邪内侵，气机不利，经脉阻滞，流注骨节。治疗当以清热利湿，通络止痛。清络饮中萆薢、黄柏、苦参、青风藤有清热除湿、通络开痹之效；重用生黄芪甘温以补无形之气、有形之血，气足则引血滋润骨节；雷公藤祛风除湿、消肿止痛、通经活络，对疼痛尤其肌肉疼痛疗效较好；土茯苓不但利湿之功强，而且通络之效宏，擅搜剔湿热之蕴毒；川蜈蚣性善走窜，通达内外，功能息风止痉、攻毒散结、通络止痛，常用于风湿顽痹；鸡血藤、活血藤、当归以加强养血活血、祛风通络之功。全方共奏清热利湿通络、益气活血止痛之效，合该案病机，故疗效满意。

参考文献

[1] 张昭.基于数据挖掘的李济仁教授治疗类风湿关节炎病案的回顾性研究 [D].芜湖：皖南医学院，2016.

[2] 倪寅.运用李济仁教授"寒热辨证"思想治疗类风湿关节炎的临床疗效观察总结 [D].芜湖：皖南医学院，2017.

[3] 王传博，舒春.李艳传承国医大师李济仁论治骨痹之思路与方法 [J].中医研究，2020，33（3）：38-40.

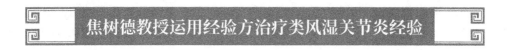

焦树德教授运用经验方治疗类风湿关节炎经验

【名医简介】

焦树德，早年向外祖父学习中医，攻读古典医籍，理论基础深厚。主编《实用中医风湿病学》《实用中医心病学》，参编《中医内科学》和北京中医药大学《内科学讲义》《医学百科全书》《中医证候鉴别诊断学》等书。非常重视中医理论对临床的指导，善于运用辨证论治，疗效较高，擅治内科疑难重病。诊治类风湿关节炎颇有心得，创议了"尪痹"新病名及初步诊治规律，补充了《内经》行、痛、着三痹之不足，对痹证的学术研究具有推进作用。

【学术思想】

初期若正气不虚，邪气较盛，当以驱邪为主，兼加补益正气之药；中期正虚邪气不实，通过大剂健脾补肾，填精髓，正气旺盛则自可驱邪于外；后期残邪未尽，且此时机体可耐受攻下之品，参以驱邪之品，邪去正自安，驱邪的同时又可避免邪居体内，邪正抗争，途伤正气。故焦老认为类风湿关节炎的治疗大法以补肾祛寒为主，辅以化湿散风、养肝荣筋、祛瘀通络。肝肾同源，补肾亦能养肝、荣筋、祛寒、化湿、散风，促使风、寒、湿三气之邪外出。化瘀通络可祛瘀生新。肾气旺，精血足，则髓生骨健，关节筋脉得以

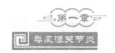

淖泽荣养，可使已失去正常功能的肢体、关节渐渐恢复功能。

【诊断思路】

焦老认为，类风湿关节炎病因可概括为正虚、邪侵，根本病机为"肾虚寒盛"，并将类风湿关节炎分成肾虚寒盛证、肾虚标热轻证、肾虚标热重证、湿热伤肾证4个证型，治以"补肾祛寒"为主，以"化湿散风、养肝荣筋"为辅，以"壮骨利节、活血通络"为佐，辨证论治类风湿关节炎，有效减缓患者疼痛，消减关节肿胀，延缓疾病进展。

【治疗方法】

焦老总结自身多年尪痹诊疗经验，将类风湿关节炎分成肾虚寒盛证、肾虚标热轻证、肾虚标热重证、湿热伤肾证4个证型。

1.**肾虚寒盛证**　本证以腰膝酸痛，两腿无力，易疲倦，喜暖怕冷，手指关节、腕关节、肘关节、膝关节、踝关节等关节疼痛、肿胀、僵硬为主症，多伴晨僵，筋挛骨重，肢体屈伸不利，甚则关节变形，生活不能自理，舌苔多白，脉多见沉细、沉弦、沉滑、沉细弦等。此为肾虚为本，寒盛为标，寒湿之邪深入至肾，为本虚标实之证。治以补肾祛寒，化湿散风，祛瘀壮骨；方用补肾祛寒治尪汤。

2.**肾虚标热轻证**　本证患者夜间关节疼痛时，自觉关节发热，但皮肤不红，遇冷、遇风时疼痛加重，可伴有自觉手足心热但不重，可有口干、大便干，舌苔微黄，脉沉弦细略数。此证多是偏于阳盛体质，或寒湿久郁化热；或久服热性药助阳化热；方用加减补肾治尪汤。

3.**肾虚标热重证**　本证以关节疼痛、肿大变形，关节内有发热之感，皮肤轻微发红，遇冷、遇风时疼痛加重为主症，伴有口干咽燥，五心烦热，小便黄，大便干，舌苔黄厚或黄腻，脉滑数、弦滑数，尺多弱等。与一般热证不同，此乃肾虚为本，寒湿之邪化热为标，方用补肾清热治尪汤。

4.**湿热伤肾证**　本证患者常多个关节肿痛，痛处触之可感发热，但皮肤不红，喜凉，伴有腰膝乏力，潮热，关节自觉蒸热疼痛，出现不同程度的变形，舌苔黄腻、浮黄，脉滑数、弦细数，尺多弱等。多见于南方等气候潮湿炎热地区。治以补肾清热，化湿通络；方用补肾清化治尪汤。

【治疗绝技】

焦老治疗本病时强调以肾气为本，治以"补肾祛寒"为大法，以"化湿散风、养肝荣筋"为辅，以"壮骨利节、活血通络"为佐，并创立补肾祛寒治尪汤、加减补肾治尪汤、补肾清热治尪汤、补肾清化治尪汤。

补益肝肾，祛风寒湿。类风湿关节炎多为平素肾气不足，腠理空虚，精血亏耗，风寒湿之邪入侵肾所致。《证治准绳》认为"肾气绝而肝气弱"，肾主骨，肝主筋，肝肾同源，补肾亦有养肝荣筋之效，肝肾亏虚，筋骨失养，则渐致类风湿关节炎骨痛筋挛，关节变形。焦老治疗本病时，一方面运用补益肾阳之品，如川续断、补骨脂、淫羊藿、制附片、杜仲等补肾阳及强壮筋骨，配合熟地、白芍、知母等滋肾养血之品阴中求阳，牛膝益肝肾并引药入肾，当肾气旺，精血足，则髓生骨健，筋骨、关节得到濡养，可使已失去功能的肢体、关节渐渐恢复功能；另一方面，运用祛风散寒之品，如防风、麻黄、桂枝、羌活、独活、威灵仙等搜刮太阳经、少阴经及肢体的风寒湿邪，骨碎补化瘀祛骨风，配合苍术化湿、通利关节。由于病已损及肾，则更需慎用苦寒之品，如龙胆草、黄连等，以免损伤、克伐肾气，必要时可短期、小剂量服用，同时需要配合药物相互监制，如炒黄柏配苍术等。若兼有标热轻证，可适当减去温燥之品，加入忍冬藤、络石藤等祛风热、活络舒筋之品。若已化热，则需先投以补肾清热之剂，待标热清后，再转投补肾祛寒之法。

注重顾护中焦脾胃。李东垣在《脾胃论》指出："脾病则下流乘肾，土克水，则骨乏无力，是为骨蚀，令人骨髓空虚，足不能履地，是阴气重叠，此阴盛阳虚之证"，可见痹证发病与脾胃虚弱关系密切。研习焦老及其弟子等诸书，常常发现焦老治疗尪痹时，十分强调顾护中焦脾胃。益气健脾，在补肾的同时配合益气健脾之品，可事半功倍，增强药效，缓解疼痛，延缓病程。焦老常用的益气健脾药物有黄芪、党参、山药、白术、北沙参、甘草等。健脾祛湿，"诸湿肿满，皆属于脾"，焦老常用炒薏苡仁、茯苓、白术、苍术、藿香等药，在祛湿的同时，令湿邪无来路。调畅中焦气机，气虚者往往兼夹着气滞，故焦老常用砂仁、陈皮等调畅气机，气虚不运患者常脘胀纳呆，焦老喜用焦神曲、焦麦芽等健脾消食。

强调祛痰化瘀。本病病程长，缠绵难愈，日久易侵犯五脏六腑，导致瘀血、水湿、痰饮内生，阻滞经络。当脾胃升降失常，则痰湿内生；久则伤

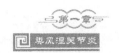

及肾气，肾水不足，则虚火伤阴，凝结成痰；或肾阳虚衰，不能制水，痰饮上犯。或脾胃虚弱，气血生化不敷或血液运行缓慢，导致血瘀内生；或风寒湿邪侵袭，与痰饮痹阻脉络，致使局部血瘀运行不畅，引发瘀血；若此时旧的瘀血尚未祛除，新血难以生成，则加剧了瘀血。总之，痰瘀既是尪痹疾病过程中的病理产物，又可作为致病因素反作用于机体，致脾肾功能失调又生新痰瘀，阻滞经络，引发痹证。正如清代林佩琴在《类证治裁·痹脉案》中指出："久而不痊，必有湿痰败血瘀滞经络。"焦老及其弟子治疗此病时深依此理，故常用祛痰药、化瘀药以祛痰化瘀，通络止痛，如陈皮、茯苓、法半夏、黄芥子、制南星（先煎）等祛痰散结；丹参、赤芍、桃仁、红花、莪术、穿山甲等活血通络；尤擅用僵蚕、地龙等虫类药搜风通络；治风先治血，血行风自灭，焦老及其弟子常运用川芎、青风藤、鸡血藤、骨碎补、当归、姜黄等活血祛风药。

【验案赏析】

患者，男，48 岁，挖地道工人，1971 年 10 月 28 日初诊。主诉：关节疼痛、肿大变形、僵硬，不能自主活动 1 年余。1970 年 9 月，工作休息后，突然发高烧 40 ℃，后出现左膝、左踝关节红肿疼痛，行走受限。治疗半年后病情逐渐加重，出现双手腕、双示指关节红肿疼痛、变形、僵硬，活动严重受限，双膝关节肿大、变形，不能自由屈伸，左膝明显，双踝关节肿大如脱。外院诊断为类风湿关节炎，当时红细胞沉降率 118 mm/h，服用中药治疗未见明显好转。遂至焦老处就诊，症见：双膝关节、双踝关节、双示指关节、双腕关节肿痛、变形，不能自主活动，双侧髋关节、双肘关节、双肩关节僵硬，不能活动，就诊时需人背抬。怕冷，间断有发热，心中烦热，纳差，偶有恶心，小便黄赤，大便 1～2 次/日，舌苔白腻，脉弦数。辨证：肾虚寒盛，兼有标热。治法：补肾祛寒，散风活络。给予补肾祛寒治尪汤加减：骨碎补、防风、威灵仙各 12 g，制附片、桂枝、赤芍、白芍、知母、白术、炙山甲、生姜各 10 g，炙虎骨 6.25 g（另煎兑入，现已禁用），麻黄、甘草各 6 g，水煎服，日 1 剂，共 6 剂。

二诊：诸症皆减轻，继续守上方，炙虎骨改为 12 g，又加上伸筋草 30 g，嘱可常服。至 1972 年 3 月 10 日复诊时，已可自己走路，双腕关节、双示指关节仍肿胀，可活动，按之不痛，双膝关节仍有肿胀，疼痛减轻，遂上方基础上加黄芪 30 g。1972 年 3 月 17 日复诊可骑自行车上街，继续守上方。

1972 年 5 月 3 日三诊：双腕关节、双踝关节、背部偶有发胀、疼痛，腕关节、示指关节、膝关节、踝关节仍变形，不影响日常活动，食欲明显改善，考虑病情稳定，改用散剂常服。处方：骨碎补 54 g，制附片、防风、松节、地龙各 45 g，桂枝、麻黄、知母、炙山甲各 36 g，川续断、炙虎骨、赤芍、白芍各 60 g，威灵仙、伸筋草各 120 g，白术、苍术、泽泻各 30 g，细辛 12 g，皂角刺 21 g，共磨成粉末，温黄酒冲服，每次服用 3 g，2 次／日。

1973 年 1 月 27 日四诊：膝关节肿胀消退，余肿胀关节明显变小，继续守上方，川续断改为 90 g，又加上焦神曲、片姜黄各 30 g，当归尾、红花各 36 g，共磨成粉末，温黄酒冲服，每次服用 3 g，2 次／日。

1973 年 5 月 29 日五诊：左腕关节、双踝关节仍有少许疼痛，余关节无明显不适，可自由蹲下、站立，故守上方继续巩固。

【按语】

本案例摘自《方剂心得十讲》。患者以"关节疼痛、肿大变形、僵硬，不能自主活动 1 年余"为主诉，类风湿关节炎病史 1 年余。因地下环境寒湿，患者久处地底而受风寒湿三邪侵袭致痹。寒湿最易伤肾，肾虚则不能御邪，寒湿乘虚深侵入肾，肾藏精，主骨，寒邪入骨，久久不去，骨失所养，则可致骨质变性，节挛筋缩，肢体不得屈伸，脚肿如脱，温温欲吐，而呈现出一派尪痹之状，虽有间断发热、心中烦热、小便黄赤等标热之象，但实质仍为肾虚寒盛，舌脉亦为肾虚寒盛之象，故仍以补肾祛寒为大法。经治疗后患者症状虽得到明显改善，但由于尪痹之证，邪深入肾，故非短短几剂中药可彻底解决病根，需长期加减服药以巩固疗效，故后期长期服用散剂以资巩固。病案虽久远，但是对于现在类风湿关节炎的临床治疗仍有指导意义。

参考文献

[1] 张佳琪. 基于焦树德教授治疗类风湿关节炎辨证分型的用药规律探讨 [J]. 风湿病与关节炎，2017，6（12）：33-37.

[2] 任春贞，骆亚莉，李玲，等. 焦树德教授治疗类风湿关节炎经验小结 [J]. 甘肃科技，2016，32（5）：120-121.

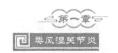
[3] 陈嘉杰，李玉颖，王一凡，等.焦树德辨证论治类风湿关节炎经验总结[J].陕西中医，2020，41（12）：1796-1799.

周平安教授运用经验方治疗类风湿关节炎经验

【名医简介】

周平安，教授，主任医师，博士研究生导师，名老中医，享受国务院政府特殊津贴。我国著名呼吸病、热病、疑难病专家。长期从事中医内科临床工作，对慢性支气管炎、支气管扩张、哮喘、感冒、肺结节病、肿瘤、口腔溃疡、非典型性肺炎、类风湿关节炎继发肺间质纤维化、硬皮病及肺间质纤维化有着独到的经验，临床治疗取得了良好效果。擅治各种发热性疾病及以肺系为主的各种内科疑难杂症。

【经典名方】

周平安教授治疗类风湿关节炎经验方

组成：黄芪20 g，忍冬藤20 g，鸡血藤20 g，大血藤15 g，苍术、炒白术各15 g，穿山龙15 g，地龙15 g，威灵仙10 g，当归10 g。

用法：常法煎服。

【学术思想】

周教授认为营卫气血在痹证发展过程中起着重要作用，常常在治疗中气血同调，正如《黄帝内经·痹证论》："荣者水谷之精气也，和调于五脏，洒陈于六腑，乃能入于脉也。故循脉上下贯五脏，络六腑也。卫者水谷之悍气也。其气慓疾滑利，不能入于脉也。故循皮肤之中，分肉之间，熏于肓膜，散于胸腹，逆其气则病，从其气则愈，不与风寒湿气合，故不为痹。"关节麻木、疼痛、屈伸不利皆需气血同调，在治疗主方中根据气虚、气滞、血虚等不同，选用调和气血之品，通过和法来恢复人体阴阳平衡状态。

【诊断思路】

周教授认为，痹证的辨证首先要辨病邪，根据感受邪气之不同，肢体关节游走不定属风胜；疼痛剧烈，遇寒则甚，属寒胜；肢体关节重着、沉重，属湿胜；红肿热痛多属热胜，临证中多以寒湿、湿热兼夹多见。其次，要辨虚实、痰瘀，此病多分为急性期和缓解期，新病多实，久病多虚，急性期多为风寒湿热邪侵袭人体，流注经络，痹阻关节，不通则通，治以祛邪活络，缓急止痛；此病缓解期多肝肾亏损，阴血不足，肝主筋，肝体阴而用阳，肝血亏虚不能濡养筋脉，治以养血柔肝（筋），通络止痛。

【治疗方法】

周教授认为此病治疗当祛邪扶正，标本兼治。周教授经多年临床经验总结，创制其治疗类风湿关节炎的基本法，方药基本组成：黄芪 20 g，忍冬藤 20 g，鸡血藤 20 g，大血藤 15 g，苍术、炒白术各 15 g，穿山龙 15 g，地龙 15 g，威灵仙 10 g，当归 10 g，甘草 10 g。全方益气活血，通络止痛。本方由四妙勇安汤合四神煎加减而成。四妙勇安汤出自清初陈士铎编述的《石室秘录》，具有清热解毒、活血养血、通络止痛之功效。四神煎出自清代鲍相璈《验方新编》，原方组成：生黄芪半斤，远志肉、牛膝各三两，石斛四两，金银花一两。用法：生黄芪、远志肉、牛膝、石斛用水十碗，煎二碗，再入金银花一两，煎一碗，一气服之。服后觉两腿如火之热，即盖暖睡，汗出如雨，待汗散后，缓缓去被，忌风。方中生黄芪味甘性温，益气固表，为补气圣药，气行则血行，血行风自灭，故《本草便读》云："（黄芪）之补，善达表益卫，温分肉，肥腠理，使阳气和利，充满流行，自然生津生血，故为外科家圣药，以营卫气血太和，自无瘀滞耳。"周教授喜用生黄芪，因其不经蜜制，久服不易上火；忍冬藤性甘微寒，清热，解毒，通络止痛，《本草纲目》："治一切风湿气及诸肿毒，痈疽疥癣，杨梅恶疮，散热解毒"，两药共为君药，益气清热，通络蠲痹；威灵仙通经络，善走而不守，宣通十二经络；苍术、炒白术健脾祛湿；鸡血藤、大血藤，性味苦、平，补血活血通络；当

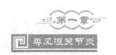
归活血养血；甘草生用，泻火解毒，调和诸药以为佐使。诸药相伍，扶正祛邪，补而不滞。

【治疗绝技】

临证多以上方为主加减应用，若局部发热肿痛、舌质红苔黄，为有郁热，治疗选用葛根、桑枝、络石藤、海风藤等清热通络之品；对于关节怕冷及遇冷变白甚则变黑者，周教授喜加用毛冬青扩张血管，毛冬青味苦性平，具有活血通脉、消肿止痛、清热解毒的作用。常用于治疗咽喉炎症、血栓闭塞性脉管炎等。临床中周教授多参考中药药理，如多用毛冬青扩张血管。根据现代药理研究，毛冬青黄酮苷扩张外周血管，故患者受凉后变白、变灰、发紫为毛细血管收缩所致，一般用毛冬青15～30 g扩张血管改善循环。肾主骨，肾阳为一身阳气根本，故在类风湿关节炎缓解期补气温阳从肾之本用药，故周教授用药多用温阳补肾之品，如淫羊藿、桑寄生、盐杜仲、鹿角胶；若长期关节变形僵硬，多加用细辛、皂角刺、白芥子温阳通络，化痰散结。

【验案赏析一】

李某，女，45岁，2011年7月22日来诊。双手及双下肢关节疼痛10年。患者10年来双手指、腕关节及下肢关节疼痛，呈游走性，关节肿痛，未用激素治疗，曾用雷公藤3个月治疗。现症见：双手指、腕关节及下肢关节疼痛，呈游走性，关节肿痛，嗳气，周身乏力，胃胀，咳黄痰，纳差，大便不成形。舌暗红，苔薄黄微腻，脉沉细无力。既往支气管扩张、慢性萎缩性胃炎病史，类风湿因子294 IU/mL。处方：黄芪20 g，当归10 g，忍冬藤20 g，炙甘草6 g，威灵仙10 g，粉防己15 g，鸡血藤20 g，大血藤15 g，穿山龙20 g，赤芍15 g，葛根15 g，百合15 g，石斛15 g，金荞麦15 g，生麦芽15 g，焦山楂15 g。14剂，水煎温服。

二诊：2011年8月5日。药后仍消化不佳，纳少，周身乏力，关节疼痛，咳嗽痰多，舌红苔微黄，脉沉细无力。上方去赤芍、百合，加枳壳10 g，莱菔子10 g，鸡内金10 g。

【按语】

此患者属类风湿关节炎，病程长，病机属虚实夹杂，正气亏虚，风湿毒邪外侵，流注经络，痹阻关节，不通则痛，可见关节肿痛，正如《诸病源候论》："风湿痹证之状，或皮肤顽厚，或肌肉酸痛"，结合舌暗红，苔薄黄微腻，脉沉细无力，辨证为正气亏虚，风湿痹阻关节，兼有郁热，治以益气活血，通络止痛。方中黄芪味甘性温，为补气圣药，忍冬藤性甘微寒，清热解毒、通络止痛，两药共为君药，益气清热、通络蠲痹，忍冬藤又可佐制黄芪之温热；威灵仙、鸡血藤、大血藤，祛风通络，补血活血。金荞麦清热解毒化痰，生麦芽、焦山楂消食和胃，焦山楂又可止泻，《中华人民共和国药典》指出焦山楂消食导滞作用增强，可用于肉食积滞，泻痢不爽。周教授多用防己科植物粉防己的干燥根，祛风止痛。《药性论》："汉防己治湿风口面歪斜，手足疼，散留痰，主肺气嗽喘。"现代药理研究证明，汉防己甲素、汉防己乙素对关节炎均有一定的消炎镇痛作用。

【验案赏析二】

谭某，女，59岁，2009年9月15日就诊。主诉双手关节肿痛伴发热1个月余。既往类风湿关节炎病史15年，现低热，体温37.3～37.5℃，气短，后背痛，烧灼感，双手关节肿痛，身痛，大便干。舌红苔白，脉弦细。黄芪20g，忍冬藤20g，当归10g，鸡血藤15g，穿山龙15g，广地龙10g，浙贝母10g，瓜蒌皮15g，粉防己15g，威灵仙10g，桂枝10g，桑叶15g，秦艽10g，炒白术10g，防风10g，生甘草6g。

二诊：2009年9月29日。患者仍低热，间隔2～3日出现，关节肿痛，汗出，夜间明显，动则汗出，后背烧灼感减轻，尿频，大便干。舌暗红苔白，脉弦细。黄芪20g，忍冬藤20g，当归10g，鸡血藤20g，穿山龙15g，广地龙10g，粉防己15g，威灵仙10g，桂枝10g，秦艽10g，生薏苡仁20g，白芍30g，葛根30g，石斛15g，乌梢蛇10g，甘草10g，桑叶15g，生地15g。

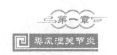

【按语】

本案为热痹，为急性发作期，患者关节肿痛，热为阳邪，其性急迫，侵入人体经络关节之后，与人体气血相搏，由于筋脉拘急，经络瘀阻而发生剧烈疼痛，此患者兼有发热、汗出等风热袭表症状，结合舌红苔白、脉弦细，辨证为气血亏虚，风热络痹，治以益气清热解毒，疏风活血通络。方中黄芪、忍冬藤益气清热除痹，粉防己、威灵仙祛风通络止痛，秦艽、桑叶、穿山龙疏风清热活络。二诊中，病机属寒热错杂，合用桂枝芍药知母汤加减，温凉并用，加用乌梢蛇取自久病入络，加强通络止痛之功，患者盗汗，加用生地滋阴清热，对于盗汗，除辨证基础之外，周教授喜用桑叶，因《日华子本草》谓："利五脏，通关节，下气，煎服，除风痛出汗。"《丹溪心法》云："焙干为末，空心米饮调服，止盗汗"，发挥一药多用之功。

参考文献

[1] 崔启东，王丽娟.周平安教授诊治类风湿关节炎经验探析[J].光明中医，2022，37（12）：2129-2131.

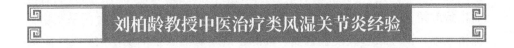

刘柏龄教授中医治疗类风湿关节炎经验

【名医简介】

刘柏龄，第二届国医大师，全国首届"中医骨伤名师"，天池伤科流派代表性传承人，第一批、第二批全国老中医药专家学术经验继承工作指导老师。从医60余年长期致力于骨伤科疑难杂病的研究，取得科研成果9项，编写著作22部。曾任中华中医骨伤科学会副主任委员，全国高等中医院校骨伤研究会副理事长。

【学术思想】

刘柏龄教授家学渊源，秉承其家族"从血论治"的诊治思想，强调伤病以"活血化瘀为先"，亦即"瘀去、新生、骨合"。在"从血论治"的学术思想基础上，融于实践，并在《素问·阴阳应象大论》"肾主骨、生髓，髓充则能健骨"的基础上，逐步确立了"肾主骨"理论，并以"治肾亦即治骨"为核心思想。

【诊断思路】

类风湿关节炎，早期多半以清热化湿、祛风通络为主；年龄大者、病程长者，多考虑后期调养，以补肾填精、强骨通络为主。

【治疗方法】

类风湿关节炎是一种慢性迁延性疾病，本病例系一湿热痹患者，其治以清热利湿为法，并遵喻嘉言、徐灵胎甘寒亦可通经除痹，且甘寒犹未足适量，必加苦寒之论。刘柏龄教授治疗本病时，引经据典，因时、因人制宜。刘柏龄教授认为类风湿关节炎多为本虚标实，其病在骨，骨与肾关系密切，肾精亏虚，则导致邪气侵袭骨骼、筋脉，故本病治法早期多以治标为主，后期当以补肾填精、壮骨通络，补虚为主。本病例早期治法治则：清热利湿、疏风活络。药以薏苡仁、苍术之益气健脾除湿为主药。合土茯苓、汉防己、泽泻以助其淡渗化湿之力，配忍冬藤、黄柏以清热解毒消肿；豨莶草、蚕沙、秦艽以通络舒筋祛风，益以紫丹参、泽兰、川牛膝、大黄之破瘀血化凝滞、除湿热。诸药相伍疗湿热痹证而奏良效。

【治疗绝技】

本病系风湿淫热流注经络所致，然有偏热、偏湿、夹风的不同。故刘柏龄教授强调临床审因、辨证、治法应详，若其人发热不恶寒，汗出热不解，关节红肿热痛、拒按，口干渴喜冷饮，舌苔黄糙，脉象弦数或滑数，乃热偏盛，治宜清热解毒为主，重用生石膏、金银花、连翘、知母、竹叶、黄柏

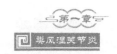

等；若发热微恶寒，关节肿痛，四肢沉重，胸闷纳呆，口不渴，或口干而不欲饮，脉弦滑或滑数，舌苔淡黄而腻，属湿偏盛，宜重用薏苡仁、苍术、土茯苓（或茯苓）、汉防己等药；若关节疼痛，游走不定，为夹风之证，治当以疏风通络，选用秦艽、豨莶草、海桐皮、威灵仙等药。

【验案赏析】

患者，男，40 岁，2013 年 7 月 5 日初诊。主诉：双膝及双踝关节红肿灼痛 1 年余。现病史：病因不清，近日两手亦肿痛、疼痛呈游走性，有时发热、口干、不思饮食，尿黄，尿道灼热，大便秘结，舌质红，苔黄腻，脉象滑数。理化检查：白细胞 12×10^9/L，中性粒细胞百分比 70%，红细胞沉降率 36 mm/h，抗 "O" 试验 612 U，类风湿因子试验（＋）。X 线片：左手指间关节变窄，且显梭形肿胀阴影，骨质普遍疏松。查体：体温 37.6 ℃，脉搏82 次 / 分，双膝不能伸直，活动受限，双膝关节局部肿胀，双踝部肿胀、微红，触摸皮温略高，压痛明显。双手指间关节略肿胀，活动受限。心肺未见明显异常。西医诊断：类风湿关节炎；中医诊断：湿热痹。证型：热痹，偏湿夹风。治法治则：清热化湿，祛风通络。处方：薏苡仁（包煎）25 g，苍术 20 g，土茯苓 15 g，秦艽 20 g，川牛膝 15 g，忍冬藤 20 g，黄柏 20 g，豨莶草 15 g，泽泻 15 g，防己 10 g，泽兰 12 g，紫丹参 15 g，蚕沙 15 g，大黄（后下）15 g。7 剂，日 1 剂，水煎分 2 次服。

二诊：2013 年 7 月 12 日。患者自述双膝肿痛略缓解，但仍不能伸直，活动受限，不欲饮食，舌质红，苔薄稍黄腻，脉滑数。查体见两手指间关节肿胀，关节活动略好转。双膝关节肿胀渐消，皮色不红、皮温不高；双踝部肿胀明显，皮色不红，灼热稍减。现证属湿邪较深、瘀阻经络不通，故肿热难消，遂于前方加细生地 25 g、苦参 10 g、虎杖 15 g、麦芽 15 g，7 剂，煎服法同前。

三诊：2013 年 7 月 19 日。患者自述双膝、踝、手指间关节痛减轻，肿胀渐消，可短距离行走，饮食略增，小便正常，大便正常，舌质微红、薄黄苔，脉象濡数。查体：双膝、手指间关节肿胀消退，双踝仍轻度肿胀，四肢关节活动尚可，局部皮温不高、不红、轻压痛。效不更方，嘱服 10 日再诊。

四诊：2013 年 7 月 29 日。患者自述双膝、双踝、指间关节疼痛基本消失，双膝可伸直，自感全身乏力，时有心烦、气短、口干欲饮，食纳稍增进，舌质淡红，薄黄苔已退，脉象虚弦。理化检查：白细胞 7.6×10^9/L，中性粒细胞 60%，红细胞沉降率 15 mm/h，抗 "O" 试验 190 U，类风湿因子试验（-）。查体：体温 36.5 ℃，脉搏 75 次/分，左踝略肿胀，局部皮温正常、不红，活动尚可，肌力略减退。现阶段患者风湿、肿热消退，恐久用祛风除湿之剂而耗阴伤气，遂拟下方，以理将愈之疾，以冀巩固。处方：黄芪 30 g，细生地 20 g，鸡血藤 20 g，怀山药 20 g，薏苡仁（包煎）15 g，白术 20 g，土茯苓 15 g，忍冬藤 15 g，骨碎补 25 g，五加皮 10 g，豨莶草 10 g，石斛 10 g，陈皮 10 g。14 剂，日 1 剂，水煎，分 2 次服。

五诊：2013 年 8 月 14 日。患者自述四肢关节无明显疼痛，但时有胀感，晨起时较明显，膝、踝关节仍有酸胀感，自觉全身无力、偶有足跟痛，午后怕冷，舌淡苔白，脉细。查体：四肢关节皆趋正常，未见明显异常。考虑患者久病，伤及肾阳、精血，治标宜治本，急症以除，亦当补肾固本，以巩固疗效。拟方：杜仲 20 g，金毛狗脊 20 g，熟地 15 g，续断 15 g，牛膝 15 g，伸筋草 10 g，桑寄生 15 g，豨莶草 10 g。14 剂，日 1 剂，水煎，分 2 次服。1 个月后随诊，痊愈未复发。

【按语】

本病例后期治疗时，考虑肾为先天之本，主骨生髓，肾阳不足，气血亏虚，全身乏力，关节变形，甚至僵硬不用，则不宜过用渗利、风燥之药，以防克伐之痹。常用杜仲、金毛狗脊、续断等药物，以补益肾阳、益精生髓、强筋壮骨；又因病证而异，多辅以祛风除湿、通络关节的药物。

参考文献

[1] 李海，刘玉欢，赵文海.国医大师刘柏龄治疗类风湿关节炎经验 [J]. 中华中医药杂志，2021，36（7）：4002-4004.

第二章　系统性红斑狼疮

胡荫奇教授治疗系统性红斑狼疮经验

【学术思想】

胡荫奇教授认为，系统性红斑狼疮属于中医"痹证""蝴蝶疮""阴阳毒"范畴，对于本病的临床治疗主张辨证论治与辨病论治相结合，分期制宜。临床用药主张在分证论治的基础上，加用具有类激素样作用的中药治疗常获得满意疗效。

【诊断思路】

胡荫奇教授认为本病的病因病机为素体虚弱，真阴不足，瘀热内盛，痹阻脉络，外侵肌肤，内损脏腑，常由外感、劳累、产后等所引发。病位在经络血脉，以三焦为主，可及心、肝、肺、脑、皮肤、肌肉、关节、营血，遍及全身多个部位和脏腑。本病以本虚标实、肾阴亏虚为本，以郁热、热毒、风湿、瘀滞、积饮、水湿为标，晚期则五脏与气血阴阳俱虚。

【治疗方法】

1.气营两燔证　多见于急性发作期。临床表现为高热持续不退，口干渴较甚，咽痛甚，口腔溃疡，汗出，烦躁不安，关节疼痛较剧，身体多发红色皮疹，溲黄，便干，舌质红或绛，苔黄燥少津，脉洪数。治宜清气凉营、解毒通络，给予自拟方清热凉血解毒通络汤，常用生石膏、知母、水牛角、生地、丹皮、玄参、金银花、连翘、穿山龙、土茯苓、虎杖、赤芍等。

2.阴虚内热证　多见于早期和慢性活动期。临床多表现为持续低热，斑疹暗红，脱发，口舌生疮，关节肌肉隐痛，手足心热，腰膝酸软，烦躁不寐，口干咽痛，舌红苔少，脉细数。治宜养阴清热、活血通络，给予自拟方养阴清热通络汤，常用生地、玄参、知母、忍冬藤、麦冬、秦艽、青蒿、白薇、半枝莲、穿山龙等。

3.瘀热痹阻证　多见于慢性活动期，临床多表现为四肢关节疼痛，双手变白变紫，口糜口疮，晨僵，手足瘀点累累，面部红而蝶形红斑隐隐可见，下肢散在暗红色斑，低热缠绵，月经不调，尿短赤，舌暗红有瘀斑瘀点，脉细弦。治宜清热凉血、活血化瘀，给予清热活血化瘀汤（自拟方），常用忍冬藤、川芎、丹皮、秦艽、穿山龙、生地、虎杖、半枝莲等。

4.气阴两虚证　临床多表现为面色无华、乏力、眠差、斑疹暗红，伴有不规则发热或持续低热、手足心热、心烦、脱发、自汗盗汗、关节痛、月经量少或闭经，舌红、苔薄、脉细弱。治宜健脾益气养阴，给予参芪麦味汤（自拟方），常用太子参、麦冬、五味子、生黄芪、生地、熟地、生山药、山萸肉、丹皮、泽泻、云苓、白术、知母、大枣等。

5.脾虚肝郁证　临床多表现为皮肤紫斑、胸胁胀满、心烦、腹胀纳呆、头昏头疼、耳鸣失眠、月经不调或闭经，舌紫暗或有瘀斑，脉细弦。治宜健脾补中、疏肝解郁，给予自拟方健脾疏肝汤，常用柴胡、白术、当归、白芍、茯苓、丹皮、栀子、太子参、红花等。

6.脾肾阳虚证　临床多表现为面色无华，颜面及四肢浮肿，尤以双下肢为甚，腰膝酸软，形寒肢冷，神疲倦怠，腹胀食少，尿少，严重者可出现悬饮、尿闭、胸憋气促，不能平卧，喘咳痰鸣或腹大如鼓、心悸气促、舌体胖嫩、舌质淡、苔薄白、脉沉细弱。治宜温肾健脾、化气行水。给予温肾健脾利水汤（自拟方），常用巴戟天、杜仲、生黄芪、赤白芍、云苓、白术、怀牛膝、肉桂、熟地、生山药、山萸肉、丹皮、泽泻、葶苈子、桑白皮等。

【治疗绝技】

胡荫奇教授对系统性红斑狼疮的治疗主张辨证辨病相结合，在中医辨证的基础上，常根据本病的特点及某些中药的现代药理研究结果，总结出在临

床上行之有效的药对。

1. 穿山龙与土茯苓　两药配伍共同起到清热除湿、祛风通络的作用。现代药理研究证实，穿山龙主要成分为薯蓣皂苷等多种甾体皂苷，在体内有类似甾体激素样作用，水煎剂对细胞免疫和体液免疫均有免疫作用；土茯苓对细胞免疫有抑制作用，二者配伍功擅清热解毒、祛风利湿、通利关节，是治疗系统性红斑狼疮关节肿痛的良药药对，适用于系统性红斑狼疮活动期，临床表现为关节红肿热痛、屈伸不利、咽喉疼痛红肿，红细胞沉降率、C反应蛋白升高，舌质红、苔黄、脉数。两药共用对于降低红细胞沉降率、C反应蛋白，缓解关节肿胀疼痛，改善关节功能有良效。穿山龙与土茯苓配伍因具有类激素样作用及免疫抑制作用，从而对系统性红斑狼疮发挥了针对性治疗作用。

2. 丹皮与赤芍　二者配伍共奏清热凉血、活血散瘀止痛之功，对于治疗系统性红斑狼疮血分热毒壅盛所致面部及周身的斑疹、结节及肢体关节疼痛有良效。

3. 巴戟天与知母　二者相伍为用，辛开苦降，寒温并用，既能祛风散寒除湿，又能清热泻火、生津润燥，用以治疗外寒内热、寒热错杂之证。现代药理研究显示，巴戟天主要成分为糖类、黄酮、氨基酸等，其乙醇提取物及水煎剂有明显的促肾上腺皮质激素样作用，知母与巴戟天配伍，共同发挥类激素样作用及退热作用，对系统性红斑狼疮的发热、关节痛、皮疹可发挥良好的治疗作用，尤其对长期应用激素需要逐渐撤减激素者，可以减少激素的撤减反应，帮助患者平稳撤减激素。

【验案赏析】

张某，女，29岁，2013年3月6日初诊：患者于半年前无明显诱因出现反复发热，伴有乏力，在当地医院诊断为系统性红斑狼疮，用药后患者病情未能得到有效控制。患者初诊时见反复发热，体温37.5～38.5℃，乏力，脱发，口腔溃疡，近端指间关节和腕关节疼痛，手足心热，腰膝酸软，烦躁不寐，口干，舌质暗红，有瘀斑、瘀点，脉细弦。实验室检查示抗dsDNA抗体阳性，抗Sm抗体阳性，白细胞3.1×10^9/L，尿蛋白（++）。西药服用泼尼松每日40 mg，羟氯喹200 mg，每日1次；环磷酰胺400 mg，加入生理盐水静脉滴注，每月1次，并服用阿法骨化醇、钙剂等。西医诊断系统性红斑狼疮，中医辨证属阴虚内热、瘀血痹阻，治宜养阴清热、活血化瘀。方药：石斛 15 g，玄参 12 g，半枝莲 15 g，当归 12 g，丹参 30 g，忍冬藤 30 g，鸡血藤 30 g，秦艽 12 g，红花 12 g，赤芍 12 g，川芎 12 g，青蒿 15 g，蒲公英 15 g，丹皮 15 g，水煎服，每日 1 剂，西药维持原方案。

二诊：患者服用上方 1 个月后发热、脱发、口干、手足心热、口腔溃疡有所减轻，烦躁不寐，近端指间关节和腕关节疼痛，腰膝酸软，舌质暗红，有瘀斑、瘀点，脉细弦。上方加生地 30 g、知母 12 g、莪术 15 g，水煎服，每日 1 剂，泼尼松每 2 周减 5 mg。

三诊：上方患者服用 1 个月后时有发热，体温最高 38 ℃，面部蝶形红斑减轻，脱发、口干、手足心热进一步减轻，口腔溃疡数量及面积减少，腕关节疼痛大减，腰膝酸软，失眠心烦。泼尼松已减至每日 30 mg。实验室检查血白细胞 4.3×10^9/L，尿蛋白（＋）。上方加夜交藤 30 g、酸枣仁 30 g、柏子仁 12 g、侧柏叶 15 g，水煎服，每日 1 剂，泼尼松逐渐减量。

四诊：患者服用上方 1 个月后体温基本正常，面部红斑少许，脱发大减，无明显口干和手足心热，口腔溃疡基本消失，腕关节基本不痛，近端指间关节疼痛轻微，睡眠好转，腰膝酸软。西药泼尼松已减至每日 20 mg。上方加虎杖 30 g、伸筋草 15 g、女贞子 12 g、墨旱莲 12 g、山萸肉 15 g，泼尼松逐渐减量。

五诊：患者服用上方 1 个月后体温正常，面部红斑基本消失，无明显脱发、口干、手足心热，无口腔溃疡，偶有近端指间关节疼痛，睡眠进一步好转，腰膝酸软减轻，舌质暗红、脉细弦。药物调整：当归 12 g，丹参 30 g，忍冬藤 30 g，鸡血藤 30 g，秦艽 12 g，泽兰 12 g，赤芍 12 g，丹皮 12 g，青蒿 15 g，土茯苓 15 g，土贝母 10 g，生地 30 g，知母 12 g，莪术 15 g，柏子仁 12 g，侧柏叶 15 g，虎杖 30 g，伸筋草 15 g，女贞子 12 g，墨旱莲 12 g，山萸肉 15 g，桑枝 30 g，水煎服，每日 1 剂。泼尼松逐渐减量，停用环磷酰胺。

以上方加减再行治疗 6 个月病情稳定，泼尼松已减至每日 5 mg。复查示血白细胞 6.7×10^9/L，尿蛋白（－）。

【按语】

系统性红斑狼疮一般多采用中西医结合治疗，西医一般多给予激素、免疫抑制剂等，中医则在辨证的基础上给予中药治疗，一般在取得疗效后再

逐渐减少激素等用量。中药可降低激素及免疫抑制剂的毒副作用，并增加疗效。本例患者根据其临床表现，中医辨证属阴虚内热、瘀血痹阻，治以养阴清热、活血化瘀之剂。二诊时患者阴虚血瘀仍较明显，故在上方基础上加生地 30 g、知母 12 g、莪术 15 g。三诊时患者多数症状减轻，但失眠、心烦较明显，故在前方基础上加夜交藤、酸枣仁等。以后诸诊随证加减，丝丝入扣，最终使患者所用激素得以减量，病情稳定，运用中医药达到减毒增效作用。

参考文献

[1] 王义军.胡荫奇辨治系统性红斑狼疮经验 [J].中国中医基础医学杂志，2016，22（4）：551-552.

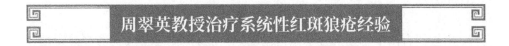

周翠英教授治疗系统性红斑狼疮经验

【经典名方】

狼疮 1、2 号方（周翠英教授经验方）

狼疮 1 号方组成：金银花 24 g，白花蛇舌草 24 g，茜草 20 g，生地榆 15 g，仙鹤草 30 g，赤白芍各 20 g，芡实 30 g，枸杞 15 g，山萸肉 12 g，金樱子 15 g，五味子 10 g，墨旱莲 15 g，女贞子 15 g，生炙甘草各 9 g。

治法：清热解毒，凉血化瘀护阴。

狼疮 2 号方组成：金银花 24 g，白花蛇舌草 24 g，茜草 20 g，生地榆 15 g，仙鹤草 30 g，山萸肉 12 g，枸杞 15 g，丹皮 15 g，紫草 15 g，当归 15 g，川芎 15 g，甘草 6 g。

治法：清热解毒，凉血化瘀护阴。

用法：常法煎服。

【学术思想】

周教授以"毒"来阐释本病的病机关键。"毒"的来源有外源、内生之分。外源之毒包括了六淫邪气及自然界中其他一切可致病因素，内生之毒则为脏腑功能失调，二者共同作用以致瘀热内盛闭阻经脉而引发本病。而"毒""热""虚"共同作用，构成了系统性红斑狼疮的病理因素。

【诊断思路】

系统性红斑狼疮的病因不外乎外因、内因、不内外因 3 个方面，周教授总结出以下 4 种病因：①先天禀赋不足，阴虚内热；②后天脾虚亏乏，气血化生不足；③外感六淫之邪，郁而化热，酿成瘀毒。④饮食不节、劳倦、内伤七情之诱发。

【治疗方法】

周教授有两个常用的方子作为基础方随证加减，狼疮 1 号方在热毒蕴肾之时使用，狼疮 2 号方在热毒蕴肤之时使用。主要治疗的是活动期系统性红斑狼疮，以清热解毒为主，兼以补肾固本。

1.热毒蕴肾证（狼疮 1 号方）　主症：蝶形红斑，多发于颜面部，亦可见于躯干或四肢，通常伴有发热、烦躁，或有关节肌肉疼痛，口干唇燥，或五心烦热，颧红盗汗，心悸失眠，头昏乏力，耳鸣目眩，月经不调，关节疼痛，头发脱落，大便干结，小便黄赤，舌红，苔少，脉细。是活动期出现肾损害时的主要证型。方中金银花、白花蛇舌草、茜草、生地榆、仙鹤草清热解毒，凉血止血；枸杞、山萸肉、墨旱莲、女贞子滋补肝肾之阴血；芡实、金樱子、五味子补肾固精，固涩蛋白；生、炙甘草各半同用，生甘草以清热解毒为主，炙甘草主要温中健脾，兼具有调和诸药的作用。临床加减：高热不退者可加羚羊角粉适量冲服；低热者可加青蒿、地骨皮；脱发明显者可加何首乌、黑芝麻等；大量尿蛋白久久不能控制者可加炒水蛭、红花；尿素氮升高者加大黄、土茯苓；血浆蛋白低者可加鹿角胶、龟板胶等血肉有情之品。

2.热毒蕴肤证（狼疮 2 号方）　主症：红斑较为显著，多发于颜面部，亦可见于躯干或四肢，皮疹多为水肿性鲜红色，常见发热、烦躁、口干、喜冷饮，或皮肤瘀斑、瘀点，或全身关节肌肉疼痛，全身疲乏无力，大便干结，小便短赤，舌红绛，苔黄糙，脉洪数。为系统性红斑狼疮活动期出现皮肤损害的主要证型。方中金银花、白花蛇舌草、茜草、生地榆、仙鹤草具有

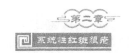

清热解毒、凉血化斑的功效；山萸肉、枸杞滋肾补肝以护阴；丹皮凉血活血；当归、川芎补血活血化瘀；甘草调和诸药。临床加减：高热不退者用羚羊角粉适量冲服；阴虚内热加青蒿或鳖甲以滋阴退热；关节疼痛选加忍冬藤、虎杖、红藤、威灵仙等清热通络止痛；邪毒伤肝见胁痛或肝功异常者加白芍、郁金、柴胡滋阴柔肝；水肿明显多加茯苓、猪苓、薏苡仁利尿通淋；热毒在肺胸闷咳嗽者可选加鱼腥草、瓜蒌、枳壳、桑白皮等清热宣肺化痰；毒邪攻心可选加栀子、莲子心以清心安神解毒；毒邪入胃者选加黄连、升麻、生石膏清胃泻火；白细胞降低者选加黄芪、白术、鸡血藤等。

【治疗绝技】

周教授的处方以清热解毒凉血为主，整个方子偏于寒凉，但兼顾滋补肝肾，顾护脾胃，既能治疗疾病，又能预防疾病传变。系统性红斑狼疮的病机为本虚标实，在解决"标实"之况时，亦不忘治疗"本虚"，故周教授的两个自拟方中都是据病情需要，以清热解毒为主，再加上适量的滋阴补肾药物，既可以及时缓解活动期系统性红斑狼疮的发热、烦躁、关节肌肉疼痛等症状，又可以从根本上治疗本病，达到"标本同治"的效果。对于尚未达到肾损害的轻证来说，方中佐以适量的滋阴补肾类药物，也可以"固本"，肾为先天之本，狼疮病患者本身就有先天禀赋不足，有不同程度的肾虚阴亏，此即方中选用补肾药物的病理原因。另外，根据狼疮病整体的病情以及出现的其他临床症状，适当选用药物加减，灵活变通止痛、柔肝、利尿、宣肺等治法。系统性红斑狼疮是慢性病，其治疗过程一般比较漫长，且容易复发，需长期服用中草药汤剂。方中清热泻火解毒药比较多，其性味大多苦寒，长期服用易伤脾败坏胃气，部分患者有不规律服用非甾体抗炎药史，这些药物会造成胃肠道损伤等不良反应，导致脾胃不能耐受苦寒之品。而部分既往有慢性胃炎、慢性结肠炎或消化道溃疡等病史者，胃肠道反应更易出现。因此，在选择清热解毒药时，应注意尽量选用甘寒或苦而微寒之品，以顾护胃气。方中适量加温性药物，避免过于寒凉而损伤胃气。常用吴茱萸、荜澄茄、干姜等能起到温中散寒之效。可作为组方中的反佐之剂，以制约清热解毒类药物的苦寒之性，更能顾护脾胃，调和药物，大大降低了患者长期服用苦寒药的不良反应。如若经上述处理仍旧出现胃肠道不适反应，素体脾胃虚弱者，可酌情加党参、白术、茯苓等药物健脾益气。

周教授通常采用自拟方狼疮 1 号方加减，暗含五子衍宗丸之方，用以清热解毒、补肾固摄，兼以活血祛瘀。活血化瘀药物能够改善肾功能，降低肾小球血压，增加肾脏的血流量，可以间接地控制蛋白渗出，方中常加如桃仁、红花、赤芍等。大量尿蛋白长时间不能控制者可加炒水蛭、红花，如果小便中出现较多红细胞或潜血，可以暂时停用活血化瘀药物，改用茜草、三七等活血止血的药物。

【验案赏析】

陈某，女，24 岁，职员。2013 年 4 月 14 日初诊。主诉：面部红斑 1 年，反复发热伴咽喉疼痛 3 月余。现病史：患者 1 年前开始出现面部红斑，继而双手、颈前部散在皮疹，略瘙痒，3 个月前出现持续性低热，体温在 37.2 ℃上下浮动。于当地医院诊断为系统性红斑狼疮，给予泼尼松 17.5 mg/d，白芍总苷胶囊、钙片等治疗。患者面部红斑隐隐，咽痛，时有咳嗽，脱发，嗜睡，食欲不振，月经延期，量少，色淡，小便黄，大便软。苔薄腻微黄，舌暗红，脉细弦。化验：血红蛋白 83 g/L，红细胞 4.1×10^{12}/L，白细胞 3.95×10^9/L，红细胞沉降率 54 mm/h，抗核抗体 1 ∶ 3200，抗 dsDNA 抗体（＋），抗核小体抗体（＋＋），尿常规、ENA、肝肾功能均为（－）。中医诊断：蝶疮流注（热毒蕴肤证）。西医诊断：系统性红斑狼疮。治法：清热解毒，凉血散瘀，益气养阴。中药处方：金银花 24 g，白花蛇舌草 24 g，茜草 20 g，生地榆 15 g，仙鹤草 30 g，山萸肉 12 g，枸杞 15 g，丹皮 15 g，紫草 15 g，当归 15 g，川芎 15 g，赤芍 15 g，元参 9 g，甘草 6 g。服法：水煎约 500 mL，分早晚 2 次温服，每日 1 剂。西药：口服泼尼松，每日 17.5 mg。

二诊：2013 年 4 月 21 日。服药后面部红斑暂无明显变化，未见明显发热，乏力明显减轻，脱发减轻。化验：血红蛋白 75 g/L，红细胞 3.92×10^{12}/L，白细胞 4.92×10^9/L，红细胞沉降率 52 mm/h，肝肾功能（－）。处方：金银花 24 g，白花蛇舌草 24 g，茜草 20 g，生地榆 15 g，仙鹤草 30 g，山萸肉 12 g，枸杞 15 g，丹皮 15 g，紫草 15 g，当归 15 g，川芎 15 g，甘草 6 g，桔梗 10 g，麦冬 15 g，生地 30 g。14 剂，服法同前。西药：泼尼松减至每日 10 mg，加用碳酸钙 D_3 片，口服，每日 0.6 g。

三诊：2013 年 5 月 6 日。服药后面部红斑减轻，颜面出现散在粟粒样皮疹，有痒感，苔白腻，脉沉缓。患者无咽痛、咳嗽。脱发，嗜睡，食欲不振皆减轻，小便黄，大便软。中药处方：金银花 24 g，白花蛇舌草 24 g，茜草 20 g，生地榆 15 g，仙鹤草 30 g，山萸肉 12 g，枸杞 15 g，丹皮 15 g，紫草 15 g，当归 15 g，川芎 15 g，桔梗 10 g，麦冬 15 g，生地 30 g，甘草 6 g。21 剂，服法同前。西药：泼尼松每日 10 mg 继服，碳酸钙 D_3 片每日 0.6 g。

四诊：2013 年 5 月 27 日。患者偶颜面皮疹，不痒，红斑颜色变淡，无瘙痒，双手及颈前部皮肤红斑明显消退，无发热，无咽痛、咳嗽，患者自觉口干，舌质红，苔薄黄。化验：血红蛋白 89 g/L，红细胞 3.90×10^{12}/L，白细胞 5.22×10^9/L，红细胞沉降率 28 mm/h，肝肾功能（－）。中药处方：金银花 24 g，白花蛇舌草 24 g，茜草 20 g，生地榆 15 g，仙鹤草 30 g，山萸肉 12 g，枸杞 15 g，丹皮 15 g，紫草 15 g，当归 15 g，川芎 15 g，生地 30 g，甘草 6 g，葛根 15 g。21 剂，服法同前。西药：泼尼松每日 10 mg，碳酸钙 D_3 片每日 0.6 g。

五诊：2013 年 6 月 18 日。面部皮疹及乏力减轻，无瘙痒，无明显脱发，双手及颈前部皮肤红斑明显消退，无发热，无咽痛、咳嗽，舌质红，苔薄黄。中药处方：金银花 24 g，白花蛇舌草 24 g，茜草 20 g，生地榆 15 g，仙鹤草 30 g，山萸肉 12 g，枸杞 15 g，丹皮 15 g，紫草 15 g，当归 15 g，川芎 15 g，生地 30 g，甘草 6 g，葛根 15 g。7 剂，服法同前。另取 24 剂制丸剂，丸如绿豆大小，每次服 15 g，日 3 次。服完汤剂后服用丸剂。西药：泼尼松改为每日 7.5 mg，碳酸钙 D_3 片每日 0.6 g。

六诊：2013 年 8 月 12 日。续服中药调治至今，近日因天气骤冷，咽喉疼痛加剧，微痒，无痰，大便干，小便赤，苔薄黄，舌暗红，脉细数。化验：血红蛋白 104 g/L，血小板 414×10^9/L，红细胞沉降率 8 mm/h。中药处方：连翘 20 g，金银花 30 g，荆芥 15 g，黄芩 12 g，葛根 20 g，党参 20 g，白花蛇舌草 24 g，茜草 20 g，生地榆 15 g，仙鹤草 30 g，山萸肉 12 g，枸杞 15 g，丹皮 15 g，紫草 15 g，当归 15 g，菟丝子 15 g，元胡 15 g，甘草 6 g。7 剂，服法同前。丸剂暂不服用。西药：泼尼松减至每日 5 mg，碳酸钙 D_3 片每日 0.6 g。

七诊：2013 年 9 月 1 日。面部无明显红斑，双手红斑明显消退，无明显发热、咳嗽，无明显乏力，舌质淡红，舌苔薄白，无口干，脉细。化验：血红蛋白 95 g/L，红细胞 4.48×10^{12}/L，红细胞沉降率 11 mm/h。中药处方：金银花 24 g，白花蛇舌草 24 g，茜草 20 g，生地榆 15 g，仙鹤草 30 g，山萸肉 12 g，枸杞 15 g，丹皮 15 g，紫草 15 g，当归 15 g，川芎 15 g，生地 30 g，甘草 6 g。继服丸剂。西药：泼尼松每日 5 mg，碳酸钙 D_3 片每日 0.6 g。

【按语】

患者面部蝶形红斑鲜艳，皮疹有瘙痒感，舌红，为热毒蕴肤之证。血热瘀滞，以致血溢脉外，形成红斑、皮疹，故予清热凉血、祛瘀解毒之品。狼疮患者，本有伏火瘀毒内生，燔灼暗耗伤阴，若加之外邪入侵机体，从阳化热，则内外交攻，气血阴津损伤更剧，若依常法轻清宣解，则常有病重药轻、缓不济急之感。周教授自拟方，重用清热解毒之品，于外感时调整处方，以解表、生津之药缓解内外之邪所致的热毒，按卫气营血的理论，分层用药，卫表风热之毒得解，气分热毒得清，营血瘀毒得散，由内而外，清除热毒、瘀毒、外感之风邪，则红斑能够变淡、变暗，甚则消除，皮疹能够止痒消退。

参考文献

[1] 刘聪. 周翠英教授辨治系统性红斑狼疮经验总结 [D]. 济南：山东中医药大学，2015.

范永升教授运用"二型九证"法、"三维一体"法治疗红斑狼疮经验

【名医简介】

范永升，国家级名中医，医学博士，博士研究生导师，主任中医师，教授，浙江省特级专家，"973"项目首席科学家，享受国务院政府特殊津贴。中国中西医结合学会风湿病专业委员会主任委员，国家科技支撑计划中医药专家咨询委员会成员，世界中医药学会联合会风湿病专业委员会副主任委员，教育部高等学校中医学类专业教学指导委员会副主任委员，第四批全国老中医药专家学术经验继承工作指导老师。获国家科技进步二等奖、国家教学成果二等奖各一项。

【学术思想】

范永升教授经过多年临床经验研究提出系统性红斑狼疮有"二型九证"。范永升教授针对激素治疗系统性红斑狼疮这一问题，在前期探索和实践的基础上提出"三维一体"理论，即以辨证施治为核心，结合糖皮质激素不同剂量阶段、不同不良反应表现，制定了行之有效的中医治疗策略。

【诊断思路】

范永升教授治疗系统性红斑狼疮运用"二型九证"法，分别对轻重两型进行辨证施治，共有9种证型。其中轻型有风湿痹痛证、气血亏虚证、阴虚内热证3个证型；重型有热毒炽盛证、饮邪凌心证、痰瘀阻肺证、肝郁血瘀证、脾肾阳虚证和风痰内动证6个证型。

【治疗方法】

范永升教授运用"二型九证"法治疗系统性红斑狼疮的介绍如下。

轻型系统性红斑狼疮主要指诊断明确或高度怀疑者，但临床症状相对稳定且无明显内脏损害。根据中医证候，临床主要有风湿痹痛证、气血亏虚证和阴虚内热证。①风湿痹痛证，症见：四肢关节疼痛，得温痛减，腰膝酸软，畏寒肢凉，精神不振，舌淡胖、有齿痕，苔白滑，脉沉细。治法：补益肝肾，祛寒除湿。方药：桂枝附子汤合独活桑寄汤加减。②气血亏虚证，症见：体倦乏力，精神不振，纳呆头晕，心悸寐差，面色淡白，头发稀疏，经量减少，舌暗红，苔薄白，脉虚无力。治法：健脾养心，益气养血。方药：归脾汤加减。③阴虚内热证症见：口干潮热，失眠盗汗，便结溲黄。舌暗红、苔少，脉细数。治法：清热滋阴，解毒消斑。方药：青蒿鳖甲汤加减。

重型系统性红斑狼疮则主要指重要器官或系统，包括循环、呼吸、消化、血液、神经、泌尿等系统受累，病情急性活动，或出现狼疮危象而危及生命。根据中医证候，临床主要有热毒炽盛证、饮邪凌心证、痰瘀阻肺证、肝郁血瘀证、脾肾阳虚证和风痰内动证。①热毒炽盛证，症见：两颧红色蝶形红斑，烦躁不安，咽干唇燥，肢体困重，右胁胀痛，恶心纳减，小溲短赤，舌质紫干，苔黄腻，脉弦数。治法：清热解毒，凉血消斑。方药：犀角地黄汤加减。②饮邪凌心证，症见：焦虑不安，面浮肢肿，面部黑褐色斑疹，四肢末梢皮肤紫暗，活动后胸闷气急，腹胀如鼓，小便不利，舌质淡，苔白腻，脉沉细。辨证：饮邪凌心，水瘀互结。治法：益气温阳，活血利水。方药：木防己汤、苓桂术甘汤合葶苈大枣泻肺汤加减。③痰瘀阻肺证，症见：发热，汗出，咳嗽，咳痰黄白相间，胸闷气急，舌红，苔白腻，脉数。辨证：痰热郁肺，肺失宣降。治法：清热宣肺，止咳化痰。方药：麻杏石甘汤合千金苇茎汤加减。④肝郁血瘀证，症见：胁下刺痛，持续不已，阵发性加剧，食欲不振，脘腹胀满，心烦易怒，情绪不稳，小便色黄，舌质红，苔黄腻，脉弦数。辨证：肝郁血瘀，湿热蕴结。治法：行气祛瘀，清利湿热。方药：茵陈蒿汤合四逆散加减。⑤脾肾阳虚证，症见：全身浮肿，面色苍白，四肢肿甚，腰膝酸软，畏寒肢冷，腹大如鼓，脘腹胀满，不思饮食，口淡不畅，舌淡，苔白腻，脉濡弱。辨证：脾肾阳虚，水湿泛滥。治法：温肾健脾，活血利水。方药：真武汤合六味地黄丸加减。⑥风痰内动证，症见：表情痛苦，烦躁不安，自诉发热不恶寒，面红口干，唇口发麻，伴头痛头晕，夜寐不佳，大便干结，舌暗红，苔黄腻，脉弦滑。辨证：肝火化风，风痰闭窍。治法：清肝息风，涤痰开窍。方药：天麻钩藤饮合止痉散、芍药甘草汤加减。

【治疗绝技】

"三维一体"理论简述不同激素使用阶段维度：激素大剂量阶段，激素之纯阳性容易助阳化热、迫血妄行，治以清营凉血、滋阴降火之法；激素减量阶段，由于前期大剂量激素的使用，阳热伤阴，出现阴虚内热或气阴两虚，治以滋阴清热、益气养阴之法；激素维持量阶段，由于外源性激素长时间应用致使肾上腺皮质功能减退，激素撤减后导致阳气相对不足，治以健脾温肾、益气养血之法。不同激素不良反应维度：继发性感染时，以扶正祛邪为治则，以益气养阴、清热解毒为治法，并根据不同的感染部位选用不同的药物；继发消化性溃疡时，治以柔肝和胃、制酸止痛；继发股骨头坏死时，治以补肾活血、舒筋通络。辨证论治是核心维度：系统性红斑狼疮病情复杂，个体差异大，更应注重辨证施治，其实根据不同激素剂量和不良反应的表现选用不同的中药进行治疗，本身也体现了辨证施治的精神。临床上，"三维一体"理论贯穿系统性红斑狼疮治疗全过程，能起到良好的增效减毒作用，值

得临床推广应用。

【验案赏析】

患者，男，22岁，因"反复全身多发红斑4年余，再发伴发热2日"于2019年7月2日入院。患者于4年前出现全身多处红斑，有瘙痒，夏季多发，曾于当地医院皮肤科就诊，考虑皮炎、玫瑰糠疹，予以药膏外用治疗，症状反复。2日前患者上述红斑再发，并伴发热，最高体温38.8 ℃，于杭州某医院就诊，查尿蛋白（++++）；血常规：白细胞2.5×10^9/L，血小板105×10^9/L。血生化：肌酐128 μmol/L，白蛋白35 g/L；抗核抗体1：320、抗dsDNA抗体、抗可溶性核蛋白、抗核小体阳性，诊断为系统性红斑狼疮、狼疮性肾炎。为求进一步治疗至浙江中医药大学附属第二医院风湿免疫科住院治疗。入院后初步判断系统性红斑狼疮，DAI评分＞16分，为重度活动，予静脉滴注注射用甲泼尼龙琥珀酸钠40 mg，每日1次。联合静脉滴注注射用环磷酰胺0.6 g治疗为主，每2周1次，并完善相关检查。3日后范永升教授例行查房，刻诊：患者仍有发热，体温在38 ℃左右，全身多发红斑较前减退，糖皮质激素用后两颊潮红，偶感心烦，夜间兴奋，不易入睡，时有汗出，易饥多食，大便干，小便色黄而多泡沫。24 h尿蛋白定量：6353.8 mg；双下肢无水肿。舌质红，苔薄黄腻，脉数。西医诊断：系统性红斑狼疮；狼疮性肾炎。中医诊断：阴阳毒（热毒炽盛证）。治法：清营凉血，滋阴降火。方用犀角地黄汤加减：水牛角30 g，醋鳖甲（先煎）12 g，生地15 g，赤芍15 g，牡丹皮12 g，青蒿30 g，甘草12 g，半枝莲30 g，升麻6 g，薏苡仁15 g，白花蛇舌草15 g，厚朴花9 g，佛手9 g。14剂，日1剂，水煎，早晚分温而服。

经过近40日的中西医结合治疗，中药方均以犀角地黄汤加减治疗，注射用甲泼尼龙琥珀酸钠已减至30 mg，每日1次，体温已正常，红斑全部消退。仍有面部潮红，心烦，夜间兴奋，不易入睡，手足心汗出，自诉体重有所下降，感乏力，大便偏干，小便色变淡但仍多泡沫。舌质红，苔薄白略腻，脉细数。24 h尿蛋白定量：4050.0 mg。血常规：白细胞9.5×10^9/L，血小板155×10^9/L。血生化：肌酐86.6 μmol/L，白蛋白28.2 g/L。中医诊断：阴阳毒（气阴两虚证）。治法：益气滋阴固摄，清热解毒化湿。方药如下：黄芪45 g，麸炒白术15 g，生甘草12 g，薏苡仁15 g，青蒿30 g，生地15 g，山药 15 g，金樱子 30 g，芡实 15 g，半枝莲 30 g，生黄芩 12 g，鹿衔草 30 g，桂枝 6 g，川芎 12 g，蒲公英 30 g，佛手 9 g。14 剂，日 1 剂，水煎，早晚分温而服。

经上述治疗，患者诸症得到改善，糖皮质激素逐步减至甲泼尼龙片 24 mg，每日 1 次，后出院，门诊随访，病情稳定。

【按语】

本例为初诊系统性红斑狼疮患者，表现为发热、全身多发红斑，蛋白尿，确诊后予较大剂量的糖皮质激素治疗，即在糖皮质激素大剂量阶段。由于纯阳之糖皮质激素易助阳化热、迫血妄行，致使患者在原有热证的基础上出现两颊潮红、心烦、夜间兴奋、不易入睡、大便干、小便色黄、舌质红、苔薄黄腻、脉数等属热入营血、阴虚火旺之证，治以清营凉血、滋阴降火，方用犀角地黄汤加减。经过近 40 日的中西医结合治疗，病情好转，注射用甲泼尼龙琥珀酸钠已减至 30 mg，每日 1 次，处于糖皮质激素减量阶段。由于前期使用较大剂量糖皮质激素，阳热耗气伤阴，导致患者出现乏力、面部潮红、心烦、夜间兴奋、不易入睡、手足心汗出、体重下降、大便偏干、舌质红、苔薄白略腻、脉细数等属气阴两虚之证，治以益气滋阴固摄、清热解毒化湿，药用黄芪、麸炒白术、生甘草、生地益气养阴，青蒿、半枝莲、生黄芩、蒲公英以清热解毒，山药、金樱子、芡实固摄肾气，鹿衔草、薏苡仁、桂枝、川芎祛风湿化瘀，佛手疏肝理气。诸药相合，共奏益气滋阴固摄、清热解毒化湿之功。

参考文献

[1] 李正富，吴德鸿，王新昌，等. 二型九证法诊治系统性红斑狼疮医案举隅 [J]. 中华中医药杂志，2022，37（2）：800-805.

[2] 黄继勇，范永升. 范永升治疗系统性红斑狼疮七法 [J]. 中医杂志，2008，49（4）：311-312.

[3] 李正富，吴德鸿，王新昌，等. 范永升诊治系统性红斑狼疮相关间质性肺疾病经验总结 [J]. 中华中医药杂志，2018，33（9）：3938-3941.

[4] 吴德鸿，李正富，何兆春，等. 范永升"三维一体"理论在系统性红斑狼疮治疗中的运用 [J]. 中华中医药杂志，2021，36（10）：5930-5933.

张志礼教授运用狼疮合剂治疗系统性红斑狼疮经验

【名医简介】

张志礼，曾任北京中医医院皮肤性病科中西医结合主任医师、研究员，教授。北京市赵炳南皮肤病医疗研究中心、国家中医药管理局全国中医皮肤病专科医疗中心名誉主任。中华医学会皮肤性病学分会副主任委员，中国中西医结合学会皮肤性病专业委员会主任委员、名誉主任委员。我国中西医结合皮肤性病科学的首创者和开拓者之一，是我国著名的中西医结合专家，北京市"有突出贡献的专家"，是国家中医药管理局确定的全国中医、中西医结合专家继承导师。

【经典名方】

狼疮合剂（张志礼教授经验方，现为北京中医医院皮肤科院内制剂）

组成：黄芪、太子参、白术、茯苓、女贞子、菟丝子、仙灵脾、丹参、鸡血藤、秦艽、益母草、草河车、白花蛇舌草。

用法：常法煎服。

【学术思想】

张教授积累数十年治疗红斑狼疮的经验，抓住主要矛盾，分析探索，运筹帷幄。他指出，本病的临床征象虽然复杂，但"虚"是本病之本，机体阴阳失调，气血失和造成的机体功能与代谢失调，体质虚弱，抵抗力下降，是发病的根本原因。

【诊断思路】

在治疗本病时，要切记"虚"是本病之本，补虚是临床治疗的重要法则。要注重扶正重于祛邪的指导思想，用药多以调和阴阳、补益气血、活血化瘀通络治其本，以清热解毒、疏肝理气、养血安神治其标。

【治疗方法】

狼疮合剂主要药物有黄芪、太子参、白术、茯苓、女贞子、菟丝子、仙灵脾、丹参、鸡血藤、秦艽、益母草、草河车、白花蛇舌草。健脾药中黄芪性味甘、微温，归脾、肺经，可补气升阳，益卫固表，利水消肿；太子参性味甘、微苦、平，归脾、肺经，功能补气生津；白术性味苦、甘、温，归脾、胃经，功能补气健脾，燥湿利水；茯苓性味甘、淡、平，归心、脾经，功能利水渗湿，健脾。张教授将这四味药合用，可补元气、益心脾、利水消肿。现代药理研究表明，这些药物具有增强免疫功能和免疫调节作用，可增加有效循环血容量，降低全血比黏度，改善微循环，证实了气虚致瘀、益气化瘀的理论。益肾药中，女贞子药性甘、苦、凉，归肝、肾经，功能补益肝肾，养阴明目；菟丝子性味甘、辛、平，归肝、肾经，功能补阳益阴，固精缩尿；仙灵脾性味辛、甘、温，归肝、肾经，功能补肾壮阳、祛风除湿；三药合用，肾阴肾阳兼而补之。现代药理研究证明，这些药物在调节免疫反应方面有明显作用，可抑制 T 淋巴细胞对 IgE 的免疫调节，调节下丘脑 – 垂体 – 肾上腺皮质轴的功能水平，对性腺功能水平、细胞水平、受体水平均有明显的提高作用。现代药理学研究还发现女贞子有强心利尿作用，菟丝子有升高白细胞作用，仙灵脾有雄性激素样作用，张教授经几十年的临床观察及实验研究，证实了益肾药对免疫功能的调节作用。故以健脾益肾药为主的补益疗法，明显地提高了对本病的治疗效果。

【治疗绝技】

张教授治疗系统性红斑狼疮常用对药如下。

1.南沙参 + 北沙参　南沙参为桔梗科沙参属多年生草本植物轮叶沙参的根，又叫白沙参。味甘微苦，性凉。入肺、肝经，能养阴清肺，祛痰止咳。北沙参为伞形科多年草本植物珊瑚菜的根，又叫银参、海沙参，味甘苦淡，性凉，入肺、脾经，亦能养阴清肺，祛痰止咳。现代药理学研究发现；南沙参含三萜皂苷，有祛痰、强心、抗菌的作用；北沙参含生物碱，有降温、镇痛的作用。伍用经验：沙参有南、北两种，北沙参质坚性寒，南沙参体虚力微。张教授认为南沙参清胃泻火解毒，力较弱。北沙参养阴润肺，益胃生津，力较强。二药伍用，互相促进。在治疗系统性红斑狼疮气阴两伤证型中，病情处于邪退正虚阶段，二药相伍共奏养阴清热、生津止渴、润肺止咳之功效。

2. 生地＋熟地 生地又名干生地，为玄参科植物地黄晒干后的根茎。味甘苦，性凉，入心、肝、肾经，本品味厚气薄，功专滋阴清热，养血润燥，凉血止血，生津止渴。熟地为玄参科多年生草本植物地黄的根，经加工炮制而成，本品味厚气薄，补血生精，滋阴补肾，滋阴退热。现代药理学研究发现，生地含环烯醚萜及苷类，有镇静、抗炎、促进免疫、调节机体机能等作用。熟地含梓醇地黄素、维生素 A，有强心、利尿的作用。伍用经验：张教授在治疗系统性红斑狼疮性肝肾损害时使用此对药，他认为，生地性凉而不寒，善于滋阴凉血，养阴生津，生血脉，益精髓；熟地补血生津，滋肾养肝。生地以养阴为主，熟地以滋阴为要；生地以凉血止血为主，熟地以补血为要，二药相合，相得益彰。因熟地黏腻之性较甚，易于助湿碍胃，所以，张教授常佐以木香，以去其弊。

3. 白术＋茯苓 白术为菊科多年生草本植物白术的根茎，味甘、苦、微辛，性温，入脾胃经。本品甘温补中，苦温燥湿。茯苓又名云苓，为多孔菌科真菌茯苓的菌块，味甘，性平，入心、肺、脾、胃、肾经。本品甘淡而平，甘则能补，淡则能渗，既能扶正，又能祛邪，功专益心脾，利水湿，且补而不峻，和而不猛，故为健脾渗湿之要药。现代科学研究发现，二者均含苍术酮等，具有利尿、降血糖、抗凝血和强壮的作用。伍用经验：张教授治疗本病的特点之一是十分重视脾肾功能的调养。他常说肾为先天之本，脾为后天之本，气血生化之源，若脾肾功能不足，则元气亦不能充，故诸病之所由生也。因此用白术甘温补中，益气生血，补脾燥湿，固表止汗。用茯苓甘淡渗利，健脾补中，宁心安神。白术以益气生血为主；茯苓以补中安神为要。二药伍用，补元气，益心脾，利水消肿，扶正祛邪，诸恙悉除。

4. 黄芪＋党参 党参为桔梗科多年生草本植物党参及同属多种植物的根。味甘，性平，入脾、肺经。既能补中益气，生津止渴，又能补气养血。黄芪又名黄耆，为豆科多年生草本植物黄芪的根。味甘，性微温，入脾、肺经。本品质轻皮黄肉白，质轻升浮，入表实卫，既能升阳举陷，又能温分肉，实腠理，补肺气，泻阴火。现代药理研究表明，二者均能增强网状内皮系统的吞噬作用。提高机体的免疫功能，有扩张血管、改善皮肤血液循环的作用，并能增加全血细胞及总蛋白，减少尿蛋白。伍用经验：党参甘温补中，和脾胃，保健运，益气生血；黄芪甘温，补气升阳，益卫固表，托毒生肌，利水消肿。张教授认为党参补中气，长于止泻；黄芪固卫气，擅长敛汗。党参偏于阴而补中；黄芪偏于阳而实表，尤其在系统性红斑狼疮脾肾阳虚，阴阳不调，气血两虚证型的治疗中，二药相合，一里一表，一阴一阳，相互为用，其功益彰，共奏扶正补气之功。

5. 女贞子 + 墨旱莲　女贞子为木犀科常绿乔木植物女贞的成熟果实。本品凌冬清翠不凋，有真守之操，故得女贞之名。味甘、苦，性平，入肝、肾经，能滋养肝肾，强健筋骨，乌须黑发。墨旱莲为菊科一年生草本植物金陵草的全草。其草结实如小莲房生于旱地而得名。味甘、酸，性寒，入肝、肾经，能益肾养血，凉血止血，乌须黑发。现代药理研究发现，女贞子含齐墩果酸、甘露醇，有强心利尿及保肝作用，并有升高血压和血小板的作用；墨旱莲含鞣质、皂苷及维生素 A 样物质和黄酮类化合物等，具有保肝作用，增加冠脉血流量，增强机体的免疫功能，升高白细胞。伍用经验：女贞子补肾滋阴，养肝明目，强健筋骨，乌须黑发；墨旱莲养肝益肾，凉血止血，乌须黑发。女贞子冬至之日采，墨旱莲夏至之日收。二药伍用，有交通季节、顺应阴阳之妙用。他认为五脏中，肾为先天之本，肾主藏精，只宜固守，不宜耗泄。故取二药均入肝、肾两经，相须为用，互相促进，使补肝肾，强筋骨，清虚热，疗失眠，凉血止血，乌须黑发之力增强。

6. 秦艽 + 鸡血藤　秦艽又名秦胶，为龙胆科多年生草本植物秦艽的根。味苦、辛，性微寒。入胃、肝、胆经。本品阴中微阳，可升可降，能去风湿，疗痹痛。鸡血藤为豆科攀援灌木密花豆的藤茎，味苦、微甘，性温，入肝经。本品既可补血养血，又能舒筋通络。现代药理学研究发现，秦艽含生物碱，具有抗炎、抗组胺、解热镇痛、降低血压的作用；鸡血藤含鸡血藤素，具有双向免疫调节作用及抗凝、降脂的作用。伍用经验：系统性红斑狼疮患者的病程较长，肝肾损害极易导致腰膝关节的损害。鸡血藤活血行瘀而不伤血，补血调血而不滞血，且能和营舒筋利痹，加之秦艽无论痹证新久、偏寒偏热均可使用，故二药相伍，适用于系统性红斑狼疮症见关节肿痛者。

7. 桑白皮 + 车前子　桑白皮为桑科小乔木桑树的根皮。味甘、辛，性寒，入肺经。本品善走肺中气分，能清肺热，下气平喘。车前子为车前科多年生草本植物车前的成熟种子，味甘，性微寒，入肺、膀胱、肾、小肠、肝经。本品甘寒滑利，性专降泄，既能利水通淋，渗湿止泻，又能清热明目，降低血压。现代科学研究发现，桑白皮含多种黄酮衍生物、鞣质、黏液素等，具有利尿、降压、镇静、镇痛、降温等作用。车前子含黏液、琥珀酸、腺嘌呤、胆碱等，有利尿、抗炎性水肿等作用。伍用经验：张教授治疗系统性红斑狼疮性肾炎时，为了缓解肾损害所带来的水肿，常常用二药相伍，目的在于以桑白皮清泄肺热，使肺气得以宣发、肃降，配以车前子加强利水通淋的作用，使水肿消失，有"提壶揭盖"之意。

8.草河车 + 白花蛇舌草　草河车又名蚤休，为百合科多年生草本植物蚤休的根茎。味苦，性微寒，有小毒，主要归肝经，具有清热解毒、消肿止痛、息风定惊之功效。白花蛇舌草为茜草科一年生草本植物的全草，味甘、淡，性寒，归胃、大肠、小肠经，具有清热解毒、利湿通淋的功效。现代药理学研究证明草河车含蚤休苷等多种皂苷，具有抗肿瘤、促肾上腺皮质功能的作用；白花蛇舌草含生物碱及强心苷，亦具有抗肿瘤及抗炎的作用。伍用经验：张教授认为，系统性红斑狼疮的发病机制虽然复杂，但在急性活动期瘀热互结是其病制机制中的一个重要环节。热附血而愈缠绵，血得热而愈形胶固。瘀热互结，浸淫筋骨，则关节肿痛，伤及血络，发于肌肤则为斑疹。故以二药相伍，加强了清解血中毒热的力量，减少了对五脏的损伤，同时还有增强免疫机制的作用。

【验案赏析】

女性，23岁，1997年6月19日初诊。患者日晒后颜面出现暗红斑块，并伴有全身关节疼痛，当地医院按风湿性关节炎治疗效不显。前1周持续高热39 ℃。自觉头昏乏力，咽干口渴，胸闷纳差，小便频少。查体：急性重病面容，双面颊蝶形红斑，皮下多量针尖大小出血点，舌红少苔，脉细数。化验检查：白细胞 3×10^9/L，血小板 5.6×10^9 L，尿蛋白（++），ANA 1：1280（+），抗 dsDNA 抗体41%（+）。辨证：毒热炽盛，气血两燔。治法：清热解毒，凉血抑阳。处方：白茅根30 g，生地炭10 g，金银花炭10 g，天花粉10 g，石斛10 g，元参10 g，丹皮15 g，板蓝根30 g，鱼腥草15 g，草河车15 g，白花蛇舌草30 g。同时给予泼尼松、环磷酰胺冲击治疗。

二诊：用药后体温下降，出血倾向得以控制，精神好转。每日午后低热，自觉心慌乏力，多汗，手足心热。上方去金银花炭、生地炭，加南北沙参各15 g、黄芪15 g、女贞子15 g、地骨皮15 g。

三诊：调治月余，自觉症状减轻，面部红斑已大部分消退，体温正常，仍感疲乏无力，腰膝酸软，关节疼痛，给予狼疮合剂，泼尼松递减至每日 30 mg，继续治疗。

【按语】

张教授认为，该病例正处于急性进展期。应该以皮质类固醇治疗为主，迅速给药控制病情，保护主要脏器。采取清热解毒、凉血抑阳的治法，解除患者高热烦躁、神昏谵语等毒热炽盛、毒邪攻心的临床表现，从而提高疗效，迅速控制病情。此时中医辨证属邪毒入血，毒热炽盛，法当清热解毒，凉血抑阳。故方中用白茅根、丹皮等凉血清热，元参、石斛、天花粉清热凉血，滋阴降火，金银花炭、生地炭止血凉血，板蓝根、鱼腥草、草河车、白花蛇舌草解毒清热。因本病的本质为先天禀赋不足，后天失养，外感毒邪。所以在清热解毒凉血之剂中又加入元参、天花粉、石斛等滋阴之品。由于急性期患者体质消耗大，真水亏损，故在二诊中加入南北沙参、女贞子、地骨皮等养阴清热，"益水之源以制阳光"。

参考文献

[1]　张芃，王萍.张志礼教授治疗系统性红斑狼疮的临床经验（二）[J].中国中西医结合皮肤性病学杂志，2003，2（4）：201–205.

温成平教授运用经方治疗系统性红斑狼疮经验

【名医简介】

温成平，医学博士，主任中医师，博士研究生导师。现任浙江中医药大学副校长、国家重点学科中医临床基础研究所所长、国家中医药管理局重点学科带头人；兼任中华中医药学会免疫学分会副主任委员、中华中医药学会风湿病分会副主任委员、世界中医药学会联合会风湿病专业委员会常务理

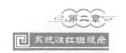

事，浙江省中西医结合学会副会长、浙江省医师协会副会长，全国中医、中药学专业学位研究生教育指导委员会委员。

【学术思想】

温教授对于治疗系统性红斑狼疮积累了丰富经验，重在辨标本缓急，扶正祛邪，分期治疗；治疗注意滋阴与透邪并用，宜清补不宜温补，顾护先后天之本，以平为期。

【诊断思路】

温教授认为系统性红斑狼疮的发生主要是素体肾阴亏虚，致五脏精血生化乏源，复因外在毒邪侵袭，或因情志内伤、劳倦过度、饮食不节等致内生毒邪，瘀血阻络，皮肤受损，渐及关节、筋骨和脏腑。就其病因病机而言，其本在于肾虚阴亏，其标是热毒、血瘀。根据临床表现，分辨病证的标本缓急，诊断为病变的不同阶段，实施分期，予以祛邪扶正，急性期则治其标，结合激素与免疫抑制剂治疗，迅速控制病情，阻止或逆转内脏损害，缓解期则治其本，纠正肾虚阴亏之偏，巩固疗效，减轻激素与免疫抑制剂的不良反应，逐步撤减激素。

【治疗方法】

急性期：①热毒炽盛为系统性红斑狼疮急性活动期主要证型，多表现为热毒炽盛，发病急骤，症状严重，表现以邪实为主，治疗当以祛邪治标为急。热毒在气分，蕴蒸肌肤，口舌黏膜溃疡，壮热面赤，烦渴引饮，汗出恶热，舌红脉数者，治以清热解毒、散结消肿，方用五味消毒饮合白虎汤加减。热毒流注关节肌肉，见关节肌肉酸痛红肿，治以清热解毒、活血止痛，方用白虎汤合用四妙勇安汤加减。②热入营血，气营两燔，表现为面部斑疹红赤如锦纹，高热，烦躁，面赤口渴，或狂躁、谵语、惊厥，或尿血，皮肤紫癜，舌绛红苔黄，脉细数等。治以清热解毒、清营凉血活血。方用以清营汤合犀角地黄汤为主，合五味消毒饮等加减，也可选用清瘟败毒饮加味。伴见热陷心包、神昏谵语者，配合安宫牛黄丸同用。③阴虚内热亦可见于系统性红斑狼疮急性活动期，多表现为热毒灼伤真阴后出现的真阴亏虚、余毒未除之证，邪留正虚并见，治疗当以祛邪扶正相兼。症见斑疹色暗，腰膝酸软，咽干口渴，经少或闭经，低热、脱发、盗汗，舌红或干，苔薄或无苔，脉细数。治疗当以养阴透热，解毒除蒸。方用青蒿鳖甲汤加减，也可选用知柏地黄丸加减。

缓解期：经过祛邪治标及大剂量激素治疗后，系统性红斑狼疮急性活动期的紧急病情相对能控制，进入缓解期。由于系统性红斑狼疮发病之本属肝肾阴精不足，又经激素治疗，更伤阴耗气，导致出现气阴两虚、肝肾阴虚之证，阴亏日久，阴损及阳，出现脾肾阳虚证。又因急性期的热毒未能完全肃清，留有余毒，且急性期伴随热毒出现，瘀血形成，故缓解期的治疗当补虚、化瘀和解毒。①气阴两虚多见于系统性红斑狼疮缓解期激素减量治疗时，气阴耗伤，症见神疲乏力、心悸气短，动则加重，腰背酸痛，脱发，恶风怕冷，舌淡苔白，脉细弱或细数等。治以益气养阴。方用四君子汤合六味地黄汤加减。②瘀血阻络多见于系统性红斑狼疮后期，伴有肝肾阴虚，症见胸胁刺痛、烦热失眠、口干咽燥、腹胀纳差、舌质紫暗、脉弦细等，治以补益肝肾、活血化瘀，方以一贯煎合血府逐瘀汤加减治疗。③脾肾阳虚多见于长期激素维持治疗，阴损及阳，脾不制水，肾不主水，阳虚水泛，症见颜面及四肢浮肿、腰膝酸软、形寒肢冷、神疲倦怠、心悸尿少、舌体胖大、质淡、苔薄白、脉沉细弱等。治以温肾健脾，化气行水。方用肾气丸加黄芪、菟丝子等。

【治疗绝技】

温教授认为系统性红斑狼疮发病基础乃肾阴亏虚，本病以女性患者为多见，好发于青春期及妊娠期妇女，而女子以阴为本，多种生理活动，如月经、妊娠、哺乳等，均可伤及阴分，且既病之后热毒瘀血伤阴，以阴虚证候为多见，因此发病全程都伴有不同程度的阴精不足，尤其以后期为重，故滋阴是系统性红斑狼疮的重要治法。毒邪是系统性红斑狼疮的重要发病因素，急性期热毒炽盛，缓解期、后期留有余毒，因势利导、引邪外出即为透邪，透邪可以存阴，滋阴有助于透邪，所谓"泻阳之有余，即可以补阴之不足"。系统性红斑狼疮病情复杂多端，容易反复，系热毒余邪留伏阴分，反复耗伤阴液，在滋阴的同时需透邪外出，当用兼有滋阴透邪功效的药方，如升麻鳖

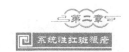

甲汤或青蒿鳖甲汤。升麻解毒透邪，率诸药上升外达，《神农本草经》谓升麻能"解百毒，辟温疫瘴气，邪气盅毒"。鳖甲入血脉，滋阴入络搜邪。当归辛温走散，可运行气血，助鳖甲行血和脉，引升麻入血分而解脉中之毒邪。雄黄辛温，蜀椒辛热，生姜辛温，干姜辛热，升阳散火，因势利导使邪从汗解。青蒿芳香清热透络，导邪外出。生地养阴清热，知母清热生津润燥。

系统性红斑狼疮系热毒疮，中医认为其发病以肝肾阴虚为本，毒、热、瘀为标，当以补阴为治本，清热解毒祛瘀为治标，温补之品易助热伤阴。温教授建议在系统性红斑狼疮缓解期及急性期的热毒兼阴虚证时，需使用铁皮石斛、麦冬、天冬、玉竹、黄精、鳖甲、龟甲等滋阴清热的清补之品，既有补益阴精治本之义，又有清热透邪之功，清而不凉，补而不腻，温和调节机体免疫平衡。尽量不用人参、冬虫夏草、阿胶、紫河车等大温大补之品，以免加重阴虚阳亢，使免疫功能更为亢进。余邪残留阳分，雄黄、蜀椒、生姜、干姜等辛温之品升阳散火，可短暂使用，不宜久用。后期脾肾阳虚证宜温润补肾，药用菟丝子、鹿角片、牛膝等。饮食上宜猪肉、鸭、甲鱼、蔬菜等，水果宜苹果、梨等清补阴精，忌杧果、荔枝等性温之品助热伤阴。

急性期的中医药治疗常用到清热解毒苦寒药物，易败伤胃气，缓解期滋阴药物易滋腻碍脾，治疗过程中每个环节的药物均有可能损伤脾胃，影响脾胃的运化和吸收功能。系统性红斑狼疮治疗中需时时顾护胃气。如急性期使用大量激素，可出现应激性溃疡、胃脘痉挛疼痛，精神亢奋，可加芍药甘草汤缓急止痛，敛阴安神，同时还能酸甘化阴以治本。服用抗疟药或苦寒中药清热解毒导致恶心纳差，可加用小半夏汤温胃降逆，胃脘胀满不适加佛手、陈皮理气和胃。在缓解期滋补阴精的同时不忘醒脾助运，避免滋腻碍胃，可选用山药、炒薏苡仁、茯苓、白术等。系统性红斑狼疮本虚即肾阴亏虚，毒热伤津，累及肾阴虚甚。系统性红斑狼疮患者25%～50%在临床早期就有肾脏功能的异常，而晚期患者可达90%出现肾脏功能损害；系统性红斑狼疮患者是骨质疏松高发人群，糖皮质激素、免疫抑制剂的应用，可加重骨质疏松的发生，"肾主骨生髓"，骨质疏松属肾阴精不足，因此肾阴不足贯穿系统性红斑狼疮发生发展始终，滋阴护肾当是重要治则。滋补肾阴，首选地黄。邪毒热甚时用生地，本虚肾亏为主用熟地。除地黄外，滋补肾阴还可选用天冬、石斛、女贞子、枸杞子、山茱萸等。病程日久，阴损及阳，另外大剂量或长期使用皮质类固醇和免疫抑制剂也可导致肾阳虚衰，病情发展到阳虚气衰，治当温润补肾，药用菟丝子、鹿角片、牛膝、桑寄生等。

以平为期。系统性红斑狼疮发病的免疫学基础是体液免疫亢进、细胞免疫失衡的紊乱，中医病机即是阴阳不调。治疗目的在于调节免疫的平衡，促成阴平阳秘，以平为期。热毒亢盛以清热解毒祛其邪，血热妄行以凉血散瘀，正气不足补其虚，均是调整阴阳平衡的治法。温教授除了药物的干预和治疗外，对系统性红斑狼疮患者及家属的情绪调整、家庭环境、生活起居、饮食调养等方面的指导也强调平和。

【验案赏析】

患者，女，30岁，2012年8月16日初诊。患者自2012年8月初，无明显诱因出现发热，体温最高可达40.5 ℃，伴面部红斑、关节痛、口腔溃疡。2012年8月15日就诊于某省级医院，查：抗核抗体1：320，抗dsDNA抗体（+++），抗心磷脂抗体（+++），抗可溶性核蛋白抗体（+），抗Sm抗体（+），抗RNP抗体（+），抗干燥综合征A抗体（−）。刻诊：高热，面部红斑，皮肤紫斑，口腔溃疡，烦躁口渴，关节肌肉疼痛，纳可，舌质红、苔薄黄，脉细数。西医诊断：系统性红斑狼疮急性发作期。中医诊断：阴阳毒热毒炽盛型。治法：清热解毒，凉血消斑。处方：生地15 g，赤芍12 g，牡丹皮12 g，水牛角（先煎）20 g，升麻6 g，制鳖甲（先煎）12 g，金银花15 g，凌霄花10 g，七叶一枝花15 g，炒白芍15 g，益母草20 g，知母10 g，青蒿10 g，苦参15 g，甘草5 g。7剂，水煎服，每日1剂，同时予醋酸泼尼松片口服，每次20 mg，每日3次。

二诊：2012年8月22日。发热已退，面部红斑及皮肤紫斑颜色略淡，烦躁口渴好转，仍有口腔溃疡及关节肌肉酸痛，膝关节不适，胃脘不舒，舌红、苔薄白，脉细。上方去知母、凌霄花，炒白芍改为30 g，加牛膝12 g、桑寄生12 g、生麦芽30 g。14剂，水煎服，日1剂。

三诊：2012年9月3日。胃脘不适好转，面部红斑及皮肤紫斑已消退，轻度口渴，便秘，前方去水牛角、金银花，加石斛12 g、火麻仁10 g。14剂，水煎服，日1剂。泼尼松逐步减量口服，每周减量10%。

四诊：2012年10月4日。诸症稳定，略感身体疲乏，腰膝软，前方去青蒿、苦参，加太子参15 g、川牛膝10 g、炒杜仲10 g。14剂，水煎服，日1剂。

2012年10月18日复查抗核抗体1：160，抗dsDNA抗体（++），抗心

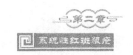

磷脂抗体（++），抗可溶性核蛋白抗体（+），抗 Sm 抗体（+），抗 RNP 抗体（+），抗干燥综合征 A 抗体（−）。12 个月后患者停服激素，坚持中药治疗至今，病情稳定。

【按语】

根据患者临床症状，结合舌脉，诊断为阴阳毒热毒炽盛型系统性红斑狼疮。方用以清营汤合犀角地黄汤为主。

参考文献

[1] 匡唐洪，温成平. 温成平治疗系统性红斑狼疮临证经验 [J]. 中华中医药杂志，2018，33（1）：156–158.

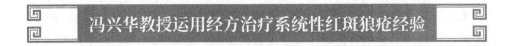

冯兴华教授运用经方治疗系统性红斑狼疮经验

【名医简介】

冯兴华，中国中医科学院广安门医院风湿病科主任医师，北京东城中医医院风湿科特聘主任医师，教授，博士研究生导师，首都国医名师，国家中医药管理局著名中医药专家学术经验传承博士后导师，第四批全国老中医药专家学术经验继承工作指导老师，国家中医药管理局风湿病重点学科学术带头人，享受国务院政府特殊津贴。

【学术思想】

系统性红斑狼疮是一种机体自身免疫异常活化，累及多系统、多器官并产生多种抗体的免疫性疾病，临床表现多样，病情复杂，病程迁延。冯兴华教授认为该病病机本虚标实，虚实夹杂，以肝肾阴虚为本，热毒、血瘀、水饮为标。

【诊断思路】

系统性红斑狼疮患者新发皮肤红斑，提示病情复发及疾病活动，其主要病机为热毒、瘀热，治以清热解毒、凉血活血消斑；系统性红斑狼疮累及肾脏表现为蛋白尿、水肿等，由于肾虚固涩无权则精微下泄，气化无力则水湿内停，治疗则以补肾固摄、分清降浊、健脾利水；系统性红斑狼疮在疾病的稳定期，诸症渐消，而表现为免疫指标的异常，应治病求本，肝肾阴虚为其根本，治疗则以补益肝肾、益气养阴为宜。

【治疗方法】

1.热毒炽盛型　多见于内外合邪，正邪相争，邪盛正气奋起抗争之时，表现为热毒炽盛、气营两燔。症见：高热不退，面部斑疹红赤如锦纹，关节肿痛，四肢斑疹隐隐，甚则神昏谵语，手足抽搐，咳嗽咯血，尿赤便难，心烦不眠，舌质绛红、苔或少或黄厚，脉弦数或弦滑。治以清热解毒、清营凉血活血。方药多选用清营汤合犀角地黄汤加减：生地15 g，水牛角粉6 g（冲服），青蒿30 g（后下），牡丹皮10 g，赤芍30 g，玄参15 g，丹参30 g，金银花30 g，连翘15 g，黄连10 g，黄芩10 g，蒲公英15 g，甘草10 g。《素问·至真要大论》说："热淫于内，治以咸寒，佐以苦甘"，故方中水牛角咸寒、生地甘寒以清营凉血为君药；赤芍、丹参、玄参活血凉血，青蒿功善清热凉血兼退虚热，金银花清热解毒，共为臣药；另外，青蒿、金银花、连翘均为质轻之品，可透邪外出，使入营之邪透出气分而解。余药均为活血凉血、清热解毒之品，共为佐药；甘草既可清热解毒，又可调和诸药，故为使药。临床运用时可随证增减，若血热血瘀较重，加重凉血活血药的用量，如牡丹皮、赤芍、丹参等；若邪在气营为主，则加重清热透营药的用量，如金银花、连翘、黄连、黄芩等；若面部斑疹红赤、四肢斑疹隐隐，则加入凉血止血药物，如三七粉、仙鹤草、白及、紫草、茜草和白茅根等。

2.阳虚水泛型　多见于病程日久，阴损及阳，致脏气受伤，肾不主水，脾不制水，水湿泛滥之时，表现为阳虚水泛。症见：面浮肢肿，按之凹陷，腰以下尤甚，或胸水、腹水，面黄神萎，形寒肢冷，腰酸倦怠，舌体淡胖、苔薄白，脉沉细弱或沉迟缓。治以健脾温肾、化气行水。方药多选用五苓散

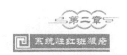

合金匮肾气丸加减：黄芪 100 g，党参 10 g，泽泻 30 g，猪苓 15 g，炒白术 15 g，茯苓 15 g，桂枝 10 g，山药 15 g，丹参 15 g，赤芍 30 g，山茱萸 15 g，熟地 20 g，熟附子 10 g，墨旱莲 10 g。方中重用黄芪为君，取其调节中焦枢纽、上通下达、温阳益气、通利三焦水道之功，是冯教授治疗系统性红斑狼疮阳虚水泛证的诊治特色之一，对于肢体浮肿、关节肿胀明显等症状疗效甚佳。五苓散为臣，取其温阳化气行水之义，为治标之法；金匮肾气丸为佐，取其阴中求阳之义，为治本之剂；丹参、赤芍为使，活血以利水，协助利水之功。若患者水泛症状较重，可加大上方的利水渗湿药，或加入车前子、薏苡仁、赤小豆等；若患者阳虚表现较明显，可加入巴戟天、乌药等以温补肾阳。

3.阴虚内热型　多见于标热之邪渐去；阴虚之本突显，阴虚易致内热，表现为肝肾阴虚内热之证。症见：低热，午后明显，夜间盗汗，手足心热，面色潮红而有暗紫色斑片，渴喜冷饮，腰膝酸软，头目眩晕，关节时有疼痛，肿胀不明显，舌质红、少苔或苔薄黄，脉细数。治以补益肝肾、养阴清热。方药多选用青蒿鳖甲汤合二至丸加减：青蒿 12 g，（醋）鳖甲 12 g（先煎），知母 12 g，黄柏 12 g，生地、熟地各 15 g，牡丹皮 12 g，女贞子 15 g，墨旱莲 15 g，玄参 12 g，当归 12 g，赤芍 15 g，丹参 30 g，甘草 6 g。方中鳖甲滋阴退热、青蒿清热透络共为君药，有先入后出之妙，知母、黄柏、生地、熟地、二至丸均能滋养肾阴，共为臣药；久病多瘀，血热则瘀，瘀血贯穿疾病的始终，故方中加入了玄参、当归、赤芍、丹参为佐药，共奏活血化瘀之功。

4.脾肾两虚型　多见于标本两邪均衰之时，阴血本亏于下，阴不能涵阳，阳火炎于上，"壮火食气"，消烁阴液，病程日久，气阴暗耗，可见脾肾两虚之证。症见：神疲，倦怠乏力，潮热颧红，面色淡白，声怯气短，头晕目眩，时有口干自汗，舌红少苔，脉虚数。冯教授认为，该型应以扶正为主，扶正是为了祛邪。该期治以健脾益气为主，兼以益肾养阴。方药多选用四君子汤合六味地黄丸加减：太子参 10 g，炒白术 15 g，茯苓 15 g，黄芪 30 g，山药 15 g，山茱萸 12 g，牡丹皮 12 g，女贞子 10 g，枸杞子 10 g，墨旱莲 15 g，丹参 15 g，金银花 15 g，熟地 15 g，甘草 10 g。本方使用大剂黄芪以益气固表，合四君子汤加强健脾益气之功，共为君药；臣药选用三补合二至丸滋养肾阴治其本；加入少量金银花、甘草为佐使，以清解余热。

【治疗绝技】

冯教授强调临床上需随证加减，灵活变通。如尿中有潜血可加入小蓟、地榆（炭）、白茅根等收敛止血药；如尿中有蛋白可加入山药、芡实、莲须等收敛涩精药；如有关节疼痛可加入羌活、独活、防风等祛风湿药；如表虚自汗，恶风易感冒可加入玉屏风散；如腹胀纳差，大便黏腻，舌苔白厚腻可加入平胃散。

【验案赏析】

患者，女，21 岁，2017 年 7 月 19 日初诊。面部红斑 2 年余，加重伴全身散在红斑 4 月余。患者 2 年前因发热，面部蝶形红斑多关节疼痛，诊断为系统性红斑狼疮，给予醋酸泼尼松、硫酸羟氯喹、吗替麦考酚酯规范治疗好转。4 个月前患者日晒后，面部红斑再发，并逐渐出现胸背部、双手背散在片状红斑。考虑系统性红斑狼疮病情复发，继续规范使用醋酸泼尼松（每日 30 mg）联合硫酸羟氯喹和吗替麦考酚酯，用药 3 个月病情不缓解，而来寻求中医治疗。刻下症：面部及双手皮肤充血性红斑，色鲜红，双手腕疼痛，燥热，口干，舌红苔黄微腻，脉滑数。西医诊断：系统性红斑狼疮（活动期）。中医诊断：红蝴蝶疮，证属热毒炽盛型。治法：清热解毒，凉血消斑。予四妙勇安汤合青蒿鳖甲汤加减，处方：金银花 30 g，玄参 15 g，当归 15 g，生甘草 10 g，青蒿 30 g，鳖甲 10 g，生地 15 g，牡丹皮 10 g，黄连 8 g，黄芩 10 g，生石膏 15 g，水牛角粉 10 g，连翘 10 g，紫草 10 g，赤芍 12 g。

1 个月后复诊，红斑较前面积缩小，颜色变浅，效不更方，原方加女贞子 10 g、墨旱莲 10 g 以增加滋养阴津之功，30 剂。

三诊，面部及四肢红斑已消退，感乏力体倦。原方基础上加黄芪 15 g、黄精 15 g、茯苓 15 g、白术 15 g 以增加益气健脾之效，30 剂。醋酸泼尼松按规律减至每日 10 mg，随访 3 个月患者病情稳定。

【按语】

女子素体阴虚，阴虚生热，感受外邪，邪气易从阳化火，内外合邪，热毒炽盛，热入营血，血脉瘀滞，内而浸淫五脏六腑，外而侵蚀皮肉关节筋

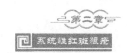

脉，发于肌肤，故面部及四肢红斑、身热；热邪稽留日久，耗气伤津，故出现口干，乏力；舌红，苔黄微腻，脉滑数均乃热毒炽盛之象。方用四妙勇安汤合青蒿鳖甲汤加减。四妙勇安汤原用于治疗热毒炽盛之脱疽，方中金银花乃清热解疮毒之要药，宜重用，《滇南本草》云金银花可"清热，解诸疮"。玄参清热解毒，凉血兼养阴，配合当归养血活血，甘草清热解毒，调和诸药；青蒿鳖甲汤养阴退虚热，滋清兼备，标本兼顾，去邪不伤正，养阴不留邪。金银花配合连翘，清热解毒，透营转气，使热邪出营分从气分而解。生石膏、水牛角清热凉血，黄芩、黄连清上焦心肺热毒，以消肌肤红斑。酌加紫草、赤芍增强凉血活血之效，全方共奏清热解毒、凉血消斑之功。用药 3个月，皮肤红斑消退。

参考文献

[1] 张婉瑜，刘宏潇. 冯兴华辨治系统性红斑狼疮经验 [J]. 中医杂志，2011，52（22）：1903-1905.

[2] 臧利平，何夏秀. 冯兴华教授辨证治疗系统性红斑狼疮验案三则 [J]. 环球中医药，2020，13（3）：456-458.

第三章　强直性脊柱炎

胡荫奇教授辨治强直性脊柱炎经验

【学术思想】

胡荫奇教授临床用药平和，注重补益肝肾精血，不主张一味温补肾阳，讲求阴阳平调。善于根据病变部位对症治疗，善用虫药，化痰通瘀止痛。

【诊断思路】

强直性脊柱炎是以中轴关节、肌腱韧带骨附着点炎症为主要症状的慢性、进行性炎性疾病。胡荫奇教授将本病分为湿热痹阻证、寒湿痹阻证、肝肾阴虚证、肾督阳虚证、瘀血痹阻证、痰瘀痹阻证6种证候类型，在辨证论治的同时根据不同病变部位选用具有针对性治疗作用的药物。

【治疗方法】

1.湿热痹阻证　临床以腰背部僵硬疼痛明显，伴周围关节红肿热痛，舌红、苔黄或黄腻，脉滑数为主要表现。实验室指标如红细胞沉降率、C反应蛋白明显升高。治以清热除湿、凉血解毒为主，佐以除痹通络。处方多以四妙散、四妙勇安汤、当归拈痛汤为基础加减，常用处方：黄柏15 g，防己15 g，土茯苓15～30 g，萆薢15～20 g，苦参15 g，木瓜13～30 g，薏苡仁15～30 g，秦艽15 g。湿盛者加茯苓、泽泻、白术等；热象偏重者加蒲

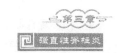

公英、忍冬藤、紫草、白花蛇舌草、虎杖、赤芍等。强直性脊柱炎疾病活动往往由外感、炎性肠病等引起，故辨证治疗时应有所兼顾。兼见咽痛、发热等症状者，加用金银花、连翘等清热解毒利咽；兼见腹泻、腹痛等肠病症状者，加用葛根、黄连、黄芩等清利大肠湿热。

2. 寒湿痹阻证　临床以腰背疼痛不定或固定不移，疼痛在阴雨天或感寒后加重，得温痛减，舌质淡红、舌苔薄白或白腻，脉沉弦或沉细为主要表现。骶髂关节 X 线可为 0～Ⅱ级改变。治以平补肝肾，祛风散寒，除湿通络。处方以阳和汤为基础加减化裁，药物组成：熟地 15～20 g，鹿角胶 12 g，炙麻黄 9 g，狗脊 15 g，青风藤 15 g，巴戟天 15 g，淫羊藿 15 g，白芍 15 g，穿山龙 15 g，续断 15 g。方中补血与温阳并用，化痰与通络相伍，扶阳气、化寒凝、通经络。此期患者补益肝肾之品常选用药性平和的续断、牛膝、桑寄生、枸杞子等；祛风散寒，除湿通络之品常选羌活、防风、威灵仙、徐长卿、独活等，少用附子、乌头等过于温燥之剂以防耗伤阴津。

3. 肝肾阴虚证　临床以夜间腰背疼痛，腰膝酸软无力，肢体肌肉萎缩，关节拘挛，形体消瘦，潮热盗汗，舌红少苔，脉细数或弦细数为主要表现。治以滋养肝肾，常用处方：生地 15～30 g，熟地 15～30 g，女贞子 15 g，牛膝 15 g，知母 10～15 g，山萸肉 15～20 g，山药 15 g，黄柏 15 g，秦艽 15 g，当归 15 g。

4. 肾督阳虚证　临床常见腰背部疼痛，僵硬不舒，甚至腰脊僵直或后突畸形，腰膝酸软无力，畏寒喜暖，舌质淡、苔白或薄白，脉沉弦。治以温肾壮督，常用独活寄生汤、附子汤、补肝汤等加减。处方：狗脊 15 g，淫羊藿 15 g，骨碎补 15 g，补骨脂 15 g，杜仲 15 g，川牛膝 15 g，桑寄生 15 g，白芍 15～30 g，续断 15 g。

5. 瘀血痹阻证　临床表现可见腰背、关节疼痛，固定不移，痛处拒按，舌质暗红，或见瘀点、瘀斑，舌苔薄白或薄黄，脉涩。治以活血通络为法。然又因活血药的性味有所不同，患者病证有寒热、表里、虚实之别，临证时应注意辨证施药。寒湿偏盛者常用处方：当归 10 g，川芎 15 g，红花 10 g，延胡索 10 g，片姜黄 15 g，莪术 10 g，牛膝 15 g，鸡血藤 30 g；湿热偏盛者常用处方：当归 10 g，丹参 30 g，生地 15～30 g，赤芍 15 g，虎杖 15 g，益母草 10 g，穿山甲 6～10 g。

6. 痰瘀痹阻证　临床表现为肢体关节疼痛，局部肿胀难消，腰背关节僵硬变形、屈伸不利，舌质紫暗，或见瘀斑，苔白或白腻，脉弦涩或弦滑。

治以活血化瘀、化痰散结。常用处方：莪术 10 g，土贝母 6 ～ 10 g，夏枯草 15 ～ 30 g，姜半夏 9 g，胆南星 6 ～ 10 g，山慈菇 6 ～ 9 g，鳖甲 10 ～ 30 g，僵蚕 10 g，生龙骨 30 g，生牡蛎 30 g，白芥子 6 g。

【治疗绝技】

胡荫奇教授认为本病的关节症状主要表现在骶髂关节和脊柱，以腰背疼痛、僵硬、活动受限为主要表现。颈肩部疼痛者，可选用葛根、白芷、片姜黄、羌活、白芍等；脊背部疼痛者，酌加全蝎、蜈蚣、僵蚕等补肾通督。对于强直性脊柱炎晨起脊背僵硬不舒者，治疗上常从行气活血化痰着手，选用乌药、鸡血藤、白芥子等。病变后期，患者出现脊背强直、肢体拘挛，则配合芍药甘草汤养肝血，柔筋脉，舒挛缓急。

针对外周关节治疗时，出现胸痛者则选用延胡索、檀香、三七及虫蛇类药物以通络，同时酌加郁金、香附、枳壳等入肝经行气解郁；足跟疼痛者，加用红花、续断、桑寄生、威灵仙等。对于膝踝等外周关节红肿热痛者，常选取四妙散，配合车前子、泽泻、萆薢、防己、木瓜等清热利湿；苦参、忍冬藤、络石藤、土茯苓、泽兰等凉血消肿。关节肿胀，不红不热者，多属湿浊凝聚，常选用白术、党参、陈皮、肉桂、鹿角镑等温阳健脾、除湿通络。关节漫肿难消者，乃痰浊瘀血留注关节，黏腻胶着，此时单纯使用化痰祛瘀药物难取佳效，常选用皂刺、白芥子、浙贝母等豁痰散结，莪术、苏木、刘寄奴等破血逐瘀，同时加用穿山甲、土鳖虫、僵蚕、乌梢蛇等虫类药物以增加搜剔通络之力。

胡荫奇教授善用虫药，以化痰通瘀止痛。本病病程久，痰瘀痹阻关节骨骼，脊背僵痛不舒、转侧俯仰受限，关节漫肿难消者，非一般草木所能奏效，需借虫蛇走窜搜剔之功，穿透筋骨，祛浊逐瘀，方可使邪去正复。临床常用的虫类药物有乌梢蛇、全蝎、僵蚕、蜈蚣、露蜂房、穿山甲、土鳖虫、地龙等。在使用虫类药物时，注重药物之间的配伍。如穿山甲、地龙、僵蚕、土鳖虫等为咸寒之剂，使用时应配伍桂枝、鸡血藤、当归等辛温养血之品以制其偏，又可增强药效。如乌梢蛇、蜈蚣等为搜络祛风之剂，其性多燥，宜配伍生地、石斛、黄精等养血滋阴之品以润其燥。另外，此类药物使用时用量不宜过大，应遵循"邪去而不伤正，效捷而不猛悍"的原则。

胡荫奇教授治疗强直性脊柱类时用药平和，讲求阴阳平调。本病的发

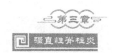

生根本在于肝肾不足。肾者，封藏之本，精之处也，主骨生髓。肝为藏血之脏，肝主疏泄，又主筋而司运动。因此，在强直性脊柱炎的治疗上应注重补益肝肾精血，不主张一味温补肾阳。根据阴阳互根互用的原则，提倡阴阳双补。温补肾阳的药物，常选用阴阳平调之剂，如狗脊、菟丝子、枸杞子、巴戟天、肉苁蓉等。在应用淫羊藿时常配伍熟地以防过燥，或与巴戟天配伍，以其柔润之质，防止淫羊藿之燥散，从而达到阴中求阳的目的。又如临床多选用鹿角胶而少用鹿角镑，乃因鹿角胶入肝、肾经，除可温补肾阳，尚有益精血之功效。

【验案赏析】

患者，女，39岁，2010年11月12日初诊。主诉：腰骶部疼痛反复发作6年余，加重1个月。患者6年前无明显诱因出现腰骶部疼痛，1个月前腰骶部疼痛加重，伴胸骨部疼痛，夜间较重，翻身及坐起困难，遂来求治。刻诊：腰骶部疼痛，夜间较重，翻身及坐起困难。胸骨部疼痛，晨僵（+），约持续10分钟。右腕及左踝关节冷痛，畏风怕冷，咽痛，体倦乏力，纳眠可，小便调，大便三四日一行，舌质淡暗、苔薄白腻，脉弦细滑。查体：腰椎活动轻度受限，指地距20 cm，枕墙距0 cm，胸廓活动度4 cm。Schober试验（-），双4字征（+）。第二、第三胸椎压痛，第十二胸椎、第一腰椎压痛阳性，双下肢无水肿。西医诊断：强直性脊柱炎。中医诊断：痹证；肝肾不足，痰瘀痹阻证。处方：乌梢蛇10 g，夏枯草10 g，牛蒡子15 g，檀香10 g，乌药10 g，延胡索15 g，伸筋草15 g，鸡血藤30 g，炮山甲6 g（先煎），葛根30 g，狗脊15 g，蜈蚣2条，威灵仙15 g，白芍30 g，徐长卿15 g，草薢20 g，僵蚕10 g。14剂，水煎服，每日1剂。

二诊：2010年11月26日。后背部及胸骨处疼痛减轻，腰骶部疼痛不明显，翻身及坐起困难症状较前缓解，晨僵不明显，体倦乏力好转，仍有畏风怕冷，纳眠可，小便调，大便可。舌质淡暗、苔薄白腻，脉弦细滑。处方：制南星10 g，皂角刺10 g，牡丹皮15 g，生地30 g，熟地30 g，檀香10 g，乌药10 g，延胡索10 g，鸡血藤30 g，蜈蚣2条，僵蚕10 g，葛根30 g，威灵仙15 g，夏枯草10 g，炮山甲（先煎）6 g，炙鳖甲（先煎）30 g，土贝母15 g，山慈菇10 g（先煎）。14剂，每日1剂，水煎服。

上方继服14剂后，患者症状明显缓解，胸背部无明显疼痛，腰骶部无疼痛，无夜间翻身及坐起困难，腰椎活动轻度受限，指地距 16 cm，枕墙距 0 cm，胸廓活动度 4 cm。Schober 试验（－），双 4 字征（＋）。胸椎、腰椎无明显压痛，双下肢无水肿。回当地继续服用上方 1 个月后关节疼痛症状不明显后停药。

【按语】

患者为中年女性，久病耗气伤血，气为血之帅，气虚运血无力，血液运行不畅致瘀，瘀血阻滞脉道，脉道不畅，津液疏布失司，聚而生痰，痰瘀互结，痹阻经络关节，不通则痛，故可见腰骶部疼痛。结合舌脉，四诊合参，本案证属痰瘀痹阻，故治疗以化痰通瘀、祛邪除痹为原则。方用狗脊、徐长卿以补肝肾、祛风湿、除痹痛；僵蚕、夏枯草、牛蒡子化痰散结通络；乌药、延胡索行气止痛以助通痹；考虑痰瘀痹久易生热灼津，故应用萆薢清热利湿；鸡血藤、伸筋草配伍白芍养阴柔筋，缓解筋脉拘急。痰瘀乃有形之邪，故加用僵蚕、炮山甲、蜈蚣等以搜络剔邪，加强通络祛邪止痛之功效。二诊时患者疼痛症状有所减轻，但考虑患者痰瘀痹阻日久，故加用皂角刺、制南星、山慈菇、土贝母以加强化痰散结通络之力，生地、熟地、牡丹皮等以养阴清热，以上诸药，配伍得当，遂临床效果显著。

参考文献

[1] 杜丽妍，刘燊仡.胡荫奇辨治强直性脊柱炎经验[J].中医杂志，2018，59（11）：918-920.

娄多峰教授运用经验方治疗强直性脊柱炎经验

【经典名方】

强脊宁 1 号汤组成：威灵仙 10 g，独活 12 g，千年健 10 g，追地风 10 g，木瓜 15 g，丹参 20 g，白芍 20 g，生地 20 g，薏苡仁 20 g，川牛膝 10 g，香附

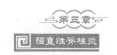

15 g，甘草 9 g。

用法：水煎服，每日 1 剂，分早晚 2 次服用。适用于强直性脊柱炎早期。

强脊宁 2 号汤组成：淫羊藿 30 g，何首乌 30 g，桑寄生 30 g，川牛膝 30 g，当归 20 g，丹参 30 g，鸡血藤 30 g，白芍 30 g，独活 30 g，木瓜 20 g，威灵仙 20 g，甘草 10 g，黑豆 60 g，黄酒 100 mL。

用法：每日 1 剂，水煎后分 2 次内服。用量可根据患者的体质强弱和病情酌情增减。适用于强直性脊柱炎中后期。

肾痹汤组成：熟地、何首乌、淫羊藿、桑寄生、川续断、丹参各 20 g，杜仲、地龙各 15 g，川芎、红花各 12 g，菝葜、金毛狗脊各 30 g。

用法：水煎服，每日 1 剂，分 2 次服用。

【学术思想】

娄老诊治脊柱关节炎遵循以下理论：扶正祛邪，标本同治；宣通运用，依部用药；三因制宜，异同相治；知常达变，灵活运用，方能奏效。守方变方，杂合以治。

【诊断思路】

治疗风湿病离不开扶正、祛邪两大原则。扶正以增强抗病能力，祛邪散寒、攻逐、行气、破瘀，以达病邪被祛之目的。治病求本，急则治其标，缓则治其本，应灵活运用，方能得心应手。宣通运用，依部用药：宣散邪气，疏通经络，气血瘀（痰）滞畅通，瘀（痰）滞自除，病邪自灭。在辨证的基础上根据病变部位选用药物，以循经取药。升降、出入引经选药，使病邪随之而除。三因制宜，异同相治：治病的时间、年龄、体质、季节及病程长短、生活环境不同，治则选方，药物用量亦不同，方可收到不同的效果。知常达变，灵活运用，方能奏效。守方变方，杂合以治：娄老认为：这是治疗风湿病的关键。只要辨证准确，应守方守药，持之以恒，即能获效。但临床中常会出现以下 3 种情况：一是病证有减；二是病情平平（无变化）；三是加重（指疼痛）。一者易守，二者难守，三者更难守，此刻医者茫然无策，杂药乱投，是大忌也。只要确认辨证无误，则是药生效力，邪欲外透之故，可守方继进，方可获得大效。针对病因，用多层次、多属性、多途径的治疗。如外敷、针灸、按摩等内外结合，动静结合，医疗与自疗、护理与调养预防等综合措施。

【治疗方法】

娄老认为强直性脊椎炎中医有以下分型。

1. 风寒湿邪，痹阻督脉　主症：腰脊强硬疼痛，遇寒受风加重，肢体困痛或游走痛，局部寒热不明显；舌质淡，苔白，脉弦。治法：祛风除湿，疏督通络，活血止痛。方药：强脊宁1号汤，适用于强直性脊柱炎早期。

2. 肾督亏虚，邪痹血瘀　主症：腰脊强痛，背驼，转颈，扭腰及下蹲困难，形寒体弱；舌淡嫩，苔白，脉沉细无力。治法：益肾壮督，养血柔筋，活血养血，通脉蠲邪。方药：强脊宁2号汤。用量可根据患者的体质强弱和病情酌情增减。湿热盛者，可加土茯苓30g、知母20g。适用于强直性脊柱炎中后期。

3. 肝肾亏虚，邪痹督脉　主症：腰脊强痛或背驼，腰膝酸软，头晕耳鸣，目涩、视力减弱，畏寒肢倦；舌淡嫩，苔薄，脉沉细无力。治法：滋补肝肾，壮督蠲邪，活血通络。方药：肾痹汤。舌红少苔、脉数者，加生地、玄参各20g；遇冷加重、得温则减者，加制附片5g、桂枝15g；髋、膝、踝关节肿痛者，加川牛膝、木瓜各15g；肩及颈项部疼痛者，加威灵仙、羌活各12g，葛根20g。适用于强直性脊柱炎中后期。

4. 肾阳不足，寒湿痹阻　主症：腰痛腰酸，困倦少力，舌淡，苔薄白，脉弦迟。治法：强肾壮骨，祛风除湿，活血通络。方药：腰痹汤。寒邪偏胜者，加制川乌、制草乌各9g；湿邪偏胜者，加萆薢15g、白术18g；热邪胜者，去独活、川续断，加败酱草30g、忍冬藤30g、知母20g；瘀血痛剧者，加制乳香、制没药各9g，延胡索15g；肾阳虚者，加淫羊藿30g、制附子9g；肾阴虚者，加熟地20g、山萸肉9g。

娄老常用于强直性脊柱炎的成药制剂（院内制剂）主要有以下4种：①舒督丸（丹），由桑寄生、狗脊、怀牛膝、骨碎补、络石藤、三七、乳香等组成。每袋30g，口服，每次3～5g，每日3次。滋补肝肾，舒筋壮骨，祛风除湿，活血通络。用于肾阴虚型强直性脊柱炎等骨痹。②骨痹舒片，由桑寄生、骨碎补、制何首乌、田三七、络石藤、制马钱子等组成。每片0.3g，口服，每次3～8片，每日4次。补肾壮骨蠲痹，活血通络。用于肾阳虚型

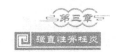

强直性脊柱炎等骨痹。③瘀痹平片，由丹参、鸡血藤、络石藤、川牛膝、白芍、虎杖等组成。每片0.3 g，口服，每次3～8片，每日4次。活血化瘀，祛邪通络。用于瘀血型强直性脊柱炎等骨痹。④着痹畅片，由菝葜、白术、薏苡仁、牛膝、木瓜等组成。每片0.3 g，口服，每次3～8片，每日4次。清热除湿，祛风通络，消肿定痛。用于湿热型强直性脊柱炎等骨痹。娄老认为强直性脊柱炎的证型随病情发展而变化，实不止以上所述，如还有肾阴虚型、瘀血型、湿热型等，不一而举，但总不出虚邪瘀范畴。娄多峰教授强调只要辨证准确，应守方守药，持之以恒，即能获效。

【治疗绝技】

娄老认为强直性脊柱炎应从正气不足、邪气侵袭、气滞血瘀3个方面辨证，简化为"虚、邪、瘀"3个字。三者共存，且相互影响。在强直性脊柱炎的发生、发展变化过程中，肾气亏虚、正气不足是其发病的重要内因，起决定性作用。六淫之邪侵袭是导致强直性脊柱炎的重要外部因素，血瘀气滞等不通是其病理关键。正"督脉失养、邪气侵袭、气滞血瘀"之"虚、邪、瘀"三者共存，相互影响，"不通""不荣"并见，形成恶性循环，才导致强直性脊柱炎错综复杂的病机，使强直性脊柱炎的临床表现错综复杂，变证丛生。强直性脊柱炎病位在脊部督脉，涉及肾、肝等脏。肾主骨生髓，脊柱骨骼的生长发育取决于肾中精气的充盈与否。肾中精气充足则脊柱骨骼发育正常，抗病能力就强，不易受外邪影响，即"正气存内，邪不可干"。肾中精气不足，脊柱及督脉失养，六淫之邪乘虚而入，内外合邪，使脊部经脉气血运行受阻，不通则痛。督脉"循背而行于身后，为阳脉之总督，督之为病，脊强而厥"，督脉"贯脊属肾"，其为病"脊强反折"，肾虚正气不足，督脉失养，脊部筋骨受损而发强直性脊柱炎。

娄老运用"虚、邪、瘀"辨证论治体系，治疗强直性脊柱炎应以补肾壮督、祛邪化瘀为治疗原则，在治疗过程中要注意"扶正勿碍祛邪，祛邪勿伤正气"，这样才能逐步打破"虚、邪、瘀"三者之间的双向恶性循环。另外督脉"贯脊属肾"。肾主骨生髓，肾中精气不足，骨髓空虚，督脉失养，则可见脊部酸困僵痛、软弱无力、形体消瘦等表现。正因肾主督脉，督脉失养，"不荣则痛"。故娄老根据多年临床经验自创强脊宁1号汤、强脊宁2号汤以及肾痹汤，均有补肾壮督、活血通络之意。

【验案赏析】

患者，男，25 岁，2009 年 2 月 16 日初诊。主诉：腰背僵痛 2 年多。患者 2006 年年底无明显原因出现背部僵痛，未予重视。2007 年 10 月腰部也出现僵痛，至上海市某医院诊治，未明确诊断。后于 2008 年 6 月又至焦作市某医院查 HLA–B27 阳性，红细胞沉降率 40 mm/h；骨盆 X 线片示左侧骶髂关节间隙狭窄，诊断为强直性脊柱炎。又到北京某医院求治，予以脊痛宁胶囊、沙利度胺、双氯芬酸钠缓释胶囊等药物口服治疗，疼痛减轻，但自觉精神恍惚。来诊时症见：腰背僵痛，活动后减轻，休息后加重，时有腰酸，纳眠可，二便调；脉弦，舌质淡红，苔中心黄腻。体检：指地距约 10 cm，臀地距约 10 cm，枕墙距 0 cm，双侧 4 字试验阳性，双侧骨盆挤压、分离试验阳性。X 线片示双侧骶髂关节面侵蚀破坏伴硬化，关节间隙狭窄模糊。西医诊断：强直性脊柱炎。中医诊断：脊痹，证属肝肾亏虚，邪痹督脉，日久化热。治宜滋补肝肾，除湿清热，通督止痛。方以肾痹汤加减：桑寄生 30 g，白芍 30 g，葛根 20 g，狗脊 30 g，鹿衔草 30 g，菝葜 30 g，生地 20 g，杜仲 20 g，川牛膝 30 g，香附 15 g，甘草 9 g，虎杖 20 g。30 剂，水煎服，每日 1 剂。中成药：舒督丸，每次 5 g，每日 3 次。

二诊：2009 年 3 月 23 日。服上药后症状减轻，纳眠可，二便调。继服上药。

三诊：2009 年 6 月 11 日。诉 2009 年 5 月后，病情反复，复出现腰背僵痛不适感，活动后改善，舌质淡红，苔薄黄，脉细。中成药舒督丸继服，加瘀痹平片每次 3 片，每日 3 次。

四诊：2009 年 8 月 10 日。近期症状改善仍不明显，腰背僵硬疼痛，活动不利；脉弦数，舌质红，苔黄。中药守上方葛根加至 30 g、生地加至 30 g，另加丹参 30 g、络石藤 30 g。30 剂，水煎服，每日 1 剂。中成药继服。

五诊：2009 年 9 月 14 日。诉腰背僵痛症状明显减轻，时有大便稀，中药守上方生地减量至 20 g，60 剂，水煎继服。

六诊：2009 年 11 月 13 日。症状基本消失，只服用中成药以巩固疗效。3 个月后自行停药。1 年后回访症状无复发。

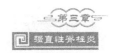

【按语】

强直性脊柱炎多以腰背僵痛为主症，腰为肾之府，肝主筋，肾主骨，肝肾亏虚，外邪易侵。故本案证属肝肾亏虚，邪痹督脉，日久化热，为虚实夹杂之证。从虚邪瘀辨证：虚以肝肾亏虚为主，实为邪、瘀，居其次。因此治疗以桑寄生、狗脊、鹿衔草、杜仲、生地、白芍配合中成药滋补肝肾，强筋壮骨，扶正为主；川牛膝、葛根、虎杖、菝葜清利湿热，祛邪为主；香附理气活血通络以祛瘀，甘草调和诸药。全方扶正为主兼祛邪、通络。二诊关节疼痛明显减轻，但其间病情反复，《中藏经》曰："痹者，闭也。"不通是痹证的病机关键。因此处方予以调整，在原方基础上加丹参、络石藤等活血通络之品，疗效复现。

参考文献

[1] 李满意，刘红艳，娄玉钤.娄多峰教授治疗强直性脊柱炎经验总结[J].风湿病与关节炎，2014，3（7）：52-56.

[2] 王颂歌，徐小燕，曹玉举.娄多峰教授从肾论治脊痹经验[J].天津中医药，2019，36（3）：218-221.

[3] 陈传榜，李满意，刘红艳，等.娄多峰教授辨治颈痹经验[J].风湿病与关节炎，2021，10（5）：34-36.

[4] 丛熙贤，刘东武，高明利，等.娄多峰教授治疗强直性脊柱炎学术思想浅析[J].风湿病与关节炎，2021，10（12）：36-37，41.

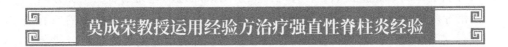

莫成荣教授运用经验方治疗强直性脊柱炎经验

【学术思想】

莫教授认为，强直性脊柱炎病机为禀赋不足，肾督亏虚为本，风寒湿热，乘虚外袭为标；治疗上主张分期辨证治疗。活动期清热解毒祛湿通络，缓解期以补肾强督为主，活血化瘀贯穿始终。

【诊断思路】

病因病机方面，莫教授认为本病是先天禀赋不足，肾督亏虚，风寒湿热之邪乘虚深侵肾督，筋脉失调，骨质受损所致。其性质为本虚标实，肾督亏虚为本，风寒湿热为标。痰浊、瘀血使强直性脊柱炎的病机纷繁错杂。治疗上，莫教授认为将中医宏观辨证与西医微观辨病有机结合，中西医结合治疗强直性脊柱炎为目前行之有效的最佳途径。同时鉴于大量内服中药或西药对胃肠及肝肾的损伤，主张应用内外合治及中西医结合疗法治疗本病。本病临床上一般分为活动期和缓解期。莫教授认为本病炎症活动期应该运用中西医结合疗法进行治疗，各取所长，同时配合外治法可以迅速缓解炎症，减轻患者痛苦。缓解期在逐步撤除西药后可单独运用中医药治疗本病，采用中医内外合治疗法可以达到控制病情复发的效果。

【治疗方法】

莫教授治疗强直性脊柱炎活动期以清热解毒、祛湿通络之法。强直性脊柱炎以肾督亏虚为本，但其活动期在肾督亏虚之基础上多表现为湿热痹阻或热毒炽盛的证候，症见腰背部僵硬疼痛，夜间痛著，伴周围关节红肿疼痛，下肢关节多见，舌红苔黄厚腻，脉滑数；甚者表现为腰背部疼痛剧烈，半夜痛醒，翻身困难，四肢关节红肿热痛，屈伸不利，低热，大便干结，小便短赤，心烦咽痛等热毒炽盛之候。活动期反映指标如红细胞沉降率、C反应蛋白可明显升高。莫教授认为，此时湿热痹阻或热毒炽盛为矛盾的主要方面，故治疗应以清热除湿、活血通络为主，兼以补肾治本。热毒炽盛者酌加清热解毒之品。药用：黄柏、苍术、牛膝、防己、红花、赤芍、川芎、青风藤、海风藤、威灵仙、土茯苓、路路通、桑寄生、狗脊、补骨脂、骨碎补等。湿热甚者加苦参以清热燥湿；热毒炽盛者加金银花、连翘、蒲公英、忍冬藤等清热解毒之品。骨痹通胶囊是莫教授经过多年临床实践研制出的治疗强直性脊柱炎活动期的有效方剂，由青风藤、威灵仙、土茯苓、桑寄生、牛膝、狗脊等20味中药组成，经提炼主要有效成分，合成颗粒剂后装成胶囊，具有清热祛湿、补肾强督止痛之效，主治强直性脊柱炎活动期。

缓解期以补肾强督为主。活动期强直性脊柱炎经积极治疗后，可见腰背部疼痛减轻或消失。活动恢复正常，周围关节肿痛消除，各项实验室指标好

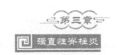

转或正常，此时疾病进入缓解期。临床多表现为腰部酸软不适、乏力、下肢软弱等肝肾亏虚之候，或见脊柱强直畸形之筋骨受损之征。莫教授认为，缓解期邪祛正虚。肾督亏虚上升为矛盾的主要方面，故此期治疗应以补肾强督为主。有邪者兼以祛邪。药用：寄生、牛膝、枸杞、续断、狗脊、补骨脂、骨碎补、红花、赤芍、海风藤、威灵仙等。对于病久气血亏虚者加用八珍汤加减；腰背强直畸形者，应加用虫类搜风通络之品，如全蝎、蜈蚣、地龙、露蜂房、穿山甲等。

　　莫教授治疗强直性脊柱炎活血化瘀贯穿始终。强直性脊柱炎的发生主要是在禀赋不足、肾督亏虚之基础上，感受风寒湿热之邪，并导致气血运行不畅，瘀血、痰浊阻痹经络、骨节而成。莫教授均主张运用活血化瘀药物，如丹参、红花、赤芍、川芎、姜黄、穿山甲、牛膝等，尤善用丹参。丹参价廉，善入血分，能通血脉、化瘀滞、祛瘀生新，为治痹要药。由于其去瘀生新、行而不破，故有"一味丹参，功用四物"之说。现代药理研究表明，丹参有降低血小板聚集性、抑制凝血、改善血液循环等作用。在临床治疗中，于内服中药中每剂加丹参 20 ～ 30 g，并适当选加其他活血化瘀药物。

【治疗绝技】

　　莫教授善用外治法治疗强直性脊柱炎，包括穴位贴敷疗法、中药熏蒸和熏洗疗法、中药外敷疗法、蜡疗和拔竹罐疗法、针灸、按摩等疗法。中医认为不通则痛，强直性脊柱炎患者有脊柱关节疼痛、肿胀、活动受限的临床表现，穴位贴敷可以起到补益正气、驱邪外出、通经活络的作用，因此可以使疼痛、肿胀症状明显改善。祛痹通络膏，是莫教授经过多年临床实践研制出的治疗强直性脊柱炎活动期的有效外敷膏剂，由杜仲、姜黄、透骨草、干姜、川乌、生南星等中药组成。辨证选穴进行贴敷可以有效地控制患者的症状，改善机体的免疫状态，如果在春分、秋分时进行穴位贴敷，可以预防疾病复发，减少发作频次，控制病情，减轻疼痛程度。

　　中药熏蒸和熏洗疗法：莫教授认为运用中药外熏与外洗的疗法，治疗强直性脊柱炎等风湿免疫性疾病出现的关节肿胀疼痛、肢体麻木不仁等症，取得了显著的疗效。根据疾病寒热虚实的不同表现，辨证选用自制的 4 号（寒湿型）和 6 号（湿热型）中药剂型熏蒸或熏洗，达到通经活络、驱邪外出、病体早日康复的显著疗效。

中药外敷疗法：强直性脊柱炎出现关节疼痛多表现为遇寒加重，周身怕冷，莫教授研制的风湿止痛散外敷机体腧穴加远红外线照射疗法，具有温经散寒、通络止痛、活血化瘀之效，临床治疗强直性脊柱炎等风湿性疾病寒湿痹阻型。

蜡疗和拔竹罐疗法：许多强直性脊柱炎患者患有关节红、肿、热、痛，由于关节部位肿痛，而导致正常的日常生活不能独自完成。莫教授认为运用传统中医蜡疗和拔竹罐疗法拔邪外出、通经活络，促进局部血液快速流通，可以在短期内迅速使肿胀疼痛的关节消肿止痛。

针灸疗法：莫教授认为采用针灸疗法治疗强直性脊柱炎患者脊柱关节疼痛、麻木、活动不利等症状有明显的治疗效果，极大地提高了风湿类疾病的治愈率。同时，运用穴位包埋疗法，根据辨证取穴的原则，用扦针在身体的相应穴位上进行包埋，以达到调整阴阳、疏通经络、调整气机、提高机体免疫功能的作用，控制病情，预防风湿类疾病反复发作，在临床上治疗强直性脊柱炎收到了显著的疗效。

按摩疗法：许多强直性脊柱炎患者由于炎症的扩散导致局部的关节、肌肉、肌腱、韧带等出现了炎性粘连，如肩关节不能上抬、膝关节不能迈步等，通过手法达到解除局部粘连，恢复关节功能。

【验案赏析】

程某，男，22岁。2001年9月27日以"强直性脊柱炎"收入院，入院时症见：双膝、双踝关节肿胀、疼痛，活动受限，抬入病室，发热，体温38.9 ℃，因疼痛夜不能寐，舌红苔黄，脉滑数。查：红细胞沉降率117 mm/h；C反应蛋白98 mg/L。骶髂关节CT示，双侧二级以上改变，HLA–B27（+）。中医诊断：痹证（湿热痹阻型）。西医：强直性脊柱炎活动期。治以清热利湿，疏风通络，药用四妙勇安汤加减口服，日3次，祛痹通络膏外敷，红花注射液静脉滴注，配合西药柳氮磺吡啶、甲氨蝶呤口服。经6周治疗，患者关节疼痛消失，功能活动恢复正常，理化检查指标除HLA–B27（+）外，其他指标接近正常，临床显效出院，回家药物治疗，随访5年无复发。

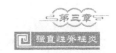

【按语】

患者处于强直性脊柱炎活动期，舌红，苔黄厚腻，脉滑数，治以清热解毒、祛湿通络，四妙勇安汤是现代经验方，由金银花、玄参、当归、甘草组成，具有清热解毒、滋阴活血止痛之功效。方中金银花善于清热解毒，是解毒圣药，故重用为主药；当归可活血散瘀；玄参能泻火滋阴，甘草可清解百毒，配银花以加强清热解毒之功。

参考文献

[1] 洪光，莫成荣.莫成荣教授治疗强直性脊柱炎经验[J].中华中医药学刊，2007，25（3）：440–441.

[2] 朱辉，莫成荣.莫成荣治疗强直性脊柱炎的经验[J].辽宁中医杂志，2004，31（3）：184–185.

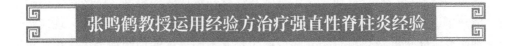

张鸣鹤教授运用经验方治疗强直性脊柱炎经验

【学术思想】

张教授根据强直性脊柱炎活动期湿热瘀毒阻滞、肾督亏虚的病机特点，确立清热利湿、补肾壮督为治疗大法，以祛邪为主，扶正为辅。

【诊断思路】

根据其临床特点，强直性脊柱炎应属于中医学的骨痹、肾痹、督脉病、背偻、痹证、腰痛等范畴。活动期强直性脊柱炎临床表现为腰骶、脊背疼痛明显，疼痛夜间加重或呈刺痛、僵痛；四肢关节肿痛（下肢大关节为多）；腰脊背活动受限，腰膝酸软困重，晨起腰背、关节重着，或有发热；舌苔黄厚腻，舌质暗红或有瘀斑、瘀点，脉象滑数或濡数。根据其发病原因及常见证候，结合历代文献有关论述，张教授认为其主要病因为先天禀赋不足、肾督亏虚，复受风寒湿热诸邪或跌仆损伤，内外合邪而发病。湿热瘀毒、阻滞肾督是其主要病机，而清热利湿、补肾活血是其主要治则。

【治疗方法】

张教授认为治疗强直性脊柱炎以湿热依附为患，只清热则湿不退，只祛湿则热愈炽，只有湿热两清，分消其热，才能湿去热清，从而杜绝生瘀、化毒之源，并除湿热耗气伤阴之忧；解毒活血则经脉疏通，湿热、邪毒无所依附。湿去、热清、毒解、络通则标实可去。活动期强直性脊柱炎为本虚标实，肾督亏虚是发病基础，应当辅以补肾壮督，使热毒得祛，经络得通，气血流畅，关节肌肉得气血之濡养，正气恢复，顽疾早愈。强直性脊柱炎为自身免疫性疾病，活动期多呈免疫亢进状态。现代药理研究显示，清热利湿、补肾活血药具有抑制亢进的免疫反应、抗炎等作用，从现代医学角度阐明了清热利湿、补肾活血之法治疗强直性脊柱炎取效的机制。张教授常用的清热解毒药物有金银花、土茯苓、红藤、黄柏、板蓝根、蒲公英等。现代药理研究证实多数清热解毒药对病原微生物有不同程度的抑制和杀灭作用。金银花、土茯苓对多种革兰阴性菌、革兰阳性菌、病毒、致病真菌均有抑制作用，具有抗菌作用强、抗菌谱广的特点，可清除或抑制病原微生物，阻断强直性脊柱炎发病的触发环节，减少抗原对机体的刺激和免疫损伤，对强直性脊柱炎有积极的治疗意义。张教授常用的活血化瘀药物有赤芍、川牛膝、王不留行、川芎、土鳖虫、红花、蜂房、穿山甲、鸡血藤等。现代药理研究认为，活血化瘀药能扩张血管，增加血流量，改善微循环，降低毛细血管通透性，抑制炎症渗出，降低血黏度，增加红细胞表面电荷，调节免疫功能。又有研究证明清热解毒药与活血药物配伍不但有利于解毒、消炎，还可加速血液循环，以利毒邪的排除，且对降低血黏度、提高过氧化物歧化酶活力也有协同作用。张教授常用的补肾壮督药有杜仲、川牛膝、续断、补骨脂、狗脊、鹿角胶等。中医认为，肾主骨、生髓，肾精不足，无以化生肾阳、肾阴。肾阳不足，肾失温煦，骨之生长失其动力；肾阴不足，骨失濡养，而质松、质脆。现代研究表明，补肾中药能显著提高地塞米松所致骨质疏松大鼠的骨密度、血清骨钙素水平。补肾中药能调节下丘脑-垂体-靶腺轴的功能，甲状旁腺即是下丘脑、垂体的靶腺之一。一些单味药对骨质疏松的治疗

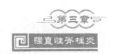

作用也已被研究证实，如淫羊藿注射液可以诱导体外分离培养的兔破骨细胞凋亡，抑制骨吸收，并随浓度的增加，其抑制作用增强。这些研究佐证了补肾壮督药物对强直性脊柱炎患者骨质疏松的治疗作用。

【治疗绝技】

在临床实际中，张教授常根据疾病分期或病机变化，在治法上有的放矢，加减配伍灵活精专。疾病活动期，病机以热毒壅盛为主，故治法重在清热凉血解毒，且增加清热药剂量或药味的使用。而考虑到苦寒药物的凝滞之性与伤中败胃之弊，张教授又多于其中佐制少量温里药，如桂枝、制川乌、荜澄茄、吴茱萸等，一则温中；二则温经通络。疾病稳定期，热势渐缓，主要病机转变为瘀血内阻。根据瘀滞程度之不同，使用药味亦相异。轻者可予凉血活血或行气活血药，如赤芍、鬼箭羽、川芎、川牛膝、王不留行等；重者当破血逐瘀，常涉及虫类药的使用，如水蛭、土鳖虫等。针对强直性脊柱炎病变部位及其兼症的精妙配伍，是张教授的又一用方特点。强直性脊柱炎最主要临床表现是中轴关节的疼痛、僵直，部位与循行于项背的督脉及膀胱经关系密切。葛根性轻扬升散，长于解肌疏利，《伤寒论》中有葛根可缓太阳经输不利致"项背强几"之说；续断一味，甘温助阳，有补肝肾、强筋骨、通血脉之功，《本草经疏》称其为"理腰肾之要药"。可知二者为针对颈腰背症状的有效药物。腰骶痛为强直性脊柱炎一般表现，而影像学显示的骶髂关节面破坏是本病的重要诊断依据，提示该关节是主要病所之一。对此张教授常于方中配伍两头尖，其"透"性雄厚，可引领诸药深入骨骱，使药力直达病处；皂角刺与两头尖有异曲同工之妙，可通达四末，常用于双髋或足跟痛的症状。另有根据上、下二焦部位的配伍，风湿之邪偏上焦则予羌活配川芎，偏下焦用独活配川牛膝、地枫皮配王不留行；累及髋关节所致的股骨头坏死，则配伍骨碎补、补骨脂、水蛭、皂角刺等；新方组合中的第 6 个新方是强直性脊柱炎并发虹膜炎的治疗组方，即蒲公英、金银花、野菊花、夏枯草。

【验案赏析】

黄某，男，38 岁，已婚，职员，2018 年 6 月 12 日初诊。患者颈项僵痛，转颈活动度约30°，弯腰明显受限，双侧骶髂部痛，双髋痛，苔白，脉弦，未用药。红细胞沉降率34 mm/h。双侧骶髂关节片示双侧骶髂关节间隙明显狭窄，腰椎韧带钙化，双侧股骨头均有骨质缺损，右侧尤甚。印象：强直性脊柱炎。方药：蒲公英20 g，大血藤20 g，虎杖20 g，葛根20 g，羌活15 g，独活20 g，川断15 g，水蛭6 g，红花10 g，川牛膝15 g，骨碎补15 g，荜澄茄12 g。口服阿法骨化醇2盒，0.25 μg，日1次。碳酸钙D$_3$片0.6 g，日1次。

二诊：2018年8月21日。全身乏力，精神不振，右髋痛明显，苔白，脉弦滑。按6月12日方去蒲公英，加金银花20 g，皂角刺6 g。

三诊：2018年9月18日。双髋痛，右侧重，乏力，纳差，苔白，脉弦滑。金银花20 g，大血藤20 g，虎杖20 g，羌活15 g，独活20 g，川断15 g，川牛膝15 g，水蛭6 g，红花10 g，骨碎补15 g，制吴茱萸6 g，补骨脂15 g，焦山楂10 g。张教授善用清热解毒法治疗风湿病，而清热解毒药大多寒凉，中伤阳明脾胃，胃中寒浊，加以制吴茱萸温中，降胃气，改善胃脘不适。另外，制吴茱萸入肝肾经，疏肝解郁，能改善肝郁化火、心肾不交导致的失眠。

四诊：2018年11月27日。一度右侧臀髋部疼痛，颈已缓解，胃脘有烧灼感，纳差，苔白，脉弦滑。按9月28日方去补骨脂，加砂仁6 g。

五诊：2019年3月5日。后背痛轻，右髋痛明显，干呕，胃脘不适，吐黏痰，纳差，苔白，脉缓滑。方药：葛根15 g，金银花20 g，大血藤20 g，虎杖20 g，独活20 g，川断15 g，川牛膝15 g，水蛭6 g，焦山楂10 g，红花10 g，骨碎补15 g，清半夏6 g，制吴茱萸6 g，甘草6 g。经过大半年的治疗，患者的症状已得到明显改善。值得注意的是，患者初诊时，张教授劝阻患者饮白酒，考虑本例患者素体阳盛，为防激发热毒侵蚀骨髓，应避免不良的生活习惯。嘱多做全身性的锻炼，维持脊柱功能位置，增强相关肌肉力量和肺活量。

【按语】

张教授认为，患者素体禀赋不足，肾元亏虚，血气不行，肾虚督空便是容邪之所，其病机是六淫侵袭，内有蕴热，攻注肾督，内外搏结，证属风热攻注，治以清热解毒、祛风活血与补肾强督相结合。张教授认为，脊痹中的关节肿痛类似于西医中的炎症，现代药理研究证实多数清热解毒药有抑菌、抗病毒的作用，方中蒲公英、大血藤、虎杖则完美地完成了这一任务。肾在

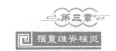

体合骨，肾精充足，骨髓生化有源，则坚固有力；肾精不足骨骼失养则骨软无力。现代医学研究发现补肾中药通过作用于下丘脑 – 垂体 – 靶腺轴，促进或抑制骨代谢相关激素的释放，来发挥对骨代谢的调节作用。另外，血脉濡养筋骨，血脉滞涩，经筋失于濡润，骨骼失去滋养，而致萎缩不坚，日久蚀损。所以，补肾固督和活血化瘀是必不可少的。正如《类证治裁》曰久痹"必有湿痰败血瘀滞经络"。葛根、川牛膝、骨碎补补肾壮骨；羌活、独活、川断、水蛭、红花活血化瘀；荜澄茄反佐清热解毒药；温中和胃，防止清热解毒药寒凉太过中伤脾胃。在这一大方向的指引下，治疗初期已见到成效，后期的治疗则随证加减，灵活变通。

参考文献

[1]　尹雪燕、付新利. 张鸣鹤治疗强直性脊柱炎医案 1 则 [J]. 世界最新医学信息文摘，2019，19（46）：274.

[2]　邓长财，鞠中斌. 张鸣鹤治疗活动期强直性脊柱炎经验探讨 [J]. 山东中医药大学学报，2006，30（5）：372–373.

[3]　王溪，张立亭. 张鸣鹤治疗强直性脊柱炎用药规律探讨 [J]. 山东中医药大学学报，2016，40（6）：529–532.

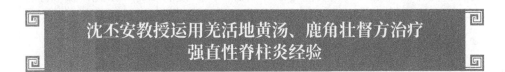

沈丕安教授运用羌活地黄汤、鹿角壮督方治疗强直性脊柱炎经验

【名医简介】

沈丕安，上海市中医医院风湿病研究室主任、食疗研究室主任，上海中医药大学硕士研究生导师。中华中医药学会风湿病分会副主任委员，上海市中医药学会风湿病分会主任委员，上海市食疗协作中心主任，上海药膳协会副会长，上海市医学系列高级职称评审委员会中医学科组委员。享受国务院政府特殊津贴。在红斑狼疮的临床研究方面处于领先地位，被东方卫视授予"东方名医"荣誉称号。

【学术思想】

沈教授对强直性脊柱炎有其独特的中医见解，认为其属于"督脉痹"范畴。该病病机是本虚标实，以肾虚为本，又感风、寒、湿、热、痰、瘀、毒七邪，血络瘀滞，风湿入骨，损伤腰尻而发病，对于此病，他总结了自己独特的"7＋1"发病机制，治疗上采用祛风通络、补肾壮督之法，临床常用补肾壮督、祛风通络、顾护胃气等药对，并创制了自己的经验方鹿角壮督方、羌活地黄汤等，临床效果甚好。

【诊断思路】

沈教授认为该病致病因素并非一端，病机演变复杂多变。沈教授认为《素问·痹论》中提出的强直性脊柱炎是感受风、寒、湿三气而发病是正确的，但并不局限于此，热邪也是重要的致病因素，《临证指南医案》指出"初病湿热在经，久则瘀热入络""风寒湿三气，得以乘虚外袭，留滞于内，致湿痰浊血，流注凝涩而得之"，因此风寒湿热外邪留滞体内，产生瘀血和痰饮二邪，为内邪，该六邪可化为毒邪，成为七邪。该病本虚标实，七邪为实邪，其本在肾，为肾阴不足，久则真阴虚衰，精血虚损，损筋动骨。因此，强直性脊柱炎的病机是"风、寒、湿、热、痰、瘀＋肾虚"，即为沈教授"七邪＋肾虚"的创新观点。

【治疗方法】

沈教授吸取古方经验，采用治疗风寒湿邪的九味羌活汤、治疗历节病的乌头汤以及其自身经验用药，创立了经验方羌活地黄汤。其药物组合为羌活、生地、黄芩、莪术、金雀根、制川乌、白附子、姜黄、白芥子。临床使用则有所加减，若患者有关节积液，可加用葶苈子、桂枝等；若患者出现滑肠泄泻，可减少生地用量或生地、熟地等量同用；若患者自觉药物苦涩难咽、脾胃不适，可加用香橼、佛手、陈皮等。

沈教授认为肾虚是强直性脊柱炎发病的一大病因，且此病病位在督脉，临床常有腰骶项背痛、足跟足底疼痛等表现，使用补肾督、壮筋骨的中药可治疗脊柱炎腰骶疼痛，因此沈教授创立了自己的经验方鹿角壮督方。其药物

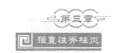

组合为羌活、独活、川乌、白附子、忍冬藤、黄芩、姜黄、生地、熟地、川断、狗脊、鹿角片、金雀根、虎杖、徐长卿、葶苈子、白芥子等。方中重用川断、狗脊、鹿角片等药补肝肾、强筋骨、壮筋骨为主，临床疗效显著。

【治疗绝技】

沈教授在治疗风湿免疫病时善用药对，治疗强直性脊柱炎的药对如下。

1.祛风通络药对　①羌活和独活：羌活具有祛风化湿、散寒通络之功效，现代医学研究表明羌活中的紫花前胡苷有良好的抗炎镇痛作用。沈教授临床常规剂量是30～60 g，患者温服后稍有汗出，次日即感腰背疼痛板滞感略有减轻。独活可引药下行，能减轻患者足跟、膝踝疼痛症状，与羌活合用增强祛风通络疗效。沈教授指出独活胃肠道反应较大，因此临床不适宜大剂量使用，而羌活无明显的胃肠道反应，可大剂量使用。总之，羌活和独活这一药对在强直性脊柱炎治疗中是很有效的祛风通络药对，临床效果明显。②白附子和乌头：李时珍《本草纲目》中记载关白附子有小毒，沈教授研究中药药理学并结合自身的临床运用经验，认为关白附子不含有乌头碱，炮制后次乌头碱分解为毒性更小的次乌头胺等成分，故其毒性小，临床可使用常规剂量为12～30 g，不需要先煎，抗炎止痛效果甚好。如若患者关节疼痛严重，沈教授常将关白附子与制乌头同用，增强抗炎止痛效果，但临床须注意毒副作用，宜选用常规剂量。③黄芩、忍冬藤：黄芩具有清热解毒的功效，忍冬藤具有清热通络功效，配伍生地，可增强药效，且无明显不良反应。现代药理研究发现黄芩对人体免疫反应以及Ⅰ型变态反应可起到较强的抑制作用，其有效成分为黄芩苷；忍冬藤具有免疫抑制作用，常与其他中药配伍治疗自身免疫系统有关的疾病。

2.补肾壮督药对　①鹿角、杜仲、川断、狗脊：该四药均入督脉或者任脉二经，均有补肝肾、强筋骨、壮腰膝、祛风湿等功效。鹿茸为纯阳之品，入督脉，壮督功效甚好，能消除腰脊酸冷等症状，常与杜仲、川断、狗脊合用，起到补肝肾、壮督等作用。临床若患者腰脊酸痛症状较轻，沈教授认为使用杜仲、川断、狗脊即可；如若症状较重，可将该三药作为辅药，主要使用鹿角片，临床效果甚好。沈教授还指出该四药壮督不是补肾壮阳的意思，临床补肾壮阳是用淫羊藿、仙茅等药物。②龟板、熟地、牛膝、独活：龟板入任脉，为纯阴之品。临床常以龟板补任，巴戟天、补骨脂为辅。强直性脊柱炎病位在督脉，不在任脉，故沈教授不推荐使用该药。强直性脊柱炎常有足跟痛等临床表现，是足少阴肾经分布的部位，因此沈教授常选用入肾经的熟地治拟补肾。牛膝、独活均有引药下行之效，与鹿角、川断、杜仲、狗脊合用，可有效改善腰脊酸痛、足跟足底疼痛等症状，因此沈教授临床常用这几组药对来补肾壮督。③附子、肉桂、桂枝：均为温热之品，有补益命门之火的功效，强直性脊柱炎患者部分有畏寒肢冷的表现，有肾阳虚表现，因此部分患者适用。但附桂入命门，龟鹿入任督，强直性脊柱炎主要病因为督脉痹阻，因此沈教授认为临床使用附子、肉桂、桂枝的功效不及鹿角、龟板好。

3.顾护脾胃药对　香橼、香附、佛手、陈皮、半夏、白豆蔻。强直性脊柱炎患者平素会服用非甾体抗炎药、激素等控制病情，这些药物往往会损伤胃肠道，产生较大不良反应。再者，诸多中药药性苦寒，易损伤脾胃阳气，使脾胃运化功能失调，患者就会出现胃脘痞满、纳呆、嗳气、恶心呕吐等表现。脾胃为后天之本，气血生化之源，故沈教授在处方中会使用顾护脾胃的药对，如香橼、香附、佛手、陈皮、半夏、白豆蔻等来理气和胃、调和药性。

【验案赏析】

患者，男，32 岁，2018 年 5 月 15 日初诊。主诉：患者腰背、髋部疼痛伴晨僵 1 年余，加重 1 周。患者 1 年前无明显诱因下出现腰背部、髋部疼痛，腰部侧弯、后伸活动受限，伴有晨僵，自行服用塞来昔布消炎止痛，效果不佳。近 1 周患者自觉疼痛加重，2018 年 5 月 11 日外院查 HLA–B27（＋），红细胞沉降率 66 mm /h，CT 示骶髂关节炎，抗 CCP 抗体（－），遂于沈教授门诊寻求中药进一步治疗。刻诊：腰背部及髋部疼痛剧烈，活动不利，胃纳可，二便调，夜寐安，舌淡红，苔薄白，脉细。中医诊断：督脉痹（风湿入络、肝肾不足证）。西医诊断：强直性脊柱炎。治则：祛风通络，补肾壮督。处方：羌活 27 g，生地 27 g，关白附子 9 g，金雀根 30 g，忍冬藤 30 g，黄芩 30 g，川芎 9 g，赤芍 27 g，续断 9 g，狗脊 9 g，香橼 9 g，制香附 9 g，陈皮 9 g，制半夏 9 g，生甘草 3 g。

二诊：2018 年 6 月 7 日。患者腰背及髋部疼痛仍有，活动稍改善，胃纳可，二便调，夜寐安，舌红，苔薄白，脉细。上方加用熟地 27 g，关白附子 18 g。

三诊：2018 年 6 月 27 日。患者腰背及髋部疼痛较前减轻，活动稍有不

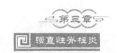

利，胃纳可，二便调，夜寐安，舌红，苔薄白，脉细。仍用 6 月 7 日原方治疗。之后用此法治疗 3 个月，腰背部及髋部疼痛明显减轻，腰部活动较前改善。

四诊：2018 年 9 月 20 日。腰背疼痛不显，活动可，胃纳可，二便调，夜寐安，舌红，苔薄白，脉细。红细胞沉降率 30 mm/h。

【按语】

羌活地黄汤为九味羌活汤及乌头汤加减而成，在原方基础上加香橼、制香附、陈皮、制半夏，此患者平素服用塞来昔布控制病情，会损伤胃肠道，产生较大不良反应。羌活地黄汤中有药性苦寒，易损伤脾胃阳气，使脾胃运化功能失调。脾胃为后天之本，气血生化之源，故沈教授在处方中会使用顾护脾胃的药对。

参考文献

[1] 徐静雯，何文姬，胡燕琪，等 . 名老中医沈丕安补肾壮督法辨治强直性脊柱炎经验 [J]. 现代中西医结合杂志，2020，29（7）：736–739.

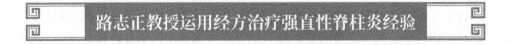

路志正教授运用经方治疗强直性脊柱炎经验

【学术思想】

路教授幼承家学，渊源深厚，熟稔经典，学崇《脾胃论》《慎斋遗书》《临证指南医案》等著作，融会贯通，形成了"持中央，运四旁，怡情志，调升降，顾润燥，纳化常"的调理脾胃 18 字心法要诀。路教授在风湿病诊治方面造诣颇深，特别是运用五脏动态相关、调理脾胃为核心的学术思想指导辨治疑难风湿病。

【诊断思路】

本病多由禀赋不足，或由调摄不慎、房事不节、嗜欲无度及惊恐、郁怒、病后失调等因素导致营卫气血虚弱、肝肾亏损，筋骨无以充养，风寒湿邪乘虚而入，壅塞经络，久而为痹。痹痛为标，而肾虚乃痹证之本，"督脉贯脊属肾"，肾虚督亏，腰脊失养，复加外邪留滞，气血凝涩，督脉经气瘀滞，不荣不通，故表现为腰背疼痛、僵硬；病程渐进，寒湿、痰浊、瘀血胶结难解，凝聚不散，甚则形成"尻以代踵，脊以代头"的疾病。总而论之，本病多以素体气血亏虚、肝肾不足为内因，风寒湿热之邪为外因，治疗上补肾强脊治病之本，配合祛风、散寒、除湿、清热、活血、散瘀、消痰等法以蠲痹通络治病之标。

【治疗方法】

1. 温肾强脊、活血通络法 以此法论治肾虚督寒、经脉瘀滞证，选用阳和汤、右归丸、龟鹿二仙胶等。此证患者常先天肾气亏虚，督脉受累，经气不充，风寒湿邪乘虚而入，气血瘀滞，经脉痹阻。故见腰骶、脊背疼痛，背冷恶寒，晨起项背僵痛、活动不利，得温痛减，舌淡苔白，脉象沉弦或细迟。路老喜用鹿角镑、炙龟甲等血肉有情之品填精生髓，以固先天之本，辅以仙茅、淫羊藿、补骨脂、菟丝子等温肾壮阳药物以驱散督寒，再以桃仁、红花、四物汤、鸡血藤等养血活血通络之品，稍佐一二引经药以领诸药直达病所，如羌活、狗脊、川牛膝之属。温补之品味厚、腻滞，易伤脾胃，故常佐砂仁、橘皮、焦三仙等以顾护脾胃。

2. 养肝益肾、柔筋壮骨法 以此法论治肝肾亏虚或肝脉郁滞、筋骨失养证，常选用独活寄生汤、柴胡疏肝散。肝肾同源，肝藏血，肾藏精，互滋互化；肝主筋，肾主骨，肝肾充盛，筋骨荣利；肝肾亏虚，筋脉不荣，骨髓不充，外邪侵犯，筋骨受累，则发为关节肿胀、疼痛。路老指出，因肝肾相关，临床常用熟地、山萸肉、枸杞等肝肾同补；筋骨为病，重用桑寄生、杜仲、续断等滋补肝肾、强健筋骨；伸筋草、忍冬藤、络石藤等舒筋活络。另外，现代人工作压力大，常情志不遂，肝气郁滞，切忌只顾一味补益，尚需辅以疏肝、柔肝理气之品，酌加柴胡、白芍、橘叶、佛手花、代代花、玫瑰花等以助肝用，此所谓"以疏为补"。

3. 祛风除湿、疏经活络法　以此法论治太阳经气不利、风湿痹阻证，代表方如羌活胜湿汤、李东垣通气防风汤。足太阳膀胱经"挟脊抵腰中"，太阳主一身之表，乃卫外之藩篱，风寒湿邪侵袭，脊背受邪，太阳膀胱经脉首当其冲。风寒湿杂至，客于肌表，阻滞太阳经气运行，可见脊背酸痛不适，走窜疼痛，上至头颈，下至腰尻。此时治疗当以祛除外邪为首要，以羌活、独活、蔓荆子、防风之属祛风胜湿、表散寒邪。羌活入足太阳经，激发太阳经气，除头痛、项强及一身之痛，痛甚无汗者倍之。此法适于疾病初期，以驱散外邪为主，因风药剽悍，须配合当归、川芎、芍药等养血润燥之剂，俾邪外出，中病即止。

4. 温阳益气、养血宣痹法　以此法论治阳气不固、气血不足证，代表方如防己黄芪汤、玉屏风散、桂枝加附子汤、黄芪桂枝五物汤。督脉循身之背，总督诸阳，为"阳脉之海"。督之阳气不足，卫外不固，风湿客至，督脉经络之气受阻，气血痹阻不通，则出现"脊强而厥"的病证，此时当以温阳益气为先，所谓"离照当空，则阴霾自消矣"。治疗上温阳益气为法，佐以养血宣痹。用药以黄芪益气固表，以桂枝温经通络，甚以附子补火助阳，三味均可温阳益气，但程度有异，所谓阳虚为气虚之渐，临证当揆度病情之浅深，择情选用。气为血帅，气行则血行，阳气盛则血运畅达，痹痛可通。

5. 健脾和胃、调和营卫法　以此法论治脾胃虚弱、气血不足、营卫不和证，代表方如六君子汤、小建中汤、桂枝汤。脾为后天之本，气血生化之源，强直性脊柱炎患者本已为虚馁之体，不胜风冷，更易兼夹外感，而致营卫不和者多见，故常合用桂枝汤以调和营卫。再者，强直性脊柱炎病程冗长，需长期服药调治，脾主运化，胃主受纳，长期受药，易致脾胃呆滞，表现以头晕乏力、食少神疲、脘腹胀满、大便溏稀等中焦虚损之症为主时，路老多从脾胃论治，以建立中焦为法，扶正以祛邪，安内以攘外。故路老常以健脾和胃、调和营卫二法并用，以达到脾胃健、气血充、营卫和，则痹证以除之目的。

【治疗绝技】

路老的代茶饮是以中药文煎以代茶，频频饮服，可归为药茶的一种。代茶饮用于临床并不拘于药茶的制作方式，可将中药方剂直接以水煎汤代茶频饮，实是一种"不拘时服药"的一种方法，路老临证最善运用代茶饮，尤其是对于慢性疑难重症，常用来配合主方辅佐治疗，多获佳效。

方中养阴多用西洋参、沙参、百合、天冬、麦冬等，健脾多用薏苡仁、鸡内金、炒神曲、生谷麦芽、砂仁等，理气常用绿萼梅、玫瑰花、白梅花、陈皮、佛手等，清热多用莲子心、竹叶、绿豆衣、菊花、枇杷叶、芦根、白茅根等，滋阴安神常用鸡血藤、生龙牡、墨旱莲、女贞子、浮小麦等。

对于有些患者，路老还佐以食疗方，气血不足者，用当归等药与羊肉共炖食；气阴两虚者，用太子参等药与乌鸡共炖食；还有些脾胃偏虚患者，路老喜用粥方食疗之。

路老善于针药并用而收速效，整体辨证后而立针药治法，处方明确，补泻得当，如有些气阴两虚的干燥综合征患者，路老用汤药以益气养阴法，并处以针灸治疗，穴位多取阳明、少阴、任脉三经穴位，"阳明为多气多血之经"取阳明经而补气血，任脉为阴经之海，取任脉而调阴经，少阴调理心、脾二经，使气血和而痹不生。

【验案赏析】

患者，男，28岁，2010年5月27日初诊。主诉：腰背部疼痛、腿痛反复发作6年，加重1年。现病史：6年来患者腰疼僵硬伴后背疼痛、腿痛反复发作，4年前患者因腰骶部疼痛加重，查HLA-B27阳性，骨盆正位片及骶髂CT提示为强直性脊柱炎。曾在外院服用中药3年，腰腿及后背疼痛明显减轻，无晨僵。2006年年底开始使用注射用重组人Ⅱ型肿瘤坏死因子受体抗体融合蛋白治疗，近1年来因劳累过度出现腰痛加重。刻诊：腰骶部疼痛，夜间尤甚，翻身困难，时可痛醒，脊背僵硬，时有右髋部及腹股沟处不适，偶有右膝关节疼痛，活动后汗出较多，畏寒喜暖，反酸烧心，纳食一般，夜寐尚安，二便调。查体：驼背，脊柱前屈活动不受限，背伸活动受限。舌体胖大、舌淡略暗、苔白稍厚，脉细弦。治则：通脊益肾，舒筋活血。处方：羌活10g，葛根15g，蔓荆子10g，炒苍耳子8g，桑寄生15g，狗脊12g，补骨脂12g，菟丝子15g，鹿角（先煎）12g，醋龟甲15g，熟地15g，淫羊藿15g，砂仁（后下）10g，炒白芥子12g，炮附片（先煎）6g，川牛膝15g，怀牛膝15g。水煎服，每日1剂。

二诊：2010年9月30日。上药连续服用3个月后腰痛症状明显缓解，仍感脊背隐隐作痛，与气候及情绪变化相关。胃脘灼热，易疲劳，脊柱活动

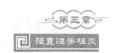

轻度受限，眠可，易出凉汗，二便调。舌暗红、稍胖大、苔薄白，脉细滑。治则：通督益肾，清湿热。处方：羌活 10 g，独活 10 g，葛根 20 g，蔓荆子 10 g，僵蚕 12 g，炒蒺藜 12 g，炒苍术 15 g，桑寄生 15 g，狗脊 12 g，桂枝 10 g，炒白芍 20 g，鹿含草 15 g，煅瓦楞子 20 g，石见穿 15 g，娑罗子 10 g，补骨脂 10 g，盐知母 8 g，盐黄柏 8 g。14 剂，水煎服，每日 1 剂。

三诊：2010 年 10 月 15 日。腰痛症状基本缓解，胃脘灼热消失，体力渐增，既见效机，遂予前方去煅瓦楞子、娑罗子，加佛手 10 g，30 剂，配为颗粒剂，每次 6 g，每日 2 次，以资巩固。嘱患者注意适度功能锻炼。随访 2 年，患者病情平稳，腰痛症状已不明显。

【按语】

该患者为青年男性，先天禀赋不足，肾阴阳两虚，慢性起病，已进入疾病后期，邪气多已由肌表、经络深入筋骨。肝主筋、肾主骨，筋骨既赖肝肾精血的充养，又赖肾阳之温，肝肾精亏，不能滋养温煦筋骨，使筋挛骨弱而留邪不去，痰浊瘀血逐渐形成，遂致痹证迁延不愈，甚或关节变形，因此，肾虚痰浊瘀血是本病的主要病机。腰为肾之府，督脉贯穿脊背，至虚之处必是留邪之所，瘀血内着腰尻，终成腰尻之痹，故见腰骶部疼痛，夜间痛甚；血瘀致水液运行不利，生湿化热，留注于中焦、下焦及筋骨关节，脊背及腰骶部发僵，下肢关节痛；肾阳不足，故见畏寒喜暖。舌暗红、舌体胖大、苔白厚，脉细滑，均为肾虚血瘀、痰湿之象。故辨证为肾虚血瘀、痰湿痹阻，病位在筋骨、关节，累及肾，病性属本虚标实之证。临症治疗应注意培补肝肾，使阴充阳旺，以增强驱邪外出之力，以桑寄生、狗脊、补骨脂、菟丝子、鹿角、醋龟甲、熟地、淫羊藿等补益肝肾；病位在脊柱督脉，因此，用羌活、独活、葛根、川牛膝等通脊引经，使药物作用于病所；炒白芥子、炮附子温阳化痰，佐僵蚕以加强化痰之功；炒苍术、盐黄柏取二妙之意，清热利湿；患者病程长，长期服药，伤及脾胃，用砂仁、煅瓦楞子、娑罗子等全程注意顾护脾胃。

参考文献

[1] 韩曼，姜泉，路志正 . 路志正治疗强直性脊柱炎经验 [J]. 中医杂志，2016，57（19）：1634-1636.

李济仁教授运用经验方治疗强直性脊柱炎经验

【学术思想】

李济仁教授认为，强直性脊柱炎病位总属肝、肾和督脉，其病机为肝肾亏损、督脉不充、筋骨不濡、外邪侵袭、经络痹阻而发病。肝主筋，肾主骨，筋发挥功能依赖于肝精肝血的濡养，肝精肝血充足，筋得其养，才能更好地发挥其运动之功能，故《内经》中有肝生筋之说。若肝精肝血亏虚，则筋脉不得其养，运动能力减弱。肾为先天之本，肾藏精，精生髓，骨的生长发育，有赖于骨髓的充养。若肾精不足，骨髓生化乏源，骨骼滋养不足，不能发挥其功。故《素问·痹论》中云："五脏皆有所合，病久而不去者……内舍于肾……肾痹者，善胀，尻以代踵，脊以代头。"充分说明肾脏在强直性脊柱炎发病中的重要性。督脉行身之背，《医学衷中参西录》亦载"凡人之腰痛，皆脊梁处作痛，此实督脉主之……肾虚者，其督脉必须"，阐明了肾脏与督脉二者密切的关系。故李济仁教授将补益肝肾、强壮腰督作为治疗强直性脊柱炎的根本原则。

【诊断思路】

李济仁教授认为肝肾亏虚、筋骨羸弱为其根本病机，督脉瘀滞为其根本病理表现。从络病学说出发，补益肝肾，通达督脉；活血化瘀，搜风通络；擅使藤药，舒筋活络。谨守病机，辨证施治，顾标顾本，防治结合。

【治疗方法】

《内经》中提出："邪气留而不去，传舍于肠胃之外，募原之间，留着于脉，稽留而不去，息而成积，或着孙脉，或着络脉……"叶天士正式提出久病入络，其《临证指南医案》中有"初为气结在经，久则血伤入络，百日久

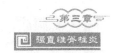

恙，血络必伤，经年宿病，病必在络"。李济仁教授精研新安医学，学术上推崇新安歙县的叶天士，临床诊治强直性脊柱炎注重"久病入络"学说。李济仁教授还认为，无论新病、久病皆可入络。新病入络病位表浅，宜疏风散邪；久病入络，病位较深，邪犯阴络、血络，非草木之品所能缓解，必以虫蚁之品透骨搜络方能奏效。李济仁教授认为，强直性脊柱炎晚期筋骨变形、拘挛，以虫蚁之药搜风通络、活血祛瘀方能起效。临床治疗本病，李济仁教授常以川芎、制乳香、制没药、活血藤、鸡血藤等品活血祛瘀，通络止痛，常用淡全蝎、蜈蚣、地龙、土鳖虫、白僵蚕、水蛭等虫类药物，以达到透骨搜络、蠲痹豁痰、破瘀祛顽之效。

【治疗绝技】

李济仁教授认为强直性脊柱炎等一类顽痹初期多实、热，后期多虚、寒。病之新得，邪气正盛之时，正邪交争，往往表现为实证。风热、湿热、热毒之邪交互并侵，或寒湿化热，均可表现为热证。痹久不愈，耗伤阳气、津血，故后期多表现为虚、寒。同时久痛入络，疼痛亦可由初期的疼痛较剧转为疼痛隐隐，亦称顽痹。即风、寒、湿、热、痰、瘀互结为本病的主要病机，以肝肾气血不足为本。李济仁教授认为顽痹证程演变复杂，其外因有风、寒、湿、热等外邪侵袭，内因则责之于五体相合的脏腑，经络气血功能障碍，气血虚弱，阴阳失调，这是顽痹发生的先决条件，即顽痹多虚瘀，王清任在《医林改错》中有云："元气既虚，必不能达于血管，血管无气，必停留而瘀。"治则当从补气活血着手，正如张石顽《张氏医通》中的论述，治痹时不仅重视痹证成因中的杂气合至特点，还应注重从人体内脏功能、气血功能入手，综合施治，以助祛除邪气。同时顽痹可从痰辨治，古人云：怪病多痰。顽痹亦有痰浊内蕴而发，故应健脾化痰通络。同时痹证诊治大法可从病因入手，首先需明其纲要，其次究其条目。李济仁教授主张应先分寒热，即痹有寒、热两大类。同时在内治法的基础上辅以外治，有助于内服药作用的发挥，常用有巴豆饭外敷法、止痛擦剂、熏洗法等。方用黄芪、鸡血藤、活血藤、桃仁、红花益气养血，活血通络，当归、金狗脊、补骨脂补益肝肾、强腰脊，羌活、独活、川乌、草乌温经散寒，通络除湿止痛，忍冬藤、络石藤、秦艽、穿山龙、八楞麻清热除湿、舒筋活络，葛根、陈皮、制乳香、制没药解肌化痰除湿、行气止痛，全蝎、蜈蚣搜风剔络。

如李济仁教授喜用药对：羌活和独活，皆可祛风除湿、通利关节，羌活善祛上部风湿，独活祛下部风湿，两药相合能散一身上下之风湿，通利关节而止痹痛；川乌和草乌温经散寒、通络止痛，现代药理学研究其提取物中的各种生物矿有明显镇痛和局麻作用；鸡血藤和活血藤均有强筋壮骨、调经活络、祛瘀止痛之功，鸡血藤养血之功优于活血藤，活血藤更适于活血，两者合用养血活血、祛瘀舒筋止痛，补血而不滋腻，活血而不伤气。擅用虫类药物：如淡全蝎、蜈蚣等，祛风止痉、攻毒散结，增强祛瘀之功效，为治久瘦之要药。擅用藤类：忍冬藤、海风藤、青风藤等以祛风除湿、舒筋活血、通络止痛，如忍冬藤为金银花藤，对于一些红肿热痛的痹证症状，除了上述之功效，还可发挥其金银花清热解毒之功效。注重部位引经药的应用：如上肢疼痛，常用片姜黄、桂枝、桑枝等；下肢疼痛常用怀牛膝、宣木瓜、五加皮、独活等；腰背疼痛可加杜仲、狗脊、功劳叶；骨节疼痛可加威灵仙，正如叶橘泉先生在治疗腰腿病时重用威灵仙可以软化骨刺。对于以疼痛为主的痹证，不论属寒属热，均可在基本方的基础上加用乌头，止痛作用强大而迅速，剂量一般为 3～9 g，须先煎半小时以上，可伍以秦艽，以增强镇痛之功；凡患者筋脉拘挛，不易伸屈者，服络石藤无不获效。生、炒薏苡仁同用治疗湿热和寒湿痹证，久服无不良反应，在临床上效果明显。

【验案赏析】

患者，女，63 岁，2011 年 10 月 20 日初诊。主诉：腰及两侧髋部僵硬疼痛 2 年，加重半年。患者自诉从 2009 年开始出现背痛，后经中西药治疗，诸症稍轻。近来诸症复萌，腰及两侧髋部疼痛，晨起僵硬明显，夜间疼痛明显。患者刻下：腰背疼痛，弯腰受限，髋部僵硬疼痛，转侧不利，纳眠可，二便尚调，舌淡苔薄白，脉弦细。实验室检查：C 反应蛋白 13.5 mg/L；抗链球菌溶血素"O" 222 U/mL；红细胞沉降率 61 mm/h；HLA-B27（＋）。现代医学诊断：强直性脊柱炎。中医诊断：大偻。证型：肝肾亏虚，痰瘀阻络。治法：补益肝肾，化痰逐瘀。方药：黄芪 35 g，当归 15 g，细生地 20 g，川续断 20 g，桑寄生 20 g，金狗脊 20 g，肥知母 15 g，忍冬藤 20 g，威灵仙 15 g，鸡血藤，活血藤各 25 g，制乳没各 15 g，制延胡索 25 g，青风藤 10 g，蒲公英

25 g，广木香 15 g，川芎 12 g，淡全蝎 6 g。14 剂，水煎服，每天 1 剂，早晚温服。嘱其加强腰部运动，配合治疗。

二诊：2011 年 11 月 17 日。病史同前，家人代诉，服药后诸症好转，晨僵约 15 分钟，但久坐、久卧后腰部仍僵硬，两髋关节及左下肢时疼痛不适，夜寐差，夜尿频，饮食正常，大便每天 3～4 次。舌淡苔白腻，脉弦。方药：中药守上方去肥知母、细生地，加怀山药 30 g、八楞麻 15 g。20 剂，水煎服，每天 1 剂，早晚温服。嘱其加强腰部运动，配合治疗。

三诊：2011 年 12 月 22 日。病史同前，服药后诸症稳定，晨僵仍持续约 15 分钟，坐下或躺下后再站起时困难，睡眠、二便无明显改善。舌淡暗，苔薄白，脉弦滑。方药：中药守原方（2011 年 10 月 20 日方）去细生地、肥知母，加赤芍 15 g、淡附片（先煎）15 g、川蜈蚣 1 条、山石榴根 20 g、威灵仙改 30 g。继服 15 剂。医嘱同前。

四诊：2012 年 1 月 15 日。上药服后，诸症皆有明显改善，故守法继续辨治。

【按语】

强直性脊柱炎属自身免疫性疾病，病变多由骶髂关节开始，逐渐向上侵犯腰椎、胸椎及颈椎。该病属于中医"龟肾风""腰痹""肾痹"范畴。病因病机为肝肾亏虚、血气虚损、外邪内侵、痰浊瘀血，病属本虚标实。治疗本病宜以标本兼治，切不可只治其标，而忘治其本，临床用药需注重因时、因地、因人制宜。强直性脊柱炎治疗宜分期治疗，分急性期及缓解期，活动期可见腰痛甚，晨僵明显，红细胞沉降率及 C 反应蛋白指标明显增高，治疗中需加用金银花、蒲公英、连翘等清热解毒之药，而缓解期则偏向以补益肝肾。治疗中需强调"引经药物"使用，如上肢疼痛，需加用片姜黄、桂枝；下肢痛可加用独活、怀牛膝、宣木瓜、五加皮；腰痹、肾痹则需加用川断、杜仲、狗脊、功劳叶；骨关节疼痛则需加入威灵仙、补骨脂；肢体肌肉疼痛则可加用雷公藤，如此应用，可引药达病经，迅速改善局部症状，增强药力，提高疗效。故在强直性脊柱炎治疗中需以补益肝肾为治疗总原则，需贯穿疾病治疗始终，无论急性期还是缓解期。

参考文献

[1] 黄育芳，张昭，熊江华，等. 李济仁治疗强直性脊柱炎验案撷菁 [J]. 辽宁中医杂志，2016，43（1）：43-44.

[2] 范为民，李艳. 国医大师李济仁教授辨治强直性脊柱炎经验探要 [J]. 环球中医药，2016，9（1）：54-56.

第四章　干燥综合征

胡荫奇教授运用银升鳖甲汤治疗干燥综合征经验

【经典名方】

银升鳖甲汤（胡荫奇教授经验方）

组成：金银花 30 g，石斛 15 g，升麻 10 g，鳖甲 10 g，当归 20 g，生甘草 10 g。

用法：常法煎服。

【学术思想】

胡荫奇教授认为，治疗干燥综合征在专病专方的基础上及符合传统中药饮片性味归经、主治功效的前提下，要遴选具有抗炎、免疫抑制等作用的单味中药，这也是精准用药、按照循证医学选方用药的重要思路。

【诊断思路】

阴毒为病记载于《金匮要略·百合狐惑阴阳毒病证治第三》，尤怡《金匮要略心典》指出："毒者，邪气蕴蓄不解之谓。阳毒非必极热，阴毒非必极寒。邪在阳者为阳毒，邪在阴者为阴毒也。""其邪隐而在表之里者，谓之阴耳。"王冰注曰："夫毒者，皆五行标盛暴烈之气所致。"因此，毒指邪气和疾病的严重程度，外感及内伤所产生的暴烈标盛之邪气皆可称毒。阴不是指邪气的寒热，而是指邪气侵袭人体所着部位，在里非表，邪气深入。干燥综合征除了外分泌腺受损出现口眼干、外分泌腺瘤样增生、猖獗齿，还可出现肺间质纤维化、肾小管酸中毒、淋巴瘤发生率增加等多器官系统损害，其发病机制与感染后免疫异常淋巴细胞浸润相关。胡荫奇教授认为这些恰恰符合阴毒致病特点，仅从口眼干症状、津亏液涸的证候表现考虑干燥综合征阴虚燥热的病机，不能完全反映干燥综合征作为一种自身免疫炎症性疾病并有别于糖尿病之类代谢性疾病病因病机的本质差别。胡荫奇教授认为阴指的是病位深入，非表在里；毒指的是内外邪气的深重，阴毒致病是干燥综合征的病机关键。阴毒致病也提示，干燥综合征有类似系统性红斑狼疮弥漫性结缔组织病相同的病机，可涉及肺、肾、肝、心和胃肠道等各脏腑，病性可表现为寒证、热证及寒证错杂证，且阴毒为病，多成瘀入络。

【治疗方法】

胡荫奇教授以阴毒论治干燥综合征，并自拟银升鳖甲汤作为治疗干燥综合征的基础方，其药物组成：金银花30 g，石斛15 g，升麻10 g，鳖甲10 g，当归20 g，生甘草10 g。金银花甘寒，归肺、胃、大肠经，功能清热解毒、清宣疏散。金银花虽能消火热之毒，但不耗气血，不伤脾胃，药性轻灵，为纯补之味，量少则力单，量大则力厚有功，作为方中君药用量一般为30～50 g。金银花是植物忍冬的花蕾，忍冬藤是植物忍冬的茎叶，二者功效相似，忍冬藤清络止痛力强；石斛甘微寒，归胃、肾经，功能滋阴除虚热、明目强腰膝、养胃生津液。金银花、石斛二者共为君药，共奏甘凉清宣、解阴分性毒之功。升麻辛甘微寒，归肺、脾、大肠、胃经，功能升阳解毒、解表透疹，入阳明、太阴二经，升清逐秽、辟百邪、解百毒；鳖甲咸寒，归肝经，功能滋阴潜阳、软坚散结，可除骨节间劳热、守护营神、下瘀血，二者为臣药，具有协助君药达阴分、散瘀结、解阴毒之作用。当归甘辛温，具有反佐方中君臣药甘寒之意，功能补血活血、止痛润肠；生甘草甘平，润肺健脾、调和诸药促解毒润燥作用。两者共为佐使药，以当归通络中之血，甘草解络中之毒，6味药组成银升鳖甲汤可直达阴分络脉，具有清宣解毒、护阴散瘀的作用。

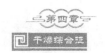

【治疗绝技】

胡荫奇教授认为银升鳖甲汤是治疗干燥综合征的基础方，根据其病程、证候表现、兼夹证的不同，在银升鳖甲汤基础上加减变化。若出现肺间质纤维化时，酌情加用川芎、地龙、玄参、僵蚕、蝉蜕、仙鹤草、白花蛇舌草、紫菀；合并外感发热时加用青蒿；伴高球蛋白血症加大当归用量并加莪术、白术；若出现猖獗齿加用川断、骨碎补或合用六味地黄丸；出现眼部磨砂感明显时加用赤白芍、铁线草、青葙子、莪术；出现口干明显时加用麦冬、五味子、乌梅；出现便秘时酌情加用牛膝、虎杖、枳实、白术；出现夜尿增多、尿中有泡沫时加用瞿麦、桑螵蛸、益智仁、乌药、威灵仙、芡实、山药；类风湿关节炎并发干燥综合征时给予四妙勇安汤与银升鳖甲汤合方加减；胃中嘈杂、隐痛时加用鬼针草、益胃汤合玉女煎；伴膝关节骨关节炎时加用四神煎；伴围绝经期关节痛时加用二仙汤。

【验案赏析】

袁某，女，48岁，2017年6月20日初诊。主诉：周身关节肿痛反复发作10余年，口眼干2年。患者10年前因周身关节肿痛至某医院就诊，诊断为类风湿关节炎，未规律用药，2年前出现口眼干诊断为干燥综合征。症见双肘关节僵直变形，左腕关节肿痛，口眼干，服干物需用水送服，无猖獗齿，动则汗出，睡眠不佳，易醒且醒后不易入寐，食纳一般，小便黄，大便偏干。1年前行左膝关节置换术。规律服用甲氨蝶呤10 mg。面色㿠白，形体偏胖，无腮腺肿大，左腕关节肿胀，压痛（＋），双肘关节伸直受限。舌质暗红、体大，薄白苔，舌下脉络明显，脉细弱。抗CCP抗体64 RU/mL，CRP 23 mg/L，ANA 1∶640，抗干燥综合征A抗体（＋），抗干燥综合征B抗体（＋）。肺部CT示有纤维条索影，肺间质纤维化改变。西医诊断：①类风湿关节炎；②干燥综合征。中医诊断：痹证，辨证属毒瘀阴分。给予银升鳖甲汤合四妙勇安汤加味：金银花30 g，玄参15 g，当归20 g，石斛15 g，升麻10 g，鳖甲（先煎）10 g，毛冬青40 g，黄芩12 g，青风藤15 g，威灵仙20 g，百合20 g，生地20 g，巴戟天10 g，浮小麦30 g，生甘草10 g。14剂，水煎服，每日1剂。

复诊：2017年7月4日。药后关节肿痛、口眼干症状大减，动则汗出，睡眠有改善，仍食纳不馨，小便黄，大便正常。上方中去毛冬青、黄芩、百合、生地、巴戟天，加瞿麦 15 g，山药 15 g，鸡内金 30 g，虎杖 15 g，糯稻根 30 g，14 剂，水煎服，每日 1 剂。连用汤药 1 个月患者诸症缓解。因天热煎煮汤剂不便停用汤剂，给予四妙消痹颗粒连用 1 个月以巩固疗效。

【按语】

本例患者为中年女性，慢性病程，类风湿关节炎 8 年后出现干燥综合征，属于继发性干燥综合征。初诊时考虑患者类风湿关节炎活动期继发干燥综合征，属于中医痹证范畴。病程已达 10 余年，沉疴痼疾，热毒瘀胶结于关节、肌肉、脏腑，损伤气血津液，影响气机运行。痰瘀互结、不通则痛出现关节肿痛；毒邪耗伤阴液，出现口眼干、小便黄、大便干；心气受损、气不敛阴出现动则汗出；脾胃受损出现面色㿠白、食纳不馨、舌体大；阴虚阳实，阳不入阴出现睡眠不佳。四诊合参证属毒瘀阴分、正虚邪实，给予散瘀解毒、清热消肿的银升鳖甲汤合四妙勇安汤加味治疗，加毛冬青、黄芩以增强解毒消肿、免疫抑制作用；加青风藤、威灵仙增强通络祛风、免疫抑制作用；加百合、生地、巴戟天增强平衡肾阴肾阳、滋阴安神作用；加浮小麦增强补心气敛汗液作用。二诊患者关节肿痛、口眼干症状大减，故去毛冬青、黄芩、百合、生地、巴戟天，加用瞿麦增强利尿通便、免疫抑制作用，加山药、鸡内金增强健脾固本、活血消食作用，加虎杖增强活血通便作用，加糯稻根增强养阴健胃止汗作用。停用汤药后，又辅以具有解毒除痹、免疫抑制作用的成药四妙消痹颗粒以巩固疗效。从整个治疗过程来看，胡荫奇教授在治疗类风湿关节炎、干燥综合征这一类自身免疫系统疾病时谨守病机，注重疾病分期，活动期重在祛邪消肿，缓解期重在扶正祛邪并顾护脾胃，取得了较好的疗效。

参考文献

[1] 杨怡坤，董彦敏.胡荫奇以阴毒论治干燥综合征经验 [J].中国中医基础医学杂志，2019，25（9）：1316-1318.

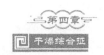

周翠英教授运用燥痹清方治疗干燥综合征经验

【经典名方】

燥痹清方（周翠英教授经验方）

组成：金银花 24 g，白花蛇舌草 21 g，石斛 15 g，玉竹 15 g，乌梅 30 g，制五味子 9 g，当归 15 g，川芎 12 g，丹参 12 g，刘寄奴 9 g，赤白芍各 18 g，炒芥子 9 g，生炙甘草各 12 g。

用法：水煎服，日 1 剂。

【学术思想】

周教授认为燥毒是干燥综合征的核心病理环节，而阴虚、血瘀皆可为病之变，三者相互胶着，内伏脏腑，百象由生。

【诊断思路】

周教授通过多年临床实践，认识到燥毒是干燥综合征的病机关键，依治病求本之原则，当以清燥解毒治之。古人曰"治火可用苦寒，治燥必用甘寒"，叶天士亦云"上燥治气，下燥治血，慎勿用苦燥之品，以免劫烁胃津"。故周教授在应用清燥解毒药物时特别指出当选用甘寒之品，而慎用苦寒药物。此外，因干燥综合征患者以其干燥症状为主要临床表现，故常辅以养阴生津药物以除燥象。津液充足，五脏六腑得其濡润，脏腑功能正常，亦有利于疾病向愈。对于病情迁延、病损较深者又佐以活血化瘀之品，使瘀去络通，津液运行通畅。因此，周教授对于干燥综合征的基本治法可概括为清燥解毒、滋阴润燥、活血化瘀。

【治疗方法】

1. 燥邪伤肺证　主症：口鼻干燥，咽干痛，干咳无痰或痰少质稠，难以咳出。次症：发热头痛、关节疼痛、大便干结、小便黄，舌质红，苔薄黄而干，脉细数。治法：清燥解毒，生津润肺。方剂：清燥救肺汤加减。

2. 阴虚内热证　主症：口咽干燥，喜凉饮，双目干涩，手足心热，心烦失眠。次症：皮肤粗糙，毛发不荣，肌肉瘦削，大便干，舌质红绛，苔燥少津，脉细数。治法：养阴生津，清热润燥。方剂：六味地黄汤合增液汤加减。

3. 气阴两虚证　主症：口眼干燥，口唇干裂，心悸气短，倦怠乏力。次症：食少纳呆，胃脘不适，大便溏泄，舌淡少苔，脉细弱。治法：益气养阴，增液润燥。方药：补中益气汤合生脉散加减。

4. 气血瘀阻证　主症：口咽干燥，但欲漱水不欲咽，双目干涩，肢体刺痛，肌肤甲错。次症：关节肿痛，皮下脉络隐隐，舌质暗或瘀斑，苔少或无苔，脉细涩。治法：活血化瘀，养阴生津。方剂：血府逐瘀汤加减。

5. 阳虚津凝证　主症：口眼干燥，体倦乏力，少气懒言，手足畏冷。次症：腰膝酸软，关节冷痛，大便溏泄，小便清长，舌淡嫩、有齿痕，脉沉缓。治法：温阳滋阴，益气布津。方剂：右归丸合二仙汤加减。

【治疗绝技】

周教授在临证中，重视个体化治疗，即根据患者体质差异及疾病的进展不同，随证加减。口干明显者，可酌加天花粉 12 g、葛根 20 g 以清热生津止渴；眼干甚者，酌加夏枯草 15 g、野菊花 20 g、谷精草 20 g 以清肝明目泻火；咽喉肿痛者，加桔梗 12 g、罗汉果 12 g 以清火利咽消肿；淋巴结或腮腺肿大者，加重楼 15 g、马勃 15 g 以消肿止痛；关节肿痛甚者，加大血藤 15 g、猫爪草 18 g、土茯苓 30 g 以活血止痛、清热除湿；久病体弱，少气懒言者，加党参 20 g、黄芪 30 g、炒白术 15 g 以益气健脾、固本扶正。临证施治，取得了较好的疗效。

周教授认为燥痹的各疾病阶段总以津液代谢失常为其主要临床表现，故调养津液，使津液生化有源，输布有常，是治疗燥痹的主要方法。临证体会如下：①滋先天之阴与养后天之津相结合，重视脾胃之阴。《素问》曰："饮入于胃，游溢精气，上输于脾，脾气散精，上归于肺，通调水道，下输膀

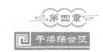

胱，水精四布，五经并行。"故脾胃既是津液生化之源泉，又是通行水道、布散津液之枢，与一身之阴息息相关。而干燥综合征患者多素体阴虚，先天肾水不足，无以充养脾胃之阴，或后天饮食失养，脾胃阴液生化无源，终致脏腑阴液亏虚。因此，临床上清养兼备，顾护脾胃之阴。②选药宜用甘凉清润之品，如沙参、玉竹、生地、玄参等。

周教授善用化瘀血药物以布津液。临证体会如下：①补气以行血化瘀。遵循"气为血之帅，血为气之母"的理论，行气补气以活血化瘀，常选用黄芪、党参、川芎等药物。②养血以活血化瘀。血旺则气盛，生化无穷，故可养血活血化瘀，常选用鸡血藤、当归。③慎用破血峻猛之品，阴损及阳，阴阳两虚，故应慎用莪术、三棱、丹参等药物。

【验案赏析】

步某，女，25岁，职员，2014年11月8日初诊。主诉：口、眼干燥1年，加重3个月。现病史：患者1年前无明显诱因出现口干，饮水较多，吞咽固体食物稍有困难，需饮水送服，双目干涩，偶有磨砂感，时有双腕、双肩关节肿痛，受凉后加重，未予重视。3个月前因感冒口干加重，双腕关节肿痛，双肩关节酸痛口干，频频饮水，双眼干涩疼痛，晨起干咳，偶有低热，上举痛甚。现症见：吞咽固体食物稍有困难，双眼干涩疼痛，晨起干咳咽干痛，双腕关节肿痛，双肩酸痛，上举困难，偶有发热（体温37.5 ℃左右），纳可，眠一般，大便干，2日一行，小便黄。舌质红，苔黄，脉细数。辅助检查：红细胞沉降率116 mm/h、抗干燥综合征A抗体（＋）、抗干燥综合征B抗体（＋）。中医：燥痹（燥邪伤肺证）。西医：干燥综合征。治法：清燥解毒，养阴润肺。方剂：自拟燥痹清方加减。方药：金银花24 g、白花蛇舌草21 g，肿节风12 g，徐长卿12 g，当归15 g，丹参12 g，白芍18 g，赤芍18 g，石斛15 g，玉竹15 g，桑叶15 g，制五味子15 g，甘草12 g。14剂，水煎200 mL，日1剂，早晚餐后半小时温服。

二诊：2014年11月22日。口干症状较前稍有缓解，仍有双眼干涩疼痛，晨起干咳减轻，无明显发热，纳可，眠一般，二便可。舌质红，苔薄黄，脉细数。处方：上方加野菊花20 g、夏枯草20 g。继服14剂，水煎服，日1剂。

三诊：2014年12月5日。口干症状减轻，双目涩痛缓解，双腕关节肿痛减轻，双肩仍酸痛不适，纳眠可，二便可。舌脉同前。处方：上方去肿节风、当归，加桑枝 12 g、片姜黄 15 g 以疗上肢关节疼痛。继服 14 剂，水煎服，日 1 剂。

　　四诊：2014 年 12 月 19 日。口干、眼干症状进一步减轻，时有乏力、倦怠，诸关节已无明显疼痛，无发热，纳眠可，二便可，舌淡红，苔薄白，脉数。处方：上方去桑枝、片姜黄、夏枯草、野菊花，加党参 20 g、茯苓 15 g、白术 15 g。继服 14 剂，水煎服，日 1 剂。

【按语】

　　本病例发病时间尚短，处于干燥综合征急性期。患者素体阴虚，加之外感邪气，邪从热化，灼津伤液，发为燥痹。治疗当以清燥解毒为主，辅以养阴生津润燥、活血化瘀止痛。方中重用金银花、白花蛇舌草清燥解毒；石斛、玉竹、桑叶、制五味子养阴生津以润肺；肿节风、徐长卿消肿止痛，并兼有清热之效；当归、丹参、赤芍、白芍既可清热凉血，又能养血活血，使瘀去络通，津液输布条达。

参考文献

[1]　高志蓉 . 周翠英教授治疗干燥综合征的经验 [D]. 济南：山东中医药大学，2016.

刘健教授运用经验方治疗干燥综合征经验

【学术思想】

　　刘健教授根据干燥综合征的临床特点从中医"燥痹"论治，认为本病的基本病机为脾胃亏虚，津液不布。治疗原则以滋阴清热，健脾化湿，活血通络。选方用药强调培土制水，培土生金。

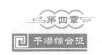

【诊断思路】

刘健教授认为脾胃虚弱，生化无源，输布无力是干燥综合征的主要病因。脾为中土，为后天气血生化之本。若脾胃虚弱，不能为精、血、津液提供充足的原料，则精血、津液生化无源，致津液生成不足，不能濡养皮毛筋肉及头面诸窍，故出现皮肤干燥，口眼干涩等症。全身水液运化均由脾主，故脾有水液调节之功。脾气调节水液的功能主要包括：一是将消化吸收之精微，经脾气上输至肺，进而由肺气的宣发肃降运动输布达全身，使"水精四布，五经并行"。若脾气亏虚，输布无力，则津液不能经脾气上输及肺气布散至肌肤、孔窍，表现为皮肤及口眼干燥。二是脾居中焦，在输布水液过程中起到枢纽之作用。凡水液升降之运动，均依赖脾气输转。上输至头面诸窍，则口唇眼睑湿润，功能正常。故脾气旺盛，则上输功能正常，反之，上输功能异常，表现为口眼干燥。

脾旺健运，脾虚则失运，失运之水液在体内停聚易形成水湿痰饮等产物，严重者则出现水肿，如《内经》所著"诸湿肿满，皆属于脾"，湿阻血脉经络，则水液输转之通络受阻，不能濡润头面清窍，则表现为诸窍干涩。湿聚关节筋脉，则可见关节肿痛，屈伸不利。湿属阴邪，其性黏滞，故阴雨天关节疼痛明显，且缠绵不愈。因此，干燥综合征患者常伴随关节肿胀疼痛，病情易反复。不愈之湿邪停聚日久，化热化燥，阴津受损更甚，则加重全身干燥的症状。

【治疗方法】

"脾性属湿，其虚则燥"，脾主运化水液及食物消化吸收，并转输水谷精微至全身脏腑，四肢百骸，筋肉皮毛，即《素问·玉机真藏论》所谓"脾为中央湿土以灌四旁"。所以，脾气充至关重要，脾气旺盛能为精、血、津液提供充足原料，使精血、津液生化有源，五脏六腑、四肢百骸、筋肉皮毛则得以濡养而发挥正常的生理功能。故脾虚为干燥综合征之根本，治疗宜益气健脾。脾气健旺则运化、输布水液的功能正常，口眼干燥的症状从根本上得以解决。刘健教授常用薏苡仁、太子参、茯苓、山药、炒二芽、焦山楂、白术等。现代药理研究表明，薏苡仁可恢复小肠聚集白细胞的能力，从而达到健脾的作用。

其次湿阻化热，热伤阴液，燥热内生也是病因之一。脾虚湿蕴不化，湿郁化热，热伤阴津，则燥热内生。燥热壅盛，津液耗伤，头面清窍失于濡养，则口眼干燥必为其外在表现，故治疗燥痹宜清热养阴，濡养头面诸窍，以达润燥之效，缓解干燥之症。芦根、蒲公英、薏苡仁等为刘健教授临床常用药。《本草图经》记载，芦根可"清热泻火、生津止渴"，有研究表明，蒲公英等清热解毒药能够保护干燥综合征小鼠的颌下腺以及增强其功能。薏苡仁既可利湿又可清补，体现出祛邪与扶正共施之特点。

刘健教授治疗干燥综合征善用活血化瘀药物，取血运燥愈之义。古代有"瘀血致燥、燥为干涩不通之疾"之说，瘀血为本病发病之关键，存在本病始末，故治宜活血化瘀，使瘀化血运通畅，头面诸窍得以濡养，则燥邪自愈。刘健教授谨遵古代医家观点，辨证施治，常用活血化瘀药如鸡血藤、延胡索、桃仁、红花等。研究表明，鸡血藤既可改善血运，又可增加血细胞及血红蛋白，桃仁可改善血流动力及增加血流量，使瘀通、津液复生，以达祛燥之目的。红花有疏通血脉、改善肌体抵抗力之功，配伍鸡血藤、桃仁等药共奏润燥之效。

【治疗绝技】

刘健教授治疗此病，以健脾益气、清热养阴、活血通络为治则，扶正与祛邪同施，健脾化湿而不耗津液，清热养阴而不助湿，活血通络而不伤阴。脾胃乃后天之根本，气血生化之源泉。脾气亏虚则肺气不得以生，致肺气不足。燥邪内生，首先犯肺，则肺脏受损加重。刘健教授紧遵"上医治未病"之原则，时刻重视养护脾胃，以健脾胃，生肺气。同时，注重清热利湿，养阴生津，临床辨证，谨慎选药，贵在从脾论治。

【验案赏析】

患者，女，64岁。2016年4月21日初诊，患干燥综合征2年。刻下见：口干，胃脘胀痛，双膝疼痛，上下楼加重，阴雨天明显，怕冷，乏力，头晕，腹痛，舌质红苔黄。证属脾胃虚弱，湿热内蕴，燥瘀互结。治宜健脾益气，清热养阴，活血通络。方药予以太子参10 g，淮山药20 g，清半夏10 g，陈皮10 g，茯苓15 g，薏苡仁15 g，炒谷芽15 g，炒麦芽15 g，焦山

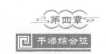

楂 15 g，蒲公英 10 g，芦根 10 g，白茅根 10 g，五味子 10 g，甘草 5 g，桃仁 10 g，红花 10 g，延胡索 10 g，天麻 15 g，每日 1 剂，早晚分服，服用 3 剂。

二诊：2016 年 4 月 24 日。患者诉服药后无明显不适，稍有胸闷，四肢不温，拟 4 月 21 日方加香附、乌药各 12 g，服用 7 剂。

三诊：2016 年 5 月 5 日。患者诉服药后，胃脘胀痛较前明显好转，仍时有腹胀，拟 4 月 24 日方加建曲，服用 7 剂。

四诊：2016 年 5 月 12 日。患者诉口眼干燥稍有减轻，拟 5 月 5 日方去芦根，加鸡血藤 12 g，服用 14 剂。

五诊：2016 年 5 月 26 日。诸症好转，阴雨天关节不适，双膝明显。拟 5 月 12 日方加杜仲、海桐皮各 12 g，服用 14 剂。

六诊：2016 年 6 月 16 日。患者诉口眼干燥，关节不适较前减轻，继以上方加减调治 5 个月。

七诊：2016 年 10 月 27 日。患者诉口眼干燥症状好转明显，关节不适亦好转明显，目前病情平稳，嘱患者清淡饮食、避受风寒、多饮水等。

【按语】

患者为中老年女性，脾胃虚弱，津液生化不足，气虚输布不利，津液不能上达清窍，故见口干明显、头晕乏力。药用太子参、淮山药等益气健脾。胃脘胀满，不通则痛，故治疗用炒谷芽、炒麦芽、焦山楂等消食健脾药。双膝疼痛，上下楼加重，阴雨天明显，怕冷，为痹证之表现，故用清半夏、陈皮、茯苓、薏苡仁，取二陈汤之意，以燥湿健脾。蒲公英、芦根、白茅根为清热养阴之品，用以治疗舌红苔黄等燥热之象。五味子、甘草性味酸甘，化生阴津以养阴液。同时配伍桃仁、红花等活血通络之品，以达舒筋通络之效。

参考文献

[1] 黄旦，刘健.刘健从脾胃论治干燥综合征经验 [J].中国临床保健杂志，2016，19（3）：311-314.

[2] 方妍妍，刘健，董文哲，等.刘健运用健脾益气法辨治干燥综合征的经验 [J].中国临床保健杂志，2017，20（5）：604-606.

[3] 阮丽萍，王亚黎，叶文芳，等.刘健治疗干燥综合征经验撷菁 [J].中国临床保健杂志，2015，18（4）：429-431.

莫成荣教授运用经方治疗干燥综合征经验

【学术思想】

莫教授认为本病的病理机制复杂多变，究其根本在于阴虚津亏，而阴虚水涸之源在于肝肾之精血不足。因本病的发生以中年以上女性居多，女子六七肾气当衰，又女子多经孕产乳之苦，阴血亏耗，若先天禀赋不足，或素体肝肾阴虚，加之后天经孕产乳之苦，可致津亏血耗而成阴虚血弱之体。肾阴亏虚，肝木失于濡养，两目干涩；肝肾阴虚，肝阳上亢，反灼肺金，肺失肾阴滋润，鼻燥咽干；脾胃为后天之本，肾阴不足，脾胃失于濡养，不能运化水谷精微，脾不为胃行其津液，津枯胃燥，则口舌干燥，吞咽食物也随之困难。故莫教授认为本病以肾阴虚为本，累及肝、肺、胃等脏器。

【诊断思路】

莫教授认为干燥综合征以津亏液耗的临床表现最为突出，或因肝肾阴虚导致肺胃阴亏；或因瘀血阻滞，津不上承；或因气阴两虚，津液亏虚；或因阴损及阳，阴阳俱虚，津液无以化生。所以本病的治疗以滋阴救液为大法，再根据病因病机的不同施以活血化瘀、益气养阴、阴阳双补等治法。

【治疗方法】

1. 阴液亏虚型　主症：口干无津，咽干，食需用水送，眼干涩少泪，视物模糊，大便秘结，舌干红少苔，脉细数。治则：滋阴救液以治其本。方用增液汤加减。药用：生地、玄参、麦冬、石斛、山药、山茱萸、白芍、天冬、沙参、当归各 20 g，黄精 30 g，甘草 10 g，应用此方除了注重补肺胃阴外还要兼顾滋补肝肾阴。

2. 瘀血阻滞型　主症：口、眼干燥，但欲漱水不欲咽，肌肉关节疼痛，肌肤甲错，皮肤结节红斑，舌紫暗或有瘀斑，脉细涩。治则：活血化瘀，养

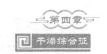

阴生津。方用增液汤加桃红四物汤加减。药用：玄参、生地、麦冬、当归、桃仁、红花各 20 g，黄精、丹参各 30 g，赤芍、川芎各 15 g。瘀血较重者加三棱、莪术各 20 g，活血破瘀。在干燥综合征的治疗过程中，活血化瘀应贯穿始终。

3. 气阴两虚型　主症：口、眼干燥，气短，倦怠乏力，舌淡而干少苔，脉沉弱无力。治则：益气养阴生津。方用增液汤加生脉散加减。药用：党参、黄芪、黄精、丹参各 30 g，五味子、生地、玄参、当归、麦冬各 20 g，甘草 10 g。

4. 阴阳两虚型　主症：口、眼干燥，畏寒肢冷，四肢不温，小便清长，夜尿频多，舌红或淡少津，脉沉细。治则：滋阴补阳，益肾固摄。方用增液汤加桂枝汤加减。药用：生地 30 g，玄参、麦冬、桂枝、肉苁蓉、菟丝子、川断、丹参各 20 g，鹿角胶 15 g，甘草 10 g，重者加附子 10 g。

【治疗绝技】

随证加减：兼湿热内阻者，加栀子、黄柏、泽泻、车前草、蒲公英、木瓜、苍术、生薏苡仁等；兼瘀血阻滞者，加当归、丹参、赤芍、桃仁、红花等；瘀血较重者加三棱、莪术；兼癥瘕者，加浙贝母、龙骨、牡蛎、瓜蒌、白芥子；兼阳虚者，加鹿角胶、仙灵脾、补骨脂等；兼血虚者，加当归、阿胶、鸡血藤等。另外针灸可增加不同病因引起的口干症的唾液流量，1 个治疗周期 2～4 个月，疗效明显，1 年需治疗 1～2 次，无副作用。针灸不但可增加唾液分泌，而且可改善味觉，减少唾液黏稠度，改善睡眠及减少疲劳。针灸治疗的机制是通过针灸刺激神经元，促进释放脉管活性内肽，增加唾液流量，并可长期作用于腺上腺皮质及血管内皮细胞，改善腺体功能及血液供应。

【验案赏析】

张某，女，41 岁，2004 年 4 月 20 日初诊。患者口眼干燥 3 年余，1 年前于当地医院诊断为干燥综合征，近半年来一直口服泼尼松 25 mg 维持治疗，体重增加 20 多斤，为求中医诊治来诊。症见：口舌干燥，饮食需水冲，双目干涩，疼痛无泪，消瘦，乏力，头晕耳鸣，心烦潮热，皮肤干燥瘙痒，食少便秘，两侧腮腺肿大，舌光红无苔，脉沉细。实验室检查：ANA（+），抗干燥综合征 A 抗体（+）、抗干燥综合征 B 抗体（－），类风湿因子 112 U/mL，红细胞沉降率 45 mm/h，泪流量测定：左眼 2 mm，右眼 4 mm；角膜荧光染色阳性。唇腺活检：有大量淋巴细胞浸润，部分腺体萎缩。腮腺造影：双侧腮腺摄取和排泌功能减退。颌下腺造影：双侧颌下腺摄取、排泌功能重度减低。证属肝肾阴虚型，治以滋补肝肾，养阴生津。方药：增液汤加减。药用：玄参 30 g，生地、麦冬、山药、山茱萸、石斛各 20 g，黄精 50 g，黄芪 30 g，石斛、丹参、路路通各 20 g，青风藤 30 g，甘草 10 g。10 剂，水煎服。泼尼松减去 5 mg 继续口服。

二诊：患者自诉症状较前好转，口眼干燥减轻，舌干少苔，脉细数，再予上方 10 剂水煎服，激素再减 5 mg。

三诊：患者自觉症状较前好转，口中已有少量津液，又取药 20 剂。

服药 3 个月后口眼干燥症状明显改善，一般症状消失，角膜荧光染色阳性，实验室检查：抗干燥综合征 A 抗体（－）、抗干燥综合征 B 抗体（－），类风湿因子 21 U/mL，红细胞沉降率 20 mm/h。随访半年病情稳定。

【按语】

根据患者病情，为肝肾阴虚型，方用增液汤加减。因患者病程较长，注重补肺胃阴外还要兼顾滋补肝肾阴，患者口干舌燥，皮肤干燥，为肺胃阴虚，要重用甘寒培补，养阴生津之品，如麦冬、天冬。患者五心烦热，肝肾阴虚，用咸寒滋润补肾之品，如生地、玄参、黄精、山药、山茱萸。

参考文献

[1] 刘丽萍，莫成荣.莫成荣教授治疗干燥综合征经验精粹 [J]. 中医药学刊，2006，24（8）：1427-1428.

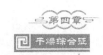

张鸣鹤教授运用经验方治疗干燥综合征经验

【经典名方】

张鸣鹤教授经验方

组成：金银花 20 g，连翘 20 g，玄参 12 g，生地 15 g，麦冬 10 g，北沙参 15 g，白芍 15 g，乌梅 10 g，石斛 10 g，当归 12 g，甘草 6 g。

用法：常法煎服。

【学术思想】

张教授提出干燥综合征从"炎"论治，立足"热痹"理论，认为热毒为病之本，血瘀为病之化，阴虚为病之果，临证施治以清热解毒为基础，兼以养阴通络。

【诊断思路】

干燥综合征是一种自身免疫性疾病，以口眼干燥为主要表现，慢性炎症反应贯穿疾病发生、发展及演变的始终。张教授立足于临床，从中西医结合出发，提出干燥综合征"炎热"病机，倡导"热痹"理论，认为干燥综合征当从热毒、阴虚、血瘀 3 个方面来论述其病因病机。临证治宜清热解毒、养阴通络，疗效显著。

【治疗方法】

根据干燥综合征热毒伤阴、化瘀化燥的病机特点，临证施治以清热解毒为基础，兼以养阴生津、活血通络。欲除燥必养其阴，养阴必清其热。无热则毒邪不蕴，热毒散则断绝化燥之源。故张教授经验方中重用金银花、连翘为君，善于清利脏腑热毒，兼能上浮透达，直驱上焦，能抗炎以治本。生地、麦冬、玄参共为臣药，养阴生津，兼取增液汤之意，壮水制火，凉血解毒。沙参、石斛清养肺胃；白芍、乌梅、甘草酸甘敛阴；当归养血活血，诸药生津布津，共为佐药。甘草调和诸药为使。全方清热解毒以除化燥之源，养阴生津以解干燥之标。临证加减，干燥综合征急性炎性期，重用清热解毒药，并可辨病用药，加雷公藤 10 g、白芍 30 g 以调节机体免疫；发热者，加白花蛇舌草 20 g、水牛角粉 30 g 或羚羊角粉 1 g（冲服），赤芍 20 g 以清热凉血解毒；伴关节游走性疼痛者，加鸡血藤 20 g、羌活 15 g、川芎 12 g 以解毒通络止痛；渴甚者，加天花粉 10 g、葛根 20 g 以清热生津止渴；伴有项肿咽痛者，加玄参 20 g、板蓝根 20 g、桔梗 10 g 以清热解毒、利咽消肿；眼干痒痛甚者，加夏枯草 15 g、菊花 10 g、枸杞子 12 g、白芍 30 g 以清肝火、养肝阴；口干甚者，加白芍 30 g、五味子 10 g、山楂 10 g 酸甘敛阴以生津止渴；伴低热持续不退者，加银柴胡 15 g、鳖甲 15 g、地骨皮 15 g 入阴分以清退虚热；热毒耗伤气阴者，加黄芪 15 g、西洋参 10 g、黄精 30 g 以气阴双补；肺阴亏虚，干咳者，加炙百合 30 g、炙紫菀 10 g、炙款冬花 10 g 以润肺止咳；临证常佐入少量温热药，如荜澄茄 12 g、高良姜 6 g、吴茱萸 5 g 等，既佐制诸药寒凝血脉，又温脾和胃，促进药物吸收。

【治疗绝技】

从现代医学的角度看，干燥综合征的主要病变在于唾液腺、泪腺受到炎症的破坏，致使腺体分泌功能障碍。炎症的产生，或由于自身抗体的产生所导致，或由于腺体本身感染某些病原体所造成。而这些致病因素都可以视为"邪毒"致病，通过清热解毒的方法加以化解。针对病毒感染的常用药物有贯众、大青叶、板蓝根、蚤休、鱼腥草、龙胆草、白花蛇舌草、半枝莲、山豆根等。针对化脓性细菌感染的常用药物有金银花、连翘、蒲公英、射干、大黄、紫花地丁、鱼腥草等。以上药物不仅有很好的抗病毒或抗菌作用，实验研究证明亦具有良好的抑制自身免疫炎症的作用。故而清热解毒法作为干燥综合征的基础治疗，应早期长期运用，以控制病情的缓慢进展。在外分泌腺炎症不明显的情况下，清热解毒药可以减少，或改用清热泻火的药物，以减轻劫夺阴液的压力，如栀子、生石膏、知母、玄参、莲子心、竹叶等。

干燥综合征患者的外分泌腺受到严重破坏，但总还有一些残存的腺体没有受到破坏，故而使用清热解毒药来阻止腺体继续遭到破坏的同时，亦要设

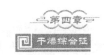

法挖掘这些残存的腺体，使它们得到保护和增殖。这就需要运用养阴药。《内经》有"燥胜则干""燥者濡之"的论述，故而养阴作为干燥综合征治疗中的重要一环，应贯穿治疗始终。一则养阴要注重从脏腑论治，早期累及肝胃，后期尤重肺肾；二则酸性药物的选用，不仅具有滋阴作用，还有收敛固涩、刺激腺体分泌的作用，如乌梅、山楂、白芍、五味子等。

血瘀是干燥综合征发病过程中的病理产物，早期的症状和体征可能没有表现，但对干燥综合征血液流变学、微循环等各方面的实验室检测表明，干燥综合征血液存在着高浓、高黏、高凝、高聚的变化，证实了无形血瘀的存在。《医学入门》曰："盖燥则血涩而气液为之凝滞，润则血旺而气液为之流通。"故治燥当以养血活血为主。临证无血瘀征象者，可选用当归、丹参、鸡血藤等养血活血药，以助生津布津；有血瘀征象者，可用桃仁、红花、川芎、赤芍等药化瘀通络，以求络通津布。临证慎用破血药，如三棱、莪术、水蛭、穿山甲等，此类药物药性峻猛，易破气伤血。

因为炎症反应是干燥综合征发病的主要病理特征。现代药理研究表明，雷公藤、甘草、白芍具有明显的抗炎、调节机体免疫的作用，对炎症反应都有确切疗效。故在干燥综合征病情急性活动期，往往在辨证用药的基础上，加雷公藤 10～15 g、白芍 15～30 g、甘草 6～15 g，以针对干燥综合征急性期病机。清热养阴药对干燥综合征疗效确切，可以明显抑制机体异常免疫炎症反应，改善症状，阻止病程进展。然而干燥综合征一般病程较长，寒药虽效，久服难免会伤脾败胃。故而热病寒之，当以温药佐之。临证中多伍以少许温热暖胃之品，一则佐制诸药之寒凉，以防寒滞血脉；再则健脾护胃，扶正御邪。常用药物有荜澄茄、高良姜、吴茱萸、白芥子、当归等。

张教授认为治疗干燥综合征疗程宜长，预防复发。毒邪致病，顽恶缠绵，易入脏入络，其治非短时能根除痊愈。即使热毒减退，亦有余毒深伏，潜在的炎症反应依然存在。故疾病缓解期仍需继服中药，以益气养阴为主，清解余毒为辅。一般主张再坚持服药 0.5～1 年，待症状、体征、化验指标皆正常后，改汤剂为隔日服，或用石斛、沙参、麦冬、金银花等药泡水代茶饮，以巩固疗效。

【验案赏析】

患者，女，30 岁，2012 年 3 月 27 日初诊。口干、眼干 2 年，加重 1 个月。患者 2 年来口干、眼干逐渐加重，口干苦，饮水多，牙齿干枯，吞咽困难，甚时饮食需水送服或流质饮食，眼干，伴有砂磨感，有时伴有四肢关节痛，颌下、颈部淋巴结肿大，舌红苔黄，脉弦数。2012 年 3 月 25 日于济宁某医院做实验室检查，ESR 128 mm/h，ANA 1 ∶ 1000，抗干燥综合征 A 抗体（+++），抗干燥综合征 B 抗体（+++），RF、ASO、CCP（－），抗 dsDNA 抗体、抗 Sm 抗体（－）。西医诊断干燥综合征。中医诊断：燥痹；热毒炽盛，灼伤阴津证。治宜清热解毒，养阴生津，兼以活血散结。处方：金银花 20 g，连翘 20 g，红藤 20 g，雷公藤 10 g，沙参 20 g，麦冬 10 g，生地 15 g，赤白芍各 20 g，石斛 10 g，乌梅 10 g，玄参 20 g，当归 10 g，五味子 10 g，甘草 6 g。水煎服，每日 1 剂，服 6 日停 1 日，24 剂。忌食辛辣油炸及过咸食物，忌烟酒。坚持治疗原则不变，根据病情发展，在上方基础上稍作加减。至 2012 年 8 月 28 日五诊时，患者口眼干燥明显减轻，病情基本得到控制。查 ESR 25 mm/h。逐渐减药，巩固治疗，病情趋于稳定。

【按语】

本例属干燥综合征急性炎症期。该患者素体阳盛，脏腑积热，内蕴成毒；又复外感毒邪，致热毒炽盛，灼伤津液，化燥阻络，发为燥痹，辨证属热毒灼津证，治疗首重清热解毒，兼以养阴生津、活血布津。方中金银花、连翘、红藤等清热解毒药，以及辨病使用雷公藤、白芍，均为针对干燥综合征"炎热"病机而治，抑制机体免疫，以迅速控制炎症以治本，截断病情发展。同时配伍大量养阴生津药，一则生津润燥以除燥热之标；二则以阴制阳，水旺则火湮，热清则毒自散。如此遣方用药，标本兼顾，疾病向愈。同时长期服药，防病复发。

参考文献

[1] 娄俊东，张立亭. 张鸣鹤教授治疗干燥综合征经验 [J]. 风湿病与关节炎，2014，3（2）：34-36.

[2] 傅新利，张立亭，刘磊. 张鸣鹤辨治干燥综合征的思路与特点 [J]. 中国医药学报，2001，16（1）：52-54.

[3] 娄俊东. 张鸣鹤教授治疗干燥综合征经验精粹 [D]. 济南：山东中医药大学，2013.

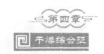

卢芳教授运用加味平胃散治疗干燥综合征经验

【名医简介】

卢芳，第一、第二、第三、第四、第五批全国老中医药专家学术经验继承工作指导老师，中华中医药学会（第三、第四届）理事，中华中医药学会糖尿病分会副主任委员，中华中医药学会男科分会副主任委员，中华中医药学会科学技术奖评审专家库专家，中华中医药学会糖尿病医疗中心主任委员，中华全国中医学会老年医学会消渴病专业委员会副主任委员，黑龙江中医药学会会长，1979 年被评"黑龙江省优秀教师"，享受国务院政府特殊津贴，1993 年被黑龙江省中医药管理局授予"黑龙江省首批名中医"，1993 年黑龙江省卫生厅授予"卫生系统归国人员科技进步三等奖"，2007 年国家中医药管理局授予"全国首届中医药传承优秀教师奖"，2014 年国家中医药管理局批准"卢芳老中医药专家学术传承工作室"成立。

【经典名方】

平胃散（出自《简要济众方》）

组成：苍术（去黑皮，捣为粗末，炒黄色）120 g，厚朴（去粗皮，涂生姜汁，炙令香熟）90 g，陈橘皮（洗令净，焙干）60 g，甘草（炙）30 g。

用法：上为散，每服二钱，以水一中盏，加姜二片，大枣二枚，同煎至六分，去渣，食前温服。现代用法：共为细末，每服 6 g，生姜、大枣煎汤送服，每日 2 次，食前服。或作汤剂，水煎服，用量按原方比例酌定。

原文：湿困脾胃证。脘腹胀满，不思饮食，恶心呕吐，嗳气吞酸，肢体沉重，倦怠嗜卧，大便溏薄，舌苔白腻而厚，脉缓。

【学术思想】

干燥综合征发生的主要病因可分为内、外两方面，外为感受风热之邪，内为湿邪中阻脾胃，致使津液输布失常。脾胃为后天之本，如李东垣在《脾胃论·脾胃盛衰论》中提到"百病皆由脾胃衰而生也"。脾主运化，津液的生成有赖于脾胃及相关脏腑对饮食水谷的运化及吸收，脾将胃腐熟的饮食水谷转化为水谷精微津液，津液的运化依赖脾脏将其转输到全身脏腑，以营养五脏六腑、四肢百骸，从而发挥正常生理功能。脾在液为涎，涎为口津，具有保护口腔黏膜、濡润口腔的作用，若脾失健运致使水液代谢异常，津液不能上承于口和输布于全身外达至皮肤，故而造成口干、眼干、皮肤干等一系列干燥症状。本病病程较长，久病必瘀，络脉阻塞，故津液运行不畅。《血证论》云："有瘀血，则气为血阻，不得上升，水津因不得随气上升"，提示血瘀内停，气机受阻而津液运行失常。

【诊断思路】

卢芳教授根据病情的临床表现认为，本病的病机为湿邪中阻脾胃，如《温病条辨·燥气论》中提出："经谓粗工治病，湿证未已，燥证复起，盖谓此也"，故湿邪中阻者当予燥湿化湿，然湿性重着黏腻不易祛除，故祛湿的同时也要着重健脾。《素问·经脉别论》曰："饮入于胃，游溢精气，上输于脾，脾气散精，上归于肺，通调水道，下输膀胱，水精四布，五经并行。"脾主运化，主要是指脾气将水饮化为津液，并将其吸收、转输至全身脏腑以濡润全身脏腑的生理机能。脾气健运，津液化生充足，输布正常，脏腑形体官窍得以滋养则病愈。若脾失健运，津液生成不足而见津亏之证，又因脾其华在唇，在窍为口，在液为涎，从而出现眼干、口干等一系列干燥症状。卢芳教授认为，治疗干燥综合征应着重以健脾燥湿为主。

【治疗方法】

卢芳教授治疗干燥综合征方用加味平胃散加减，药物组成：炒苍术、厚朴、陈皮、炙甘草、葛根、乌梅、青葙子。平胃散最早见于宋代周应的《简要济众方》，平胃者，取平胃中食滞，祛除胃中湿邪之意。湿邪得去，脾胃健运，则津液滋润于脏腑形体官窍。方中炒苍术为君药，归脾、胃经。其辛香苦温，入中焦能燥湿健脾，使湿去则脾运有权，脾健则湿邪得化。《本草纲目》中提到："治湿痰留饮……及脾湿下流，浊沥带下，滑泻肠风。"厚朴，苦燥辛散，长于行气燥湿，除满化湿，《药性赋》称其苦能下气除胀满，

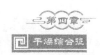

温能益气调中。二者为伍，行气以除湿，燥湿以运脾，使滞气得行，湿浊得去。陈皮为佐助药，辛苦温，归脾、肺经，理气健脾，燥湿化痰，《本草纲目》中提到："橘皮苦能泄能燥，辛能散能和，其治百病。"助苍术、厚朴行气运脾之效。炙甘草甘平，入脾经，益气和中，调和诸药，为佐使，李中梓在《雷公炮制药性解》中所言："甘草味甘，性平，无毒。入心、脾二经，生则分身、梢而泻火，炙则健脾胃而和中。解百毒，和诸药，甘能缓急，尊称国老"。诸药相合，升降有序，气机调畅，脾健而胃和。脾气行则中焦气机通畅，因气能生津液且能推动津液运行，气机宣畅则津液输布正常而濡养全身。

【治疗绝技】

加味平胃散在平胃散的基础方上加葛根 30 g，乌梅 10 g，青葙子 10 g。葛根甘凉，于清热之中又能鼓舞脾胃清阳之气上升，而有生津止渴之功。乌梅酸收，善生津液，止烦渴从而缓解口燥咽干的症状。青葙子微寒味苦，清肝明目退翳，如《滇南本草》中所言："明目。治泪涩难开，白翳遮睛"。可见治疗眼干青葙子必不可少。

【验案赏析】

张某，女，48 岁，2017 年 8 月 15 日初诊。因"反复口干、眼干半年，加重 1 个月"来诊。半年前无明显诱因出现眼干、口干，并伴有猖獗性龋齿，于当地医院诊断为"干燥综合征"，未予系统治疗，间断口服羟氯喹等药物，症状有所缓解，近 1 个月症状明显加重，发现讲话时需频频饮水，进固体食物时必需伴水或流食送下，今日为求系统治疗遂就诊。现症见两目干涩，口干不欲饮，四肢乏力，脘腹胀满，肢体困重，小便频数，大便稀溏。舌淡，苔白腻而厚，舌边有齿痕，脉缓。实验室检查：抗干燥综合征 A 抗体（+++）、抗核抗体（+）、抗"O"（+）。中医辨病辨证：燥痹（脾虚湿盛证）。治法：燥湿运脾，行气和胃。方用加味平胃散：炒苍术 20 g，陈皮 15 g，厚朴 15 g，炙甘草 10 g，乌梅 10 g，葛根 20 g，生麦芽 50 g，神曲 30 g，青葙子 15 g。14 剂，日 1 剂，水煎服。早晚饭后温服。

二诊：2017 年 8 月 22 日。患者口干、眼干稍有缓解，脘腹胀满、乏力减轻，偶有手指关节疼痛，遇冷加重，效不更方，原方加白芥子 20 g、桑枝

10 g，14 剂，日 1 剂，水煎服。早晚饭后温服。

三诊：2017 年 9 月 5 日。口干、眼干好转明显，胃脘无胀满感，手指关节疼痛好转，纳可，二便正常，舌淡苔白，舌边无齿痕，脉浮缓。病情较为稳定，继续给予原方巩固治疗。

【按语】

本方证为湿困脾胃，气机阻滞，胃失和降所致。湿阻滞气机，故脘腹胀满；脾阳被困，湿性重浊，故肢体沉重，倦怠嗜卧；脾不运湿，水走肠间，故大便溏薄；舌苔白腻而厚，脉缓均为湿困之象。治宜燥湿健脾，行气和胃。方中以炒苍术为君药，苦温燥烈，最善燥湿运脾，使湿祛脾运胃和，以复升降；厚朴为臣，行气化湿，消胀除满，君臣配伍，燥湿以健脾，行气以化湿；佐以陈皮，理气和胃，行气化湿，以助苍术、厚朴之力。使以炙甘草和中调药，青葙子微寒味苦，清肝明目退翳。

参考文献

[1] 齐埥潼，朴勇洙.国医大师卢芳从脾论治干燥综合征 [J].长春中医药大学学报，2019，35（5）：858-860.

范永升教授运用一贯煎治疗干燥综合征经验

【经典名方】

一贯煎（出自《续名医类案·心胃痛门》）

组成：北沙参、麦冬、当归各三钱，生地五钱，枸杞子四钱，川楝子三钱。

用法：常法煎服。

原文：胁痛，吞酸，吐酸，疝瘕，一切肝病，一贯煎主之。

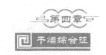

【学术思想】

范永升教授认为干燥综合征的病机为阴虚为本，燥邪为标，不离肝郁，治疗上当以滋养肝肾之阴，兼以疏肝解郁为根本大法。范永升教授在干燥综合征的治疗过程中以辨证论治为基础，根据实际临床症状、病因、病机的变化灵活应用一贯煎加减，或加用清热解毒，或活血化瘀，或健脾化湿，或益气养阴等方法，临床疗效满意。

【诊断思路】

范永升教授认为，肝肾阴虚贯穿干燥综合征的整个病程，在疾病发展当中，还要重视肝气郁滞这一病机，此外尚有瘀血、热毒、气虚、湿滞，但总不离肝肾阴虚这一根本。范永升教授认为本病多见于40岁以后的女性。《素问·阴阳应象大论》云："人过四十，阴气自半。"《素问·上古天真论》又云："女子……六七，三阳脉衰于上，面皆焦，发始白，七七任脉虚，太冲脉衰少，天癸竭……"女子以血为用，经孕产乳极易耗伤气血，津血同源，血分不足，则津液易伤，且随着年龄的增长，肾水不断耗竭。本病的主要症状是口干、眼干、阴道干涩、腰膝酸软，失眠多梦、低热盗汗、大便干结等一派阴津亏损表现。干燥综合征是一种慢性难治性疾病，缠绵难愈，且容易复发，不少患者来诊时已经过多方医治，然收效甚微，情绪低落，有肝气郁滞的表现。从舌苔脉象来看，本病患者多舌红苔薄，脉细数或弦。

【治疗方法】

一贯煎出自《续名医类案》，由北沙参、麦冬、当归、生地、枸杞子、川楝子组成。本方功在滋阴疏肝，可治疗各种肝肾阴虚伴肝气郁滞证。方中生地滋阴养血、补益肝肾为君，内寓滋水涵木之意。当归养血活血，枸杞滋养肝肾之阴，并能明目；北沙参、麦冬滋养肺胃，养阴生津。佐以少量川楝子疏肝泄热、理气止痛，复其条达之性。本方的特点在于补肝与疏肝相结合，以补为主，使肝体得养，而无滋阴碍胃壅遏气机之虞，且无伤阴血之弊。

【治疗绝技】

范永升教授认为治疗疾病需要临证随机变化，燥者宜润，一贯煎中北沙参、麦冬、枸杞等均为甘凉平润之品，特别适合干燥综合征患者服用。结合《素问·至真要大论》"燥者濡之"，在临床应用中根据病情需要可酌情加入天花粉、鲜铁皮石斛、玉竹等养阴生津之品。另外，久服滋腻之药容易滞碍脾胃，影响消化，故范永升教授除了应用川楝子外，有时还会加用佛手、厚朴、柴胡、薏苡仁、茯苓等行气及通利之品。此外久病入络，结合现代药理研究，蕲蛇对干燥综合征有较好的疗效，能改善其口干、眼干、关节痛症状，降低疾病活动度，改善中医临床证候和生活质量，范永升教授亦会根据病情酌情选用。

本病虽表现为口干、眼干、干咳等干燥症状，但同时多有疲乏无力之症状，故其病本在脾胃气虚。李东垣说得好："气少作燥，甚则口中无涎。泪亦津液，赖气之升提敷布，使能达其所，溢其窍。今气虚津不供奉，则泪液少也，口眼干燥之症作矣。"本病临床表现虽然以燥热伤阴为主，但是究其病机本质为脾胃气虚，阳不生则阴不长。因此范永升教授在本病的治疗上强调健运脾胃，重视滋脾润肺，所谓"阳生阴长"是也。临床常用培土生金法治疗本病，临床多用黄芪、太子参、山药、麦冬、北沙参、玉竹、百合等滋脾润肺的药物。痰和瘀是本病发生发展过程中的病理产物。本病燥热伤阴，炼津为痰，故临床多见痰少难于咳出或干咳之表现。病久则燥热伤及血分，出现面色晦暗、肢体有瘀点瘀斑等瘀血证候。有痰瘀见证当润肺化痰或化瘀通络为治。范永升教授多用炙百部、紫菀、贝母等润肺化痰，赤芍、丹参、桃仁等活血祛瘀，地龙、白僵蚕、露蜂房等化痰通络。忌用辛苦温燥之品如半夏、天南星、厚朴等燥湿化痰及辛香燥烈之品如乳香、没药、红花等活血祛瘀。

【验案赏析】

孙某，女，48岁，2016年2月5日初诊。患者患有干燥综合征多年，口干、眼干明显，鼻部红斑，伴有咽痛，右胁下疼痛，腰膝酸软时有，大便偏稀，舌红苔薄腻，脉细数。实验室检查，ANA 1∶160，抗干燥综合征A抗体阳性，抗Ro-52阳性。诊断为燥痹，证属肝肾阴虚，脾虚湿滞夹毒。法当

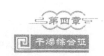

滋养肝肾，健脾化湿，清热解毒。予以一贯煎加减，处方：生地 15 g，北沙参 30 g，枸杞子 30 g，麦冬 15 g，当归 10 g，川楝子 9 g，青蒿 20 g，生甘草12 g，飞滑石 30 g（包），厚朴花 9 g，扁豆衣 10 g，金银花 12 g。共 14 剂，每日 1 剂，早晚分服。

二诊：2016 年 2 月 19 日。时患者自诉口眼干燥症状大减，咽痛已无，大便仍未成形，舌红苔薄腻，脉细数。原方去金银花，加炒薏苡仁 30 g，再进14 剂。

三诊：2016 年 3 月 4 日。时大便已成形，一日一行，遂前方去厚朴花、扁豆衣、飞滑石，川楝子改为 6 g，炒薏苡仁改为 20 g 继续服用。随访半年，目前病情控制稳定。

【按语】

初诊时患者口干、眼干、腰膝酸软、舌红、脉细数均符合肝肾阴虚的表现，且右胁下疼痛，有肝气郁滞的表现，故以一贯煎滋养肝肾之阴，兼以疏肝理气。但咽痛明显，鼻部红斑，亦有热毒在里，故加金银花清热解毒；大便偏稀，苔腻，亦有脾不化湿的情况，故加入飞滑石、生甘草，即六一散，取"利小便以实大便之意"，并加入厚朴花、扁豆衣，加强化湿之力。范永升教授根据临床经验及现代研究认为，青蒿有良好的调节免疫作用，故其治疗风湿免疫系统疾病多加入青蒿，用量多在 20 ～ 30 g。二诊时诸证大减，热毒已清，故去金银花，但大便仍未成形，苔仍腻，遂加用炒薏苡仁健脾化湿，兼利小便，增强化湿之力。三诊时大便成形，遂去掉温燥之厚朴花、扁豆衣，川楝子减量，以免截伤阴液。久服诸如一贯煎等甘凉滋阴药物易滞碍脾胃，故仍保留具有通利之性的炒薏苡仁，减量使用。

参考文献

[1] 韩春雯，范永升．范永升益阴祛瘀解毒治疗干燥综合征经验 [J]．中国中医药信息杂志，2009，16（11）：80-81．

[2] 张帅，杜羽，包洁，等．范永升应用一贯煎治疗干燥综合征验案举隅 [J]．浙江中医药大学学报，2016，40（12）：917-919．

[3] 李正富，何兆春，吴德鸿，等．范永升治疗干燥综合征合并间质性肺病学术经验 [J]．中华中医药杂志，2019，34（11）：5203-5206．

沈丕安教授运用经验方治疗干燥综合征经验

【学术思想】

沈教授认为将原发性干燥综合征归属中医"燥痹"范畴有待商榷，认为该病为风、寒、湿、热、痰、瘀、毒加肾虚，即"7+1"因素复合致病。

【诊断思路】

沈教授认为堵塞上液之道而见目涩，堵塞中焦之道而致舌干口渴。《素问·水热穴论》云："故其本在肾，其末在肺。皆积水也。"《杂病源流犀烛》云："唾为肾液，而肾为胃之关，故肾家之唾为病，必见于胃也。"泪液、唾液减少的实质是肾气亏损，肾水不足，难以上润。肺为水之上源，起着宣发、肃降的作用，脾主运化，起着运行输布的作用，因此肺、脾、肾功能的衰弱影响了唾液。这也解释了为什么在治疗原发性干燥综合征时应该肺、脾、肾三脏同时治疗，以益肾壮水治本，益胃润肺治标。

【治疗方法】

沈教授认为原发性干燥综合征应综合治疗，以清热化瘀、通络解毒、滋肾养阴、生津润燥为主，决不能单纯地生津润燥，更不能以养胃生津为主。

1.清热解毒 本病眼睛干涩较口干难治，并且起效缓慢，因此需更为重视。针对口眼干燥、腮腺炎等表现，应清热解毒从而开通津道，选用生石膏、黄芩、黄连、秦皮、忍冬藤、苦参、金银花、决明子、密蒙花、青箱子等。黄连为临床常用药，一般剂量为9 g。黄连苦寒，有清热燥湿功效，《本草纲目》记载其"甚益眼目"，用治眼疾、口疮等方面原发性干燥综合征治疗符合。同时现代药理证明，黄连中的生物碱类化合物具有抗炎、促进唾液分泌、抑制细胞免疫的作用。《本草纲目》记载秦皮"去目中久热"，有抑制眼睛炎症、改善干眼症状的功效，是治疗上液之道堵塞的主药，常用30 g，无

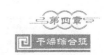

不良反应。决明子、密蒙花、青葙子同用时增效明显。

2. 凉血化瘀　免疫疾病由于血脉瘀滞导致津管堵塞，分泌液常排出不畅，因此必须要化瘀才能有效，凉血化瘀药在疏通津道的同时还起着间接的生津作用。水牛角、郁金、牡丹皮、赤芍、莪术、金雀根、羊蹄跟、虎杖等，具有抑制免疫复合物沉积和改善血管炎的作用，其中以水牛角、莪术效果最佳，常用剂量 30 g，郁金、牡丹皮、赤芍、莪术同用能增效。

3. 养阴生津　治疗中应选用具有养阴生津功效的中药，养阴但不能生津的中药并不适用，因其常会激活抗体、增强体液免疫，加重病情。可选用生地、熟地、芦根、南沙参、天冬、玄参、知母、玉竹等。地黄、麦冬为滋阴补肾的要药；芦根、玉竹、玄参、天冬、南沙参为滋养肺胃的要药，临床用以养阴生津。

4. 酸味生津　酸味的中药都含有机酸，具有生津的作用。五味子、金樱子、石榴皮、覆盆子、山楂、乌梅等，均性偏温，但与清热养阴药同用，能够促进津液的分泌；而且酸涩类中药既能酸甘化阴，又可以固涩、清热解毒。酸涩及养阴生津这两类中药容易导致大便次数增多和便溏质稀的情况，应及时调整，以避免服药后可能出现的不适症状。

【治疗绝技】

沈教授发现临床干燥综合征往往伴随很多兼症，所以总结用药如下。

（1）腮腺炎是干燥综合征常见伴随疾病之一，沈教授认为外邪侵袭，热瘀化毒堵塞颈侧耳后的奇经八脉及津管液道，其病理基础是腮腺堵塞后引起的感染诱发腮腺炎。治疗以祛邪、清热解毒为主，常以生地、生石膏、黄芩与板蓝根、大青叶同用为佳，可用 30 ～ 60 g。如出现腮腺继发感染，可加用金银花、贯众、苦参等。

（2）很多患者临床常表现为白细胞减少，此为瘀热毒邪损害精血，只有清除了邪毒，白细胞才可以提升。应选用清热解毒、凉血化瘀的中药。如果单纯使用补气补血中药对于免疫疾病非常不利，因为这些药物多具有增强免疫的作用，会促进抗体增强，在补气血的同时也补充了瘀、毒、热等致病因素，反而使补药增毒、耗血。

（3）原发性干燥综合征患者谷草转氨酶、谷丙转氨酶容易轻中度升高，这是因为肝内毛细血管损害，导致了肝功能异常。检查抗线粒体抗体有助于自身免疫性肝炎的诊断。连翘、黄芪、黄连、鸡骨草、郁金、虎杖等降酶药物常可以抑制抗体。而铁树叶、黄药子、川楝子等则有较大的肝毒性，如使用则容易延误病情，尽量避免使用。

（4）患者服药后出现大便稀薄，甚至水泻，主要是因为原发性干燥综合征并不是全身性的津伤脱液，而是局部津亏。使用养阴生津药物后，使大、小肠水液增多而致便稀。临床中轻症者可自行缓解，症状较重者沈教授常使用经验方固泻汤（黄连、炮姜、芡实、石榴皮、金樱子、覆盆子），可较快控制腹泻。不宜使用苍术、白术、半夏等健脾燥湿药物，因为会加重口干，而使患者不适症状加重。

【验案赏析】

张某，女，50岁，2017年4月7日初诊。患者四肢关节痛半年余，伴口干、眼干。医院检查红细胞沉降率70 mm/h，类风湿因子阳性，ANA 1∶40阳性，抗干燥综合征A抗体阳性，抗干燥综合征B抗体阳性，抗Sm抗体阴性，抗dsDNA抗体阴性。眼科施墨试验：泪液左5 mm/5 min，右1 mm/5 min，提示双眼泪液明显减少。口腔黏膜活检：唇腺淋巴细胞2个/4 mm。刻诊：口干、眼干、四肢关节疼痛，舌质红边稍紫、少津、苔薄，脉濡细。诊断：原发性干燥综合征。辨证：阴虚津亏，瘀热痹阻。方药：自拟生芦润燥汤合三根汤。处方：生地30 g，生石膏30 g，黄芩30 g，芦根30 g，北沙参15 g，五加皮30 g，忍冬藤30 g，金雀根30 g，虎杖15 g，牡丹皮12 g，川芎12 g，佛手6 g，甘草3 g。14剂，每日1剂，水煎服。

二诊：2017年4月21日。患者诉口干好转，口腔已感滋润，眼干未见好转。上方加青葙子30 g、密蒙花12 g。此后根据病情变化，在二诊方基础上加减，连服3个月。

三诊：2017年7月14日。患者自觉口腔和眼睛滋润，夜间不需要起床饮水，眼内异物感减轻，已无明显关节疼痛。

四诊：2017年10月13日。患者查双眼泪液均在10 mm/5 min，红细胞沉降率35 mm/h，类风湿因子阴性，ANA 1∶40阳性，抗干燥综合征A抗体阳性，抗干燥综合征B抗体阴性，仍偶有眼睛干涩感，余无不适。服药1年余，双眼泪液均在15 mm/5 min以上，查RF、ANA、抗干燥综合征A抗体、抗干燥综合征B抗体全部转为阴性，红细胞沉降率8 mm/h，达到临床缓解。

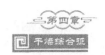

【按语】

本案患者为肾气下降，元阳不固，外邪侵入，血脉痹阻津道经脉，症见口眼干涩、关节疼痛等，治疗当以养阴清热、化瘀生津为主。方中生地、生石膏、忍冬藤、黄芩、芦根、北沙参清热解毒、养阴生津，金雀根、虎杖、牡丹皮、川芎凉血活血化瘀，五加皮祛风除湿、补益肝肾，佛手理气和胃，甘草调和诸药。诸药合用治疗免疫复合物沉积和关节炎症，使腺体分泌、排泄通畅，则诸症缓解，抗体转为阴性。

参考文献

[1] 王不易，杨旭鸣，苏晓，等. 沈丕安治疗原发性干燥综合征的经验 [J]. 上海中医药杂志，2022，56（4）：23-25.

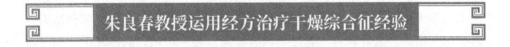

朱良春教授运用经方治疗干燥综合征经验

【名医简介】

朱良春，国务院批"杰出高级专家"，卫生部授予"全国卫生文明建设先进工作者"称号，中医药系统先进工作者，全国老中医药专家学术经验继承工作指导老师，国医大师。中国癌症研究基金会鲜药研制学术委员会主任委员，南京中医药大学教授，广州中医药大学第二临床医学院及长春中医学院客座教授，中国中医研究院基础理论研究所技术顾问，沪、港、台当代中医技术中心顾问，中国中医药研究促进会常务理事，新加坡中华医学会专家咨询委员，中医教材顾问委员会委员。

【学术思想】

朱老认为干燥综合征主要是由阴津缺乏，不能濡润脏腑、关节、筋骨、肌肉及孔窍，导致出现口眼干燥、关节疼痛、肌肤枯涩、妇女阴部干涩、大便干结等临床症状的一类燥证兼痹证，其中最主要的症状就是口眼干。中医病因病机特点主要是"燥"，燥有外燥、内燥之别。

【诊断思路】

朱老认为外燥主要是由于地域、气候、环境等因素，感受邪热、邪毒、邪火等，或感受风寒暑湿等邪，郁而化燥，致津液亏损，伤及脏腑，酿生诸症。而内燥多由于先天禀赋不足，肝肾阴精亏虚，精血不足，阴津亏耗，或情志失调，肝郁化火，火热灼津成燥。也有因反复感受燥邪或过多服用燥热药物，积热酿毒，灼伤津液，化燥而成。津液是维持人体生命活动必不可少的重要物质，以荣养滋润机体各个组织、器官，内至脏腑，外至四肢百骸、九窍、筋骨、皮毛。若气虚不能运载津液，则周身失于敷布润泽；或阴虚津液枯涸，燥邪内生，脏腑组织失运、失荣、失润、失养，气血运行受阻，痹证乃成。朱老也认为燥邪过甚，经脉不通则瘀阻，甚则燥胜可以化毒。燥胜化毒可伤津伤血，乃致关节经络肌肤不充、不荣、不润，并发关节和肌肉疼痛。燥易伤肺，及肝及肾。总之，燥痹之患，起因多端，病机复杂，为涉及多脏器、多系统之病变。

【治疗方法】

朱老对干燥综合征之辨证强调要分脏腑，辨证型。①如燥热内盛、肺胃津伤，症见口干唇燥，眼干少泪，唾液量少，饮水不解，咽喉、鼻腔干燥，或见口腔溃疡，干咳少痰，或伴关节隐痛，舌质红，少苔或干燥，中有裂纹，脉细弦。此型重在肺胃津伤，无以濡润口眼鼻咽肠，治宜清养肺胃、生津润燥。②如脾胃阴伤，燥热内生，症见口干较盛，咽干声嘶，口舌生疮，饮食难下，大便干结，或有失眠、心烦等症，甚至舌质红或绛，干如镜，脉细数。治宜益脾养胃、生津润燥。③如肝肾阴虚，虚热内生，症见头晕口干，目干或涩或糊，咽燥，心烦失眠，腰膝酸软，牙齿枯槁、无泽或断裂，舌红少苔或无苔，脉细弦，此型多为病延日久，肝肾亏虚，阴血不足，虚热内生，治宜滋养肝肾、清热润燥，佐通络止痛。但是，临床上要注意三型常常兼参辨证，注意兼症，特别是多见手指、肩、膝等关节疼痛。

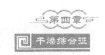

【治疗绝技】

干燥综合征的病理特点是燥，治疗原则总体是甘寒滋润。其主要病机是阴津耗损，但损及脏腑、部位、程度及证型等各有不同。如燥热内盛，肺胃津伤，方用一贯煎、清燥救肺汤加减，药用穿山龙、生地、沙参、麦冬、党参、石斛、生白芍、枸杞子、银花、菊花、土茯苓、寒水石、芦根、甘草等，重在使用甘寒滋润之品，不宜过用苦寒；如脾胃阴伤，燥热内盛，药用石斛、沙参、黄精、山药、玄参、天花粉、生首乌、蒲公英、玉蝴蝶、枸杞子、决明子、瓜蒌仁、甘草等，注意补脾阴、养胃津、行中气、通腑气；如肝肾阴虚，虚热内生，药用生地、女贞子、生白芍、枸杞子、黄精、桑寄生、知母、菊花、黄柏、白薇、甘草等，用药甘平、甘寒为主，缓图滋养，如过于滋腻，反不利于吸收。

对于一些兼症的治疗，如关节疼痛常加穿山龙、威灵仙、鹿衔草、蜂房、僵蚕、豨莶草等；视物模糊加谷精草、木贼草、密蒙花；口腔溃疡加人中白、人中黄、西瓜霜；低热加功劳叶、银柴胡；乏力明显加太子参或生黄芪；干咳或少痰，可加芦根、金荞麦、黄芩、地骨皮、百合、知母等；关节疼痛较甚，舌质暗红，常加鬼箭羽、丹参、桃仁、水蛭、赤芍等。用药还要注意阴阳平衡，干燥综合征虽为阴津亏虚，燥热内生，用药多甘寒凉润，然本着阴中求阳、阳中求阴之观点，有时也宜加入少许温阳之品，如仙灵脾、仙茅、补骨脂，含阳生阴长之意，但忌或少用辛香燥烈温补之品。

另外，干燥综合征患者饮食宜松软，多食新鲜瓜果、蔬菜，如梨、荸荠、胡萝卜、百合、藕等，忌酒、辣椒、胡椒、花椒、茴香、芥末、咖喱、羊肉、狗肉、鹿肉、油煎炸等辛辣、温热之品。

【验案赏析】

丁某，女，32 岁，2009 年 8 月 17 日初诊。患者 1 年前因口眼干燥伴血小板降低，至南京某医院就诊，诊断为干燥综合征。目前以泼尼松每日 7.5 mg 治疗为主，眼干好转，口稍干，大便偏烂，舌偏红，苔白腻，脉细。查血小板 80.0×10^9/L，红细胞沉降率 11 mm/h。辨属燥痹，拟从肝肾阴虚、燥热内生调治。治宜益气养阴，祛瘀润燥。处方：生地 20 g，甘杞子 20 g，川石斛 20 g，滁菊花 12 g，夏枯草 15 g，穿山龙 50 g，油松节 30 g，鸡血藤 30 g，鬼箭羽 30 g，甘草 6 g。20 剂，水煎服，每日 1 剂。

二诊：2009 年 11 月 30 日。药后目干好转，仍口干，感乏力，近来偶尔胃痛、脘胀，纳可，便调，苔薄白，脉细。目前服泼尼松每日 10 mg，白芍总苷 2 粒／次，日 3 次；维生素 E1 粒／次，日 2 次。血常规：白细胞 4.9×10^9/L，血小板 58.0×10^9/L。气阴两虚，阴血不足，治宜益气养阴为主，续当培益。处方：潞党参 20 g，甘杞子 15 g，穿山龙 30 g，全当归 10 g，鸡血藤 30 g，油松节 30 g，牛角腮 30 g，补骨脂 20 g，女贞子 15 g，虎杖 15 g，甘草 6 g。20 剂，水煎服，每日 1 剂。

三诊：2010 年 3 月 15 日。眼干、口干均有好转，偶胃胀，大便正常，白细胞 8.0×10^9/L，血小板 72.0×10^9/L，舌质微红，苔薄白，脉细。

上方已服 3 个月，泼尼松已经停服。药后症情均好转，继以前法治之。上方加生熟地（各）20 g、生白芍 20 g。20 剂，水煎服，每日 1 剂。病情平稳。

【按语】

本病属中医学"燥痹"范畴，辨属肝、肾、脾、胃、肺阴液不足，无以濡养，络脉不利，治宜滋养肝肾、润燥通络。干燥综合征因多脾胃阴伤，肝肾阴虚，津液不足，燥热内生，多用甘寒凉润之药为主治疗。本例患者诊断明确，经过激素治疗，症情有所控制。但是，除口干眼干外，主要表现为血小板计数低于正常，又有关节痛。方用生地、甘杞子、川石斛滋养肝肾胃之阴；滁菊花、夏枯草清肝除热明目；穿山龙祛风湿，通经络，调节免疫功能；油松节、鸡血藤合穿山龙加强祛风湿、通经络之力，又有补血生精，升血小板、白细胞之功，此为朱老临床用药经验。二诊时燥热、肝阳得清减，目干好转，然血小板仍然明显低于正常，口干乏力，以潞党参、甘杞子益气养阴，以全当归、鸡血藤、油松节、牛角腮、补骨脂、女贞子、虎杖加大升高血小板之力。三诊症状明显好转，血小板上升，口干等症状逐渐好转而稳定，再以大剂生熟地、生白芍，滋养肝肾之阴，巩固调治。纵观治疗过程，以滋养肝肾为主，生津润燥，又注意到血小板降低，以经验用药参伍其中，激素药渐减量停用，病情好转而稳定。

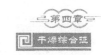

参考文献

[1] 吴坚，蒋熙，姜丹，等.国医大师朱良春干燥综合征辨治实录及经验撷菁 [J].江苏中医药，2014，46（5）：1-4.

路志正教授运用经方治疗干燥综合征经验

【学术思想】

　　路老创立"持中央，运四旁，怡情志，调升降，顾润燥，纳化常"系统地调理脾胃学术思想，是中医风湿病学科的创始人之一，发展湿病理论，提出"燥痹""产后痹"等病名，形成燥痹学说，推动风湿病学科发展。

【诊断思路】

　　干燥综合征之燥与一般六淫燥邪致病截然不同，本病起病隐匿，病程冗长，且缠绵难愈。大热风燥之外邪横逆肆行，或素体肝脾肾阴亏虚，津液不足，或失治误治、过投辛热之剂，均可导致津亏液伤，清窍失于濡润，四肢百骸无以濡养，病久瘀阻血络，深至脏腑而成本病。其病机总属阴血亏虚，津枯液涸，治疗上以"持中央、顾润燥"为主，兼以"运四旁，怡情志、调升降、纳化常"的原则，选用辛甘凉润之品，以益气养阴、润燥生津为治疗大法，配合疏肝理气、清热解毒、祛湿化浊、滋补肝肾等法治疗。

【治疗方法】

　　路老认为治疗干燥综合征以益气养阴为本。治燥当遵循《黄帝内经》燥者濡之的基本原则，用药当以辛寒为主，佐以甘苦。叶天士治燥颇有心得，指出"上燥治气，下燥治血，慎勿用苦燥之品，以免劫烁胃津"，更加完善了燥痹的治则治法。路老在提出燥痹之名时提出，燥痹之发，缘由先天禀赋不足，阴液匮乏；或木形、火形之躯，阴虚火旺；天行燥邪或温热病毒，损伤津液；或寒湿内盛，郁久化热、化燥，灼伤阴津等，使机体阴液损伤，组织失充、失养，筋脉闭阻不通而成。可见阴液亏损为燥痹之根本，且燥邪本易耗气伤阴，治痹通络之药效力较强，多损伤气阴，治疗时当未损先护，加强补益之力以防正气更伤，故益气养阴为治燥大法。

【治疗绝技】

路老治病重视脾阳胃气。《脾胃论》云："土为万物之母""内伤脾胃，百病由生"。路老主张调饮食，适寒暑，使脾胃功能健全，强调四时皆以养胃气为本。路老总结李东垣用药有三要：一是药味少、药量轻；二是以温补脾胃为主，尤其是以补脾为主，用消食的药物较少；三是加入少量风药，以助温补药升提阳气。路老师深谙其要并发展脾胃学说，在临床上用补脾的药物必辅以和胃的药物，用升提的药物必佐以降气的药物。

重视脾阴、胃阴。叶天士认为"胃为阳土，宜凉宜润"，这既是对胃生理特性的概括，也是对胃阴虚证提出的治疗原则，且甘入脾胃，因此叶天士的养胃阴法主要是以味甘性凉为主的生津药物组成。由于形成胃阴虚证的病因很多，且胃阴虚常伴许多兼夹证，故其善用养胃阴法且用药十分灵活。引起胃阴不足的原因主要有燥热、病伤不复、药动胃津等。甘凉可以解燥热，濡润可以养胃阴，从而达到清养胃阴的目的，津液来复，则胃的通降功能得以复常。路老在临床上，用滋阴的药物同时常佐以化湿的药物，用清热的药物常适当佐以温散的药物。

路老在治疗风湿免疫性疾病时以兼运四旁为法。在治疗燥痹时，注重肺、脾、肝、肾四脏，兼顾各脏腑系统；治疗本病要注重先天与后天的互补关系；顾全气血、阴阳之间的关系，治疗时采用益气养阴、宣肺布津的方法。在选药上考虑到滋阴药易滋腻碍气且有润下通便的作用，加用理气药补而不腻，用益气药既可阴阳互补又可健脾止泻如白术等，甚至加用少量收涩药如乌梅炭等。益气药多选用温和不燥之品如太子参等，活血药大多用性温不燥且有养血通经的药物如当归、乌梢蛇等。考虑到燥者炼液成痰，选用清半夏等少量化痰药；痰湿郁而化热者选金银花等清热解毒；阴虚内热，加用知母、龟甲；阳气虚甚，加桑寄生、莲子肉等。总之，治疗时一定要谨守病机，切不可固守成方，要因证论治，方因证变，药随方遣，方能药到病除。

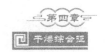

　　燥痹之病，既有阴伤液亏，又有痹阻不通之病机，而本病到后期，燥瘀搏结，脉络痹阻，久而化毒，治疗需兼顾内生邪气。朱丹溪提出气、血、痰、湿、热、食六郁学说，很值得借鉴。尤其现代疾病往往是湿、浊、痰、郁、瘀互现，寒热并存，食滞与脾虚共存，内伤与外感并见，上下同病，治疗颇为棘手，此时要机圆法活，运用自如。路老常将诸法熔为一炉，在养阴润燥的同时兼顾内生燥毒，佐以解毒通络之品，如金银花、连翘、白花蛇舌草、忍冬藤等。

【验案赏析】

　　患者，女，19 岁，2010 年 6 月 3 日初诊。主因"口干、间断发热 2 个月"就诊。现病史：患者平素经常口干，轻度眼干，2 个月前无明显诱因出现低热，体温 37.5 ℃，多于午后或傍晚出现，夜间降至正常，伴咳嗽、咳痰，查抗核抗体阳性，抗干燥综合征 A 抗体阳性及多项免疫指标不正常，诊断为干燥综合征、肺间质病变。住院 20 余天，予激素、羟氯喹、白芍总苷治疗，出院后体温降至正常，但口眼干燥无明显缓解，仍咳嗽。刻诊：口黏、口干，喜凉饮，眼干涩，时鼻衄，色鲜红，五心烦热，汗少，纳眠可，大便稀溏，每日 2～3 次，月经正常。舌红、苔黄腻，脉沉弦。治以益气养阴，清化湿热为法。处方：太子参 12 g，功劳叶 15 g，炒苦杏仁 9 g，炒薏苡仁 30 g，枇杷叶 12 g，清半夏 9 g，茵陈 15 g，石斛 12 g，葛根 15 g，黄连 10 g，石见穿 15 g，炒枳实 15 g，甘草 6 g，谷芽 30 g，麦芽 30 g，炒神曲 12 g。14 剂，水煎服，每日 1 剂。辅以茶饮方：荷叶 12 g，炒苦杏仁 9 g，枇杷叶 12 g，金荞麦 15 g，白茅根 20 g，谷芽 30 g，麦芽 30 g，神曲 12 g，甘草 6 g。每 2 日 1 剂。

　　二诊：2010 年 7 月 15 日。药后体温正常，口干口渴减轻，出汗逐渐增多，手心烦热亦减，经常鼻衄，有时睡眠中可见，纳眠可，二便正常，舌质红、苔白腻，脉沉弦滑。治以益气养阴，凉血和胃。方用沙参麦冬汤加泻白散化裁：南沙参 12 g，麦冬 10 g，百合 12 g，浮小麦 20 g，功劳叶 15 g，瓜蒌皮 12 g，桑白皮 10 g，地骨皮 12 g，石斛 12 g，侧柏叶 12 g，玄参 10 g，炒山药 15 g，生石膏 20 g（先煎），知母 10 g，旋覆花 9 g，佛手 10 g。14 剂，水煎服，每日 1 剂。茶饮方同初诊。

　　三诊：2010 年 9 月 10 日。药后汗出正常，口黏，手足心热，偶有鼻衄，咳嗽，痰黏量少，纳眠可，二便正常，舌质红，苔白腻，脉沉弦。类风湿因子 53 IU/ml，免疫球蛋白 27.4 mg/ml，红细胞沉降率 20 mm/h，血小板 377×10^9/L，尿常规未见异常。治以清燥润肺，养血通络，佐以祛湿。处方：南沙参 15 g，枇杷叶 12 g，桑叶 8 g，炒苦杏仁 9 g，炒薏苡仁 30 g，天冬 12 g，玉蝴蝶 10 g，川贝母 10 g，旋覆花 9 g（包），僵蚕 10 g，蝉蜕 10 g，虎杖 15 g，谷芽 30 g，麦芽 30 g，炒神曲 12 g，忍冬藤 15 g，炙甘草 6 g。14 剂，水煎服，每日 1 剂。

四诊：2011 年 1 月 11 日。药后手足心热、口干口渴减轻，鼻衄止，干咳明显减轻，纳眠可，二便正常。舌质红、舌体瘦小、苔薄黄腻，脉沉弦。红细胞沉降率 28 mm/h，类风湿因子 36 IU/mL，免疫球蛋白 22.6 mg/mL。治法：益气阴，调脾胃，佐以祛风活络。处方：南沙参 15 g，麦冬 12 g，枇杷叶 12 g，玉竹 10 g，炒白扁豆 12 g，炒苦杏仁 9 g，炒薏苡仁 30 g，桔梗 10 g，炒白术 12 g，山药 15 g，当归 12 g，炒桑枝 30 g，赤芍 12 g，白芍 12 g，地龙 12 g，忍冬藤 20 g，全蝎 6 g，络石藤 15 g，生姜 1 片。14 剂，水煎服，每剂分 3 次，1 日半 1 剂，以缓调收功。

【按语】

本案患者为燥痹之重症，在短期内疾病进展迅速且侵及肺脏，形成肺痹。此为燥痹不愈，病情迅速由表入里，伤及脏腑。治疗当标本兼治。在益气养阴的基础上，重在清肃肺热、宣肺止咳，方中用半夏、苦杏仁、川贝母、枇杷叶、桑叶可调理肺之宣降，达到清热化痰之功效。路老治疗重症喜用血肉有形之品，用僵蚕可化痰散结、解毒；伴见关节肌肉疼痛，多选用忍冬藤、络石藤、桑枝等通络止痛，疼痛甚者可选用全蝎、露蜂房等虫类药以搜剔通络，祛风解毒。治疗全程尤注重顾护脾胃，慎用辛燥之品，以免耗伤津液。

参考文献

[1] 程增玉，徐浩东，庞枫韬，等.路志正从阴火论治干燥综合征经验 [J].中医杂志，2022，63（6）：516-520.

[2] 姜泉，张华东，陈祎，等.路志正治疗干燥综合征经验 [J].中医杂志，2016，57（6）：463-465.

第五章 血管炎

陈彤云教授分缓急辨治变应性皮肤血管炎经验

【名医简介】

陈彤云，第三、第四、第六批全国老中医药专家学术经验继承指导老师，第二届"首都国医名师"，首届"中国最美女医师"，首届全国名中医。历任中华中医药学会副会长，中华中医药学会外科分会副主委，《北京中医》杂志副主编，国家自然科学基金会评审委员会委员，中华全国中医学会第二届理事会副理事长，北京中医药学会秘书长、副会长。

【学术思想】

陈教授是燕京赵氏皮科流派的领军人及代表性传承人。创"文质"学说，首开美容中医皮肤病学先河，倡"调通"理论，强调内外调通、气血调畅、阴阳调和、脏腑调顺。建中医皮肤病的"内、外、气、血""四维"诊疗体系。是美容中医皮肤学科的开拓者。率先提出了炎症性皮肤病为"热、湿、毒、瘀"四因导致，确立"清肺胃、调肝脾"法则。总结色素性皮肤病病因为"三脏为根、瘀滞成斑"。完善疑难性皮肤病"从湿、火、血、瘀"论治的理论。其理论和实践，在中医皮肤科及美容医学界产生重要影响。

【诊断思路】

变应性皮肤血管炎（allergic cutaneous vasculitis，ACV）是累及毛细血

管、微静脉、微动脉的小血管坏死性血管炎，皮损常见于双下肢，皮肤表现以紫癜、斑丘疹、血疱、结节、溃疡、萎缩瘢痕等为主，明代王肯堂《证治准绳》记载了"瓜藤缠""湿毒流注"病名，其均为寒湿侵入、湿热下注所致。外感湿邪或湿热之邪蕴于肌肤，郁而化热，气血凝滞，血络损伤，日久则迁延成毒，形成湿毒、热毒、瘀毒、血热等互相交结之复杂病机。陈教授认为，患者因阳气虚弱、卫表不固，寒湿袭表；或因脾胃虚弱、饮食生冷；或因肝肾阳气不足，气不化水等因素，而致水湿内停，气机运行失常，推动无力，血瘀脉中，日久成毒而发病。

【治疗方法】

陈教授根据 ACV 的发展过程，分三期三型论治，强调应用消托补三法，并将活血化瘀贯穿治疗始终。

1.急性期——湿热火毒、瘀血阻络。临床表现为丘疹、红斑、瘀斑、水疱、破溃渗液、紫红色结节、肢体肿胀、烧灼痛、乏力等，甚者血疱、表皮坏死、溃疡，部分伴有低热，口干口苦，小便黄，大便干结。舌红，苔薄黄，或黄厚，或黄腻；脉弦滑数。治法：清热解毒、利湿通络。方药：四妙勇安汤、三妙丸、桃红四物汤加减。陈教授认为，急性期治疗目的是控制病情，以祛邪为主。在四妙勇安汤、三妙丸、桃红四物汤基础上，毒热重者，可加五味消毒饮、黄连解毒汤加减；湿热重者，可加防己茯苓汤加减；瘀毒重者，可加鸡血藤、乳香、没药、地龙、伸筋草、路路通等；若见斑片紫黑、血疱、表皮坏死者，证属热邪炽盛、伤及血络，可加犀角地黄汤加减；若皮损以结节为主，色暗红者，证属气滞血瘀，可加柴胡郁金汤加减。

2.缓解期——气虚血瘀、余毒未清。多见于急性期后，病情得到初步控制，仍有散发皮疹或无新发，伴有皮色暗红，或水疱、血疱结痂，或结节日久，或溃疡未愈。舌淡暗，苔白或薄黄；脉弦细或细数。治法：益气活血、托毒外出。方药：托里消毒散、桃红四物汤加减。

3.稳定期——正气不足、脉络瘀滞。多见于常年反复发作者，丘疹、红斑、瘀斑、水疱、破溃、紫红色结节、血疱、表皮坏死等皮损及肢体肿胀、疼痛症状完全消退，遗留色素沉着及萎缩性瘢痕，伴有乏力、消瘦、食少、怕凉等症状。舌淡，苔薄白；脉沉细。治法：补脾益肾、养血活血。方药：归肾丸、桃红四物汤加减。

【治疗绝技】

陈教授常将金银花、忍冬藤、蒲公英一同使用，且用量均多至30g，因金银花少用则力单，解毒而不耗气血；蒲公英，味苦气平，泻火力微但不损土，故均须多用。陈教授还喜用玄参，用量20～30g，其走血分而通血瘀，消散热结痈肿；加地龙、路路通、伸筋草等，增加通经活络的作用。

陈教授认为，缓解期虚实夹杂，余毒未清，应以扶正托毒为主，祛邪为辅。用黄芪20～30g，太子参20～30g，补益肺脾之气，气旺血行、瘀去络通，黄芪内托已溃疮疡、生肌收口，利于皮损愈合。加用少量清热利湿之品清解余毒，多予金银花或忍冬藤，用量均在10～15g。再以当归、生地、白芍养血活血；桃仁、红花活血化瘀；地龙、路路通、伸筋草通经活络，将活血化瘀贯穿始终。

邪之所凑，其气必虚，反复发作必因正气虚、无力抗邪，故即使稳定期皮损痊愈，也应坚持药物治疗，提高抗病能力。正气虚损，补脾益肾、养血活血，方能预防疾病复发。偏气虚者，加四君子汤；偏血虚者，加四物汤；偏阴虚者，加左归丸；偏阳虚者加右归丸。陈教授在虚证气血阴阳辨证用药基础上，喜用归肾丸平补肾气，组成：山茱萸12～15g，枸杞子15～20g，菟丝子9～12g，杜仲6～9g。稳定期扶助正气时，用药宜轻缓，以防滋腻碍胃，可用丸剂，取"丸者缓也"。

【验案赏析】

患者，男，25岁，2018年7月25日初诊，主诉：双小腿红斑、丘疹伴溃疡反复发作6年余，加重1月余。患者6年前双足、小腿出现丘疹，逐渐加重，病情迁延反复发作。刻下症见：双小腿肿胀，可见丘疹、红斑、结节、溃疡，疼痛重，食纳可，二便调，眠安。舌淡红，苔黄厚，舌下静脉迂曲，脉滑数。专科检查：双足背、踝、小腿轻度肿胀，散在红色丘疹、斑片，可触及结节，色红，触痛明显，小腿外侧溃疡面积4cm×4cm，肉芽不鲜，脓水淋漓，疮周色暗红。西医诊断：变应性皮肤血管炎。中医诊断：瓜藤缠；湿热下注、瘀阻脉络证。治以清热解毒、利湿通络。方药组成：金银花30g，蒲公英30g，忍冬藤20g，白茅根20g，黄柏10g，六一散30g，丹参30g，赤芍10g，玄参20g，地龙10g，红花10g，鸡血藤15g，川牛膝 15 g，伸筋草 15 g，路路通 15 g，茯苓 15 g，白术 10 g，防己 10 g，当归 10 g，生甘草 9 g。14 剂，水煎，日 1 剂，早晚餐后温服。丘疹、结节处外用化毒散膏；溃疡处采用红纱条，每日换药 1 次。嘱患者忌食辛辣刺激之品，忌久站久立。药后患者自觉症状减轻，抄方再服 7 剂。

二诊：2018 年 8 月 15 日。肿胀、皮疹明显减轻，丘疹消退，红斑色暗，溃疡面积较前缩小至 3 cm×3 cm，疼痛减轻。舌淡红，苔白，舌下络脉迂曲；脉细。方药组成：黄芪 20 g，太子参 20 g，忍冬藤 15 g，鸡血藤 15 g，红花 10 g，桃仁 10 g，伸筋草 15 g，路路通 15 g，地龙 10 g，怀牛膝 15 g，枸杞子 15 g，山茱萸 15 g，白芍 30 g，生甘草 6 g。14 剂，煎服法同前；溃疡处治疗方法同前。后患者抄方服药 1 月余。

三诊：2018 年 10 月 10 日。皮损大部分已消退，溃疡面可见 1 cm×1 cm 痂皮，无疼痛，舌脉同前。前方减忍冬藤，继续服用 2 个月。

【按语】

方中金银花甘寒入心，善于清热解毒，故重用为主药；当归活血散瘀，流通血脉，以濡养四末；玄参泻火解毒，养阴散结；生甘草清解百毒，配金银花加强清热解毒之力，合当归、玄参养阴生津，调和诸药。

参考文献

[1] 韩颐，徐佳，曲剑华，等.陈彤云分缓急辨治变应性皮肤血管炎经验 [J]. 北京中医药，2022，41（1）：14-15.

蔡炳勤教授运用五草汤治疗变应性血管炎经验

【名医简介】

蔡炳勤，广东省中医院主任医师、中医外科专家。广东省中医院教授，博士研究生导师，广东省名中医，岭南疡科流派第二代学术传承人，第三、第四批全国老中医药专家学术经验继承工作指导老师，中华中医药学会外科分会委员。

【经典名方】

五草汤（蔡炳勤教授经验方）
组成：仙鹤草、紫草、豨莶草、墨旱莲、茜草。
用法：常法煎服。

【学术思想】

蔡教授根据"同病异治""异病同治"的观点，从"证"的研究出发，提出周围血管病中，脉管炎属"虚瘀证"，动脉硬化闭塞证属"痰瘀证"，静脉曲张性溃疡属"湿瘀证"。

【诊断思路】

蔡教授常将五草方用于临床多种疾病中有血热证候的患者，如变应性血管炎、雷诺病、克罗恩病、尿血、肠出血等。

【治疗方法】

五草汤为蔡教授经验用方，由仙鹤草、紫草、豨莶草、墨旱莲、茜草组成。仙鹤草性平味苦，功能止血、健脾，主治咯血、吐血、尿血、便血、赤白痢疾、崩漏带下等。紫草性寒，功能凉血，活血，解毒透疹，可用于疮疡、湿疹、水火烫伤、火热毒盛、斑疹紫黑等。《本草纲目》言紫草："其功能于凉血活血，利大小肠。故痘前欲出未出，血热毒盛，大便闭涩者，宜用之。已出而紫黑便闭者亦可用。若已出而红活，及白陷大便利者，切宜忌之。"豨莶草性寒，具有祛风湿、利关节、解毒之效，主治风湿痹痛、筋骨无力、腰膝酸软、四肢麻痹、半身不遂、风疹湿疮。《景岳全书》云豨莶草："气味颇峻，善逐风湿诸毒……善治中风口眼歪斜，除湿痹腰脚痿痛麻木。"墨旱莲性凉，味甘、酸，入肝、肾经，功能养阴、补肾、凉血、止血，主治吐血、咳血、衄血、尿血、便血、血痢、淋浊、带下、须发早白等。《日华子本草》云墨旱莲："鳢肠，排脓，止血，通小肠，长须发，敷一切疮并蚕。"茜草性寒味苦，有凉血止血、祛瘀痛经的功效，主治吐血、衄血、崩漏下血、外伤出血等，《景岳全书》言茜草："阴中微阳，血中要药。其味苦，故能行滞血；其性凉，故能止动血。治劳伤吐衄时来，除虚热漏崩不止，亦通经滞，又疗乳痈，散跌仆血凝瘀聚，解蛊毒败血烂肝，凡诸血热血瘀，并建奇功。"故蔡教授认为五草搭配具有凉血解毒祛湿、化瘀止血之功，凉血而不滞血，又能补肾健脾养阴，清中有补，以清为主。

方中仙鹤草被蔡教授赞誉为中药的"激素"，却无激素的不良反应，五草合用可有效调整机体免疫系统功能。现代药理学研究认为，仙鹤草具有抗肿瘤、抗氧化、镇痛抗炎、止血降压、抗疟杀虫等作用，在临床上广泛用于治疗肿瘤、糖尿病、出血、梅尼埃病及阴道滴虫病等；紫草具有较好的抗菌、抗肿瘤、抗病毒、抗炎、抗过敏、保肝降酶等作用；豨莶草有抗炎镇痛、保护肝肾、改善心脑血管、抗肿瘤、治疗急性肠炎、创伤修复等功效；墨旱莲其对免疫系统有双向调节作用，并能护肝、抗氧化、抗炎、止血；茜草具有抗菌消炎、抗氧化、抗癌、免疫调节、解热镇痛的作用。五草共用，有调节全身免疫、抗炎抗菌、止血止痛、止痢等作用，所以可用于治疗免疫性血管性疾病、肠道疾病及外科之血热出血病。

【治疗绝技】

方中仙鹤草入脾经可健脾，蔡教授常重用至 30 g，紫草、豨莶草、墨旱莲、茜草均为寒凉药物，蔡教授常用量为 10～15 g。本方用药寒凉，为防寒凉伤阴伤胃，全方用药时间不宜过长，续诊时可适当减少其中一两味药，并加健脾药同用。治疗周围血管性疾病患者，因其病在皮肤经络，反复发作多缘于气虚卫外不固，常合玉屏风散（组成：黄芪、白术、防风）加减以益气固表，调营卫，通经络；阳虚者合黄芪桂枝五物汤（组成：黄芪、桂枝、白芍、生姜、大枣）加减益气温阳。下肢肿胀者加牛膝、泽泻、泽兰等品利水消肿，热入营血加牡丹皮、水牛角清营凉血，阴虚者加知母、麦冬、玄参、生地等清热滋阴，湿盛加苍术、车前子、土茯苓、黄柏等以利湿。治疗出血性疾病加止血药，尿血加藕节、蒲黄、小蓟，便血者加槐花炭、荆芥炭、地榆炭；治疗肠腑疾病，常合枳术丸健脾导滞；反复腹泻患者常有气虚、中气下陷之证，常合升陷汤（组成：黄芪、升麻、知母、桔梗、柴胡）加减益气升阳。

【验案赏析】

刘某，女，23 岁，因"反复双足多发红斑、溃疡疼痛 3 年"就诊。近 3 年来反复双足多发红斑、局部溃疡疼痛，愈后结痂，行走疼痛，双足畏热，每年夏季发作、秋冬好转，平素胃纳可，眠一般，多梦；月经不调，量少，色红，1 个月行经 2 次；舌淡胖，苔薄白，脉弦数。既往曾服用激素治疗。中医诊断：脱疽；辨证属气虚血热、瘀毒互结。西医诊断：变应性血管炎。治疗宜攻补兼施，以益气清热凉血、解毒祛瘀为法。拟五草汤加减：仙鹤草 30 g，茜草、紫草、豨莶草、墨旱莲、黄芪、苍术、牡丹皮各 15 g，防风、乌梅各 10 g，水牛角 20 g（先煎），甘草 5 g。

二诊：患者服上方 7 剂后自觉疼痛症状减轻，遂自行续服用原方 15 剂。复诊时双小腿无明显疼痛，未见新生溃疡，仍可见色素沉着，睡眠改善，二便调；月经色淡，量少，经期间隔时间较前变长；舌淡，苔白，脉弦滑。遂在上方基础上增强黄芪用量至 30 g，水牛角增量至 30 g，去豨莶草、墨旱莲，减轻清热养阴之力，加海桐皮、姜黄以增强温经通络之功；续服 14 剂。

三诊：服药后双小腿无明显疼痛，色素沉着较前减轻，月经经期正常，量少，色较前变淡，纳眠好，二便调。遂在上方基础上去姜黄，复用墨旱莲，患者为外地患者，自行取药服 1 月余后，无不适，遂停药，停药后至今未见新生溃疡及疼痛发作。

【按语】

西医用激素治疗变应性血管炎，久服则其本必虚，患者血热瘀毒互结并有本虚之象，用五草汤清热解毒，凉血祛瘀，合玉屏风散益气固表（白术换苍术为增强祛湿作用），水牛角合牡丹皮入血分清营凉血，乌梅收敛生津，防诸药凉而伤阴。初用时剂量均轻，拟投石问路，适用后患者症状减轻好转，遂继续大剂量使用，效果逐渐明显。

参考文献

[1] 黄亚兰，江思静，刘明，等 . 蔡炳勤自拟"五草汤"的治疗经验 [J]. 中医药临床杂志，2021，33（2）：261-263.

边天羽教授运用经方治疗变应性皮肤血管炎经验

【名医简介】

边天羽,曾任天津市长征医院院长、天津市中西医结合皮肤病研究所所长。从事中西医结合皮肤病临床、教学、科研 50 余年,创立中西医结合皮肤病基地。作为皮肤科中西医结合事业的开拓者及奠基人,创建了完整的皮肤科中西医结合理论体系,提出皮疹辨证及自觉症状辨证的创见,为后来皮肤病中西医结合事业的发展奠定了坚实的基础。边老重视科研,与天津医科大学及中国医学科学院血液病研究所开展科研合作,带领大家取得科研成果 23 项,获市级、局级科技进步奖 9 项,以第一作者身份发表论文 28 篇,出版专著 5 部。

【学术思想】

边老对变应性皮肤血管炎有独到的认识,认为血瘀是主要病机,但产生瘀血的原因则可有表里寒热虚实阴阳之分,特别是寒热是辨证的关键。这充分体现了"治病求本"的中医思想。

【诊断思路】

中医称变应性皮肤血管炎为"瘀血流注",边老根据多年临床经验,将变应性皮肤血管炎分为 2 型:毒热血瘀型和气血两虚型。

【治疗方法】

本病的紫斑、溃疡等的发生与血瘀有密切关系,该病早期、进行期多为实证、热证,而此病在慢性病程中,特别是慢性溃疡时,可为虚证。

1.毒热血瘀型 症见:双下肢急性红斑、紫癜、结节、溃疡;自觉灼热,疼痛,口渴,伴发热,关节痛;舌质红,苔黄,脉弦或滑数。故可采用清热解毒、凉血活血化瘀等治法。根据病情酌情采用犀角地黄汤、消毒饮、三黄汤、桃红四物汤等方剂，常用的方剂为加减四妙勇安汤，生地、元参有凉血清热止血之功；银花、连翘有清热解毒的作用；当归、鸡血藤有活血散瘀、通经活络功效。该方中重用甘草 15 g，是加强培本补脾的作用。若热重可加用水牛角粉（1 g 冲服）、茅根、丹皮、紫草等；毒热重可加用黄芩、黄柏、黄连、蒲公英、紫花地丁、野菊花等；血瘀重可加用赤芍、桃仁、红花、乳没、皂角刺、虎杖等；正气虚可加用黄芪、桂枝等。

2.气血两虚型　症见：斑丘疹或慢性溃疡，肉芽不新鲜，皮色正常或暗红；口不渴，伴有全身无力，手足发凉；舌质淡，苔薄白，脉沉细无力。慢性溃疡的发生常提示气血两虚，特别是肉芽不新鲜、生长缓慢时，宜用十全大补汤或八珍汤治疗，可使晚期溃疡由寒疡、虚证转为热疡、实证，以助溃疡尽快消失。若出现腰酸痛、四肢厥冷等阳虚症状，宜用阳和汤或十全大补汤加肉桂、附子等治疗。

【治疗绝技】

"气为血之帅、血为气之母"。治血必须理气，故理气之药如陈皮、防风、元胡等药也可酌情加减。其他如软坚之品、通经活络之药也可应用。有的顽固性结节或溃疡还可由痰湿导致，可加用化痰消核之半夏、茯苓、白芥子、白附子、胆南星等药物治疗。

中药雷公藤多苷片，成人剂量按体重每日每千克 1 ~ 1.5 mg 治疗也有一定效果。出现溃疡时，一般可用玉红膏以生肌长肉。肉芽已长出时，可用生肌象皮膏长皮。

【验案赏析】

王某，女，40 岁，下肢出现紫红色结节、溃疡半年余。半年前无明显诱因下肢出现紫红色结节、斑块、溃疡性皮疹，疼痛，伴有低热。曾在外院治疗，症状未减轻。近 1 个月来，间断出现高热，皮疹加重，出现关节疼痛，躯干等部也出现红色结节。为求进一步中西医结合治疗，由门诊收入院。现症：双下肢紫红色结节、斑块与溃疡性皮疹，伴有疼痛，睡眠欠佳，五心烦热，月经周期正常，痛经，经量一般，暗黑色，有血块，纳差，大便干，小便可,舌红苔黄腻,脉滑数。化验:红细胞沉降率 102 mm/h,血常规、尿常规及肝肾功能正常,血狼疮细胞阴性。病理描述:表皮轻度角化过度,棘层肥厚,真皮毛细血管壁纤维蛋白渗出,红细胞外溢,周围中性粒细胞浸润,结合临床表现符合变应性皮肤血管炎。西医明确诊断为变应性皮肤血管炎。中医诊断:瘀血流注。证型:阴虚毒热血瘀证。治法:养阴凉血、化瘀解毒。予以四妙勇安汤加减:生地 15 g,元参 10 g,金银花 15 g,连翘 10 g,当归 10 g,鸡血藤 15 g,甘草 15 g。住院后予以泼尼松每日 45 mg 与中药加减四妙勇安汤治疗,病情有所缓解,但仍间断发热 38.6 ℃,纳差,腹胀,怕冷,大便溏薄。

住院后第 7 日开始,手脚发凉,观其脉证属脾肾阳虚血瘀证,予以温补脾肾、活血化瘀的白塞病方治疗:附子 6 g,肉桂 6 g,半夏 10 g,陈皮 10 g,干姜 6 g,归尾 10 g,赤芍 10 g,红花 10 g,三棱 10 g,莪术 10 g,茯苓 10 g,甘草 10 g。第 3 日体温即开始下降,第 4 日恢复正常,后继续应用该方加减,激素逐渐减量至停用,基本痊愈后出院。

【按语】

本例初诊症状为高热,下肢出现紫红色结节、斑块及溃疡性皮疹,中医辨证为阴虚毒热血瘀证,边老选方为加减四妙勇安汤,养阴凉血、化瘀解毒,生地、元参清热凉血止血;金银花、连翘清热解毒;当归、鸡血藤活血化瘀、通经活络;甘草和中。配合中等剂量激素治疗,然而,病情虽有所缓解,但是仍发热 38.6 ℃,怕冷,腹胀,纳差,大便溏薄,每日 1～2 次,一派脾肾阳虚血瘀之象,故采用温补脾肾、活血化瘀的白塞病方治疗。方中附子、肉桂温补肾阳;干姜、半夏、陈皮、茯苓、甘草温脾健胃利湿;归尾、赤芍、红花、三棱、莪术活血化瘀,辨证论治,效果显著。

参考文献

[1] 李娟娟,王红梅,林鹏,等.边天羽治疗变应性皮肤血管炎的临床经验 [J]. 内蒙古中医药,2019,38（5）:63-64.

第六章　特发性炎症性肌病

胡荫奇教授运用四妙散合知柏四物汤治疗风湿性多肌痛经验

【经典名方】

四妙散（出自《成方便读》）

组成：黄柏、苍术、牛膝、薏苡仁各 12 g。

用法：上为细末，面糊为丸，如梧桐子大，每服十丸，空心，姜、盐汤下，忌鱼腥、荞麦、热面、煎炒等物。

原文：内经有云，治痿独取阳明，阳明者主润宗筋，宗筋主束骨而利机关也。苡仁独入阳明，祛湿热而利筋络，故四味合而用之，为治痿之妙药也。

【学术思想】

风湿性多肌痛属于中医"肌痹"范畴，胡教授认为其基本病机以脾肾亏虚为本、湿热内蕴为标，并认为血瘀贯穿肌痹整个发病过程。

【诊断思路】

《素问·长刺节论》载："病在肌肤，肌肤尽痛，名曰肌痹"，此述与风湿性多肌痛病位、临床表现一致，故可属肌痹范畴。《严氏济生方·五痹论治》曰："肌痹之为病，应于脾。"《杂病源流犀烛》言："湿喜归脾，流于关节，四肢疼痛而烦。"脾主运化水湿，脾土受困，运化失权，则湿热内生；复感外邪，内外相引，湿热流注于肌肉关节而见疼痛。肾为"封藏之本，精之处也"，病久及肾，"精气夺则虚"，外邪乘虚而入，邪气滞留关节、肌肉，不通则痛，此即"皆因体虚……而成痹也"，肾虚又开阖失司、津液代谢不利，则腰膝酸软、尿少浮肿。故胡教授认为脾肾两虚是肌痹发生的内在条件，是致病的根本原因，治疗当以健脾益肾为本。肌痹急性期常肌肉痛不可触，恶寒高热，关节肿痛，胡教授认为此时多为湿热之邪或风寒湿邪乘虚外侵，日久化生湿热凝涩筋而致。《诸病源候论》中论述了湿热可致肌痹的病机："人腠理虚者，则由风湿气伤之，搏于血气，血气不行，则不宣，真邪相击，在于肌肉之间，故其肌肤尽痛。"邪客肌肤，郁久化热，湿热凝滞肌肉而发病，此时治宜清热除湿，若湿热蕴久不祛亦将加重病情，病变迭出。所以治疗上活动期清热除湿，多选健脾化湿之剂以达培土固本之效，缓解期补益脾肾、益气养血，使生化有源、分肉得养，并将活血通络贯穿治疗始终，且选用活血养血之品通补并用、化瘀扶正。胡教授善于辨证施治与辨病用药相结合，遣方用药擅长运用经现代药理研究中具有类激素样作用的中药药对治疗。

【治疗方法】

疾病活动期——清热除湿亦顾护脾胃。肌肉、关节痛不可触或肿痛伴肌肉无力，恶寒高热，身重疲倦乏力，口中黏腻不爽，舌红苔黄腻，脉滑细数。此时多因体虚外邪入里化热，邪正胶着发病，治宜健脾利湿、活血通络，方用四妙散合知柏四物汤。胡教授遵"盖土强可胜湿，而气足自无顽麻也"之论，清除湿热不忘顾护脾胃，方用苍术、白术清热祛湿，其中"苍术健脾安胃，诸湿肿非此不能除"善于治外湿，白术"去诸经中湿而理脾胃"善于治内湿，两术并用既清热利湿又培土固本；再用薏苡仁、萆薢、黄柏、秦艽使湿热清、脾胃健、运化得、气旺而邪祛，地黄、知母、当归、赤芍、白芍滋阴活血，以免清热之品克伐伤阴；忍冬藤、穿山龙、僵蚕、川牛膝通络止痛，诸药合用达利湿健脾、化瘀止痛之效。若乏力明显者重用薏苡仁（45 g），《本草述》盛赞此药为"益中气之要药"，使补而不滞，清而不寒，免伤脾胃。

疾病缓解期——补益脾肾。四肢肌肉疼痛，面色不华，精神不振，腰膝酸软，四肢软弱无力，午后潮热，舌胖质红或偏淡，苔薄白或薄腻，脉细滑

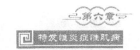

或细数。久病耗气伤阴，累及脾肾，治宜健脾益肾、补气养血，以参芪地黄汤加减，其中黄芪剂量宜大（45～60 g），方可温分肉、达外邪，最好用生黄芪；山药、茯苓健脾化湿，助脾肾运化、气血有源；地黄、山萸肉、杜仲补益肝肾，使肝肾得强、筋骨得养，其中地黄既可滋阴清热又可制约辛燥，胡教授认为用于午后潮热、口中黏腻不爽者最为合拍；穿山龙、牛膝、僵蚕通脉络、止痹痛；若浮肿加猪苓、泽泻、大腹皮；低热加青蒿。

【治疗绝技】

胡教授认为久病则瘀滞，气虚则血停，所以以通为用，寓补于通。本病后期常用补益之品，补益药多偏静，配伍活血之剂促进血运，寓补于通，补而不滞，故胡教授将活血通络贯穿肌痹治疗始终。临证中多用当归、丹参、鸡血藤、益母草、牛膝等既化瘀通络又养血扶正之品，少用莪术、三棱、大黄等破血逐瘀之物以免耗气劫血，亦体现其治疗本病注重固本培元之苦心。

胡教授善用药对，取现代药理研究之长因风湿性多肌痛对小剂量激素敏感，病证结合，常用有类激素样作用的中药治疗，形成独具特色的固定药对。如穿山龙与萆薢相须为用治疗湿热痹阻兼痰瘀之证疗效尤佳，其中穿山龙总皂苷在体内有类甾体激素样作用，可抑制炎症递质白介素–1β的分泌。知母与穿山龙配伍治疗肌肉关节疼痛伴有发热者效果显著，已证实知母可减轻糖皮质激素的不良反应，提高激素耐受性及依从性，对需撤减激素者可减少其反应。

【验案赏析】

赵某，女，61岁。主诉：四肢近端肌肉疼痛、下肢无力5年余，加重1个月。风湿性多肌痛病史5年余，曾用激素治疗，1个月前自行停药后症状加重。现症见：四肢近端肌肉疼痛、双膝关节肿痛，下肢无力伴浮肿，纳差，尿少，便干、日行1次，舌暗红、苔黄腻、脉弦滑。红细胞沉降率95 mm/h，C反应蛋白46.77 mg/L。中医诊断：肌痹；湿热内蕴证。治宜清热利湿、健脾益肾，佐以通络止痛。处方：苍术、知母、萆薢、枳实、益母草、川芎、延胡索各15 g，白术、黄柏、秦艽、僵蚕各12 g，川牛膝、薏苡仁、当归、忍冬藤、穿山龙、玄参各30 g，车前子、木瓜各10 g。14剂，水煎服，每日 1 剂。

二诊：四肢近端肌肉疼痛较前改善，仍感下肢无力，周身肌肉发僵，下肢浮肿，纳眠可，二便调，舌暗红，苔黄少津，脉弦。红细胞沉降率 86 mm/h，C 反应蛋白 43.69 mg/L。前方加泽泻、大腹皮各 12 g，生黄芪 45 g，继服 14 剂，水煎服，每日 1 剂。

三诊：四肢近端肌肉疼痛明显改善，下肢乏力、浮肿缓解，午后潮热，口中黏腻不爽，纳眠可，小便调，大便稀，每日 2 ～ 3 行。舌暗红，边有齿痕，苔黄腻，脉弦细。前方加党参 15 g、地黄 30 g、猪苓 20 g、黄芪增至 60 g，21 剂，水煎服，每日 1 剂。

四诊：四肢近端肌肉疼痛、乏力不显，双下肢不肿，纳眠可，二便调。舌质淡暗，边有齿痕，苔黄腻，脉弦。红细胞沉降率 40 mm/h，C 反应蛋白 17.25 mg/L。上方配制水丸，服用 3 个月。

复诊：患者近 2 个月无肌肉疼痛、乏力症状，红细胞沉降率 20 mm/h，C 反应蛋白 5.25 mg/L。

【按语】

本案患者肌痹发病日久，病势缠绵，脾肾两虚，因骤停激素而急性起病，以致湿热互结，治疗以"急则治其标"清热利湿、通络止痛，先以四妙散合知柏四物汤为基础清除表邪，加当归、忍冬藤、益母草养血活血；川芎、枳实调一身之气，气行以助血行，更以延胡索引药直达病所，复以车前子利湿消肿、木瓜解下肢疼痛。二诊加泽泻、大腹皮，重用生黄芪益气消肿。三诊时外邪已大解，当治其本，加党参、地黄、猪苓，黄芪增至 60 g，补益脾肾、利湿消肿。四诊不适感已减，效不更方。全方更以穿山龙、秦艽、僵蚕、草藤等胡教授常用药对配伍，既祛风湿、止痹痛，又借其免疫调节、类激素之现代药理作用而获佳效。

参考文献

[1] 赵敏，杨元斐. 胡荫奇治疗风湿性多肌痛经验 [J]. 中国中医基础医学杂志，2017，23（11）：1642-1643.

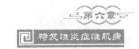

娄多峰教授治疗皮肌炎经验

【学术思想】

娄多峰教授认为本病病因病机多为外邪侵袭，痹阻皮肤腠理、肌肉；或脾胃亏虚，气血生化乏源，不能荣养四肢肌肉。本病是一个虚实夹杂性的病理机制。娄多峰教授运用"虚、邪、瘀"辨证论治皮肌炎：在辨证方面须掌握湿热痰瘀不同特征，以便了解何者为主，何者为次，即首辨虚邪瘀，再辨具体的何种虚、何种邪、是痰或瘀或气滞，这样才能相应地在用药上有所侧重。本病多虚实兼见，在早期以实证为主，中晚期则虚实兼见，或以虚证为主。

【诊断思路】

皮肌炎作为常见风湿病之一，本病的病因病机可概括为"虚、邪、瘀"。病位在肌肉，可涉及皮肤，与脾（胃）、肺、肾等脏腑关系密切。本病多为本虚标实，虚以脾胃亏虚为主；邪以湿为主，兼有风、寒、热、毒等；瘀为痰瘀、气郁。主要病机是邪痹肌腠，不通则痛；气血不足，肌腠失养。本虚标实又是其临床最基本的证候类型，可作为本病的辨证纲领，治疗可运用"虚、邪、瘀"辨证论治，邪实者以祛邪为主，或利湿通络，或清热燥湿解毒；正虚者以益气养血为主，重点在调理脾肾；痰瘀者以化瘀祛痰、理气通络为主。

【治疗方法】

1.湿阻肌肤证　症见：四肢肌肤重困憋胀、疼痛，肢体抬举无力，潮湿或阴雨天加重，脘腹闷胀，纳呆，舌胖苔滑或腻，脉弦滑或濡。病机：湿阻肌肤，脉络瘀滞。治法：理气除湿，活血通络。方药：理气除湿汤。茯苓30 g，苍术15 g，柴胡6 g，木瓜、草薢各15 g，地龙、丹参、青皮、香附、陈皮各12 g。

2.毒热入络证　症见：四肢肌肉疼痛、无力，眼睑皮肤红斑，色多红紫，发热或恶寒，口苦咽干，便干溲赤；舌质红苔黄，脉洪大或滑数。病机：毒热入络，郁壅脉络。治法：清热解毒，凉血通络。方药：犀角地黄汤加味。水牛角（先煎）、板蓝根、土茯苓各30g，赤芍、白芍各20g，牡丹皮、生地、葛根、丝瓜络各25g。

3.气血亏虚证　症见：四肢肌肉酸痛、无力、麻木，面色萎黄，唇甲色淡，头昏眼花，倦怠气短，或皮肤感觉异常；舌淡苔薄白，脉沉细无力。病机：气血亏虚，肌肉失荣。治法：益气养血，活血通络。方药：八珍汤合三痹汤加减。党参、黄芪、当归各20g，白芍15g，熟地20g，甘草9g，续断20g，怀牛膝15g，丹参20g，川芎12g，独活20g，细辛3g。

4.痰瘀气滞证　症见：四肢肌肉刺痛、顽麻，肌肤瘀斑，头晕头重，胸闷脘痞，泛吐痰涎，情志不遂病情加重，或见痰核硬结；舌胖淡，或有瘀斑，脉弦或滑或涩。病机：痰瘀气滞，不通不荣。治法：活血理气，化痰通络。方药：双合汤加减。当归20g，川芎12g，桃仁9g，白芍12g，生地20g，陈皮12g，姜半夏9g，红花9g，白茯苓15g，炒白芥子9g，香附12g，丹参20g，甘草6g。

【治疗绝技】

1.湿阻肌肤证　临证加减：寒盛者，加桂枝、淫羊藿各3～15g；气虚者，加黄芪、薏苡仁各12～30g，苍术易白术；寒湿痹阻者，合薏苡仁汤加减；湿热阻络者，合当归拈痛汤加减。

2.毒热入络证　临证加减：热甚者，加黄柏10g、连翘12g；表虚者，加生黄芪15g。

3.气血亏虚证　临证加减：肢体偏瘫者，用补阳还五汤加味；肢体发凉甚者，加制附片（先煎）9g，桂枝12g，葫芦巴12g，巴戟天20g；瘀血重者，加三棱9g、莪术9g、水蛭12g、地龙15g；脾胃虚弱者，合香砂六君子汤加减。

4.痰瘀气滞证　临证加减：怕冷明显者，加制附子9g。

以上方药，水煎服，每日1剂；重症每日可连服2剂。

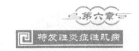

【验案赏析】

患者，女，38 岁，1992 年 3 月 27 日初诊，以"全身肌肉酸困疼痛 10 年"为主诉。患者 10 年前感受风寒，即日出现肢体肌肉酸困乏力，低热。病情呈波浪式加重，久治欠效。近 2 年全身冷痛，酸困无力，皮肤见暗红色斑块，经某省级医院诊为皮肌炎。现在症：全身肌肉酸困憋胀冷痛，体倦乏力，眼睑紫暗，面部皮肤对阳光过敏，下肢时肿，肌肤欠温，自汗，纳呆，口苦。白带清稀，月经有块。舌质淡胖，苔薄白，脉弦滑。实验室检查：白细胞计数 5.6×10^9/L，中性粒细胞百分比 0.70，淋巴细胞百分比 0.30，红细胞沉降率 3 mm/h，抗链球菌溶血素 O（－），类风湿因子（－）。肌电图显示肌源性疾病。诊断：肌痹（皮肌炎），证属湿阻肌肤。治以健脾除湿，活血通络。处方予理气除湿汤加减：白术 15 g，茯苓 30 g，薏苡仁 30 g，萆薢 30 g，当归 30 g，木瓜 30 g，青风藤 30 g，鸡血藤 30 g，透骨草 30 g，香附 20 g，甘草 6 g。10 剂，水煎服。

二诊：1992 年 5 月 23 日。患者服上药 10 剂，自述药后小便增多，身困减轻，面部对阳光不甚敏感。余症同前。上方加柴胡、青皮各 9 g，继服 20 剂。

三诊：1992 年 7 月 1 日。患者服上方 20 剂，肢体酸困冷痛、乏力消失，月经、白带如常，皮色恢复正常。舌质淡红，苔薄白，脉缓。患者无特殊不适。间断服上方 6 剂。注意精神、饮食等调摄，半年后复查。

1993 年 3 月 18 日复查，未发现明显异常。

【按语】

本案西医诊断为皮肌炎；中医诊断为肌痹，属邪实候之湿阻肌肤证。本案初为湿热郁闭肌肤，日久损伤阳气，瘀血留滞，且脾虚湿滞肌肤。故用茯苓、白术、薏苡仁、木瓜、萆薢健脾祛湿，既祛湿邪又健脾补气；青风藤祛风湿、通经络；当归、鸡血藤、透骨草活血化瘀通络。总之，本方祛湿邪（邪）为主，兼顾健脾扶正（虚），同时活血化瘀通络（瘀），虚、邪、瘀三者兼顾，共奏健脾除湿、活血通络之功，故而收效。

参考文献

[1] 李满意，刘红艳，娄玉钤.娄多峰教授治疗皮肌炎经验总结 [J]. 风湿病与关节炎，2022，11（4）：37-39.

范永升教授运用经方治疗皮肌炎经验

【学术思想】

范永升教授在治疗皮肌炎上重视中西医相结合、强调辨病辨证相结合，根据临床经验分为热毒炽盛、风湿热痹、痰热郁肺、阴虚内热、气血亏虚和气阴两虚等 6 个中医证型。重视应用清热解毒药和活血祛瘀药，并注意阴液的顾护。

【诊断思路】

范永升教授认为皮肌炎患者发病的根本因素在于先天禀赋不足，正气亏虚，复因湿热毒邪侵袭而致病，总属虚实夹杂之证。脾喜燥恶湿，湿热之邪最易伤脾碍运，精微输布失常，不能濡养四肢肌肉，又湿性黏滞，痹阻筋脉，而致四肢无力及疼痛，疾病缠绵难愈，病久可累及肝肾。疾病活动期即现血热相互搏结致瘀，眼睑、颈前、颈后、胸部出现特征性皮疹，湿热之邪内蕴较重；缓解期气虚血滞，瘀血阻络较甚，在正虚的基础上，湿热相结，黏滞难去，使本病缠绵难愈，遇诱因易复发。因此，范永升教授认为正虚、湿热、血瘀贯穿该病的始终。

【治疗方法】

1.热毒炽盛证　多见于急性期，红斑、肌痛较甚。肢体多处红斑，斑疹鲜红或紫红，高热，或有肌痛、肌无力，舌红苔黄脉数。治法：清热解毒，凉血祛瘀。方选犀角地黄汤、白虎汤甚或清瘟败毒饮加减。

2.风湿热痹证　多见于急性期，关节疼痛较甚。肢体红斑，四肢关节肌肉疼痛，烦热，舌红苔黄腻，脉滑数。治法：清热祛湿，祛风通络。方选宣痹汤、银翘散加减。

3.痰热郁肺证　见于合并急性间质性肺炎，肺部症状突出。发热，胸闷气急，咳嗽少痰，舌红苔白腻或浊腻，脉滑。治法：宣肺清热，化痰通络。方选麻杏石甘汤、小陷胸汤、千金苇茎汤加减。

4.阴虚内热证　多见于缓解期。面色潮红，红斑隐现，五心烦热，潮热盗汗，口咽干燥，舌红少苔，脉细数。治法：养阴清热，凉血消斑。方选青蒿鳖甲汤加减。

5.气血亏虚证　多见于缓解期。肌无力症状突出，红斑淡隐，神疲乏力，纳差，头晕，脱发，月经稀少，舌淡苔薄白，脉沉细。治法：健脾益气，养血祛风。方选归脾汤、补中益气汤加减。

6.气阴两虚证　多见于间质性肺病缓解期。咳唾涎沫，短气喘息，咽干口燥，乏力，纳差，舌淡暗，苔少或薄白，脉沉细。治法：益气养阴，化痰通络。方选麦门冬汤、补肺汤加减。

【治疗绝技】

范永升教授治疗皮肌炎一般在急性期热毒炽盛、热入营血时重用清热解毒药。范永升教授常应用清热解毒凉血药物配伍应用，如水牛角与生地、生地与赤芍、生石膏与知母等配伍以加强清热解毒药的效力。同时常用大剂量清热解毒药物，如水牛角30～45 g、生石膏30～45 g、白花蛇舌草30 g等。水牛角必须先煎0.5～1小时才能起到清营凉血的效果。

范永升教授治疗皮肌炎重视活血祛瘀药的应用，现代医学认为皮肌炎免疫损伤的靶器官是血管，病理特点为血管炎。因此皮肌炎中必然现血瘀证，如皮疹呈紫红色，肺间质病变也有血瘀病理过程的参与。范永升教授常用郁金和丹参等辛凉性味的活血祛瘀药，累及皮肤常用牡丹皮、赤芍、凌霄花凉血祛风，累及肺部常用桃仁、地龙等活血通络。范教授赤芍用量较大，常用30 g。王瑞等通过实验研究发现赤芍提取物能抑制血小板聚集、明显延长部分凝血活酶时间，作用优于白芍提取物。并在治疗中注意阴液的顾护。热毒易于耗伤津液，古人云"留得一分津液，便有一分生机"，因此疾病急性期须时常顾护阴津。热邪耗伤阴液，使血液黏稠，血液循环缓慢，在血脉中凝聚成瘀。养阴药具有生津液的功效，降低血黏度，改善血循环，因此养阴药有散瘀之功，如吴鞠通云："地黄去积聚而补阴。"范永升教授常应用生地、麦冬、玄参、南北沙参等养阴生津。

【验案赏析】

患者，女，47岁，2013年1月4日初诊，因"全身多处红斑1月余，发热干咳3日"入院。患者1月余前出现全身多处红斑，以颜面部、背部及四肢关节伸侧为主，伴四肢关节疼痛及口腔溃疡，3日前出现发热干咳，最高体温达39.6 ℃，伴胸闷气急。查体：颜面部、背部、四肢关节伸侧可见红斑，压之不褪色，Gottron征（＋），披肩征（＋），双肺可闻及散在Velcro啰音，舌红苔薄黄，脉数。查C反应蛋白48.0 mg/L，红细胞沉降率69 mm/h，肌酶谱、肿瘤指标正常。抗核抗体阴性。血气分析提示Ⅰ型呼吸衰竭。肺部HRCT提示两肺弥漫间质性肺炎，肌电图无异常。西医诊断：无肌病性皮肌炎、间质性肺炎、Ⅰ型呼吸衰竭。中医诊断：皮痹、肺痹（热毒炽盛，痰热郁肺）。西医治疗予以甲泼尼龙针0.5 g/d×3 d冲击，继予甲泼尼龙针80 mg/d及环磷酰胺针0.6 g/2周冲击。中医治疗：发热，胸闷气急、干咳，颜面部，背部及四肢关节伸侧多出红斑，大便干结，舌红苔薄黄，脉数。治拟清热解毒凉血，宣肺化痰止咳。方予青蒿鳖甲汤合麻杏石甘汤加减：青蒿30 g，生地15 g，牡丹皮12 g，赤芍18 g，麻黄5 g，苦杏仁9 g，生石膏30 g，炙甘草12 g，芦根30 g，炙百部20 g，姜半夏9 g，瓜蒌皮12 g，黄芩12 g，桔梗5 g，柴胡10 g，鱼腥草30 g，桃仁12 g，7剂，水煎服，日1剂，分2次餐后服用。

二诊：2013年1月11日。发热消退，肢体红斑减少，活动后气急，感咽痛，仍有咳嗽，咳中等量白痰，大便偏干。治法同前。前方桃仁加至15 g，加用射干6 g解毒化痰平喘、续进7剂。

三诊：2013年1月18日。肢体红斑明显减少，咳嗽气急减轻，无咽痛，咳白痰，量少，大便转畅。前方去射干、鱼腥草。续进14剂。

【按语】

此患者为痰热郁肺证，合并间质性肺炎，肺部症状突出，方选麻杏石甘

汤加减，因患者兼证有阴虚内热之象，用青蒿鳖甲汤，两方共奏清热解毒凉血、宣肺化痰止咳之功。

参考文献

[1] 何兆春.范永升治疗皮肌炎经验撷要 [J].浙江中西医结合杂志，2009，19（9）：530-531.

[2] 李正富，吴德鸿，范永升.范永升教授治疗皮肌炎特色探析 [J].中华中医药杂志，2015，30（3）：761-763.

[3] 何兆春，李正富，吴德鸿，等.范永升治疗皮肌炎合并间质性肺病经验探析 [J].中华中医药杂志，2020，35（4）：1835-1839.

边天羽教授治疗皮肌炎经验

【经典名方】

1. 甘麦大枣汤（出自《金匮要略·妇人杂病脉证》）

组成：甘草 150 g，小麦 480 g，大枣 10 枚。

用法：水煎服。上三味，以水六升，煮取三升，温分三服。

原文：妇人脏躁，喜悲伤欲哭，象如神灵所作，数欠伸，甘麦大枣汤主之。

2. 小柴胡汤

组成：柴胡 24 g，黄芩 9 g，人参 9 g，半夏（洗）9 g，甘草（炙）6 g，生姜（切）9 g，大枣（擘）4 枚。

用法：上七味，以水一斗三升，煮取六升，去滓，再煎，取三升，温服一升，日三服。

原文：往来寒热，胸胁苦满，默默不欲饮食，心烦喜呕，或胸中烦而不呕，或渴，或胸中痛，或胁下痞硬，或心下悸，小便不利，或不渴，身有微热，或咳者，小柴胡汤主之。

【学术思想】

边老在皮肤科理论方面以内经的基本理论为基础，在风湿免疫性疾病中擅长运用脏腑辨证的理论。边老师古而不泥于古，创立气血风热证。认为久病注重络脉阻，活血又当辨其因。

【诊断思路】

边老认为皮肌炎急性期发病机制为邪毒郁在半表半里，临床表现为高热、面部红斑水肿、肌肉酸痛、乏力、吞咽困难等症状，治疗以小柴胡汤加减；恢复期发病机制为津液损耗，肝肾亏虚，出现乏力、肌肉萎缩、吞咽困难、内脏受损等症状，治应调理肝肾气血津液。

【治疗方法】

针对脾胃功能障碍这一核心病机，边老以甘麦大枣汤为基础方治之。皮肌炎的主要症状为肌肉酸痛、水肿；或肌肉消瘦、痿软无力，甚则步履全废，常伴有声音嘶哑、饮水呛咳等，乃阳明经受损所致。而脾胃相为表里，同属中焦，共同完成水谷受纳、腐熟、消化吸收与输布，二者关系密不可分。《素问·痿论》云："脾主身之肌肉"，说明肌肉的运动功能多赖以脾胃功能之正常。饮食不节、劳倦过度可损伤脾胃，脾胃亏虚，运化失司则无以化生气血，体内气血不足、营卫失调，肌肉失于濡养则痿软无力、肌肉消瘦，甚则步履全废；卫表不固，则无以抵抗外邪，外邪侵袭，郁于皮肤肌肉，热郁皮肤，则出现面部红斑；热郁肌肉，肌肉失养，气血阻滞，则出现高热、肌肉酸痛；感受外来之湿邪，湿热困脾，使脾不能运化水湿，湿性黏滞，留而不去，则形成水肿；外邪留滞于咽喉，则声音嘶哑、饮水呛咳。

【治疗绝技】

边老汲取了《素问·痿论》中"治痿独取阳明"的观点，用甘麦大枣汤作为基本方。边老则取浮小麦味甘性凉，归心经，主养心、养胃，兼益气除热；大枣味甘性温，归脾、胃经，健脾；甘草味甘性平，和中缓急。三味药合用，收补脾健胃、养阴生津之效。使脾胃受纳、运化、输布水谷精微的功能正常，从而使肌肉筋脉得到濡养，体内湿邪得以运化，营卫调和，驱邪外出。本方"甘温除大热"以退热邪。《素问·调经论》曰："阴虚则内热，有所劳倦，形气衰少，谷气不盛，上焦不行，下脘不通，胃气热，热气熏胸中，故内热。"《素问·至真要大论》曰"劳者温之""损者益之""热淫于内，甘以泻之"。边老认为脾胃为元气生成之源，脾胃功能障碍，中气下陷，元阳不振，后天水火升降失调或气虚，阳损及阴，从而出现发热。"甘温除大热"的本质为调理脾胃，运用甘温之药调理营卫不和，从而使元气逐渐充盈，阴火收敛，热邪得解。甘麦大枣汤全方性甘温，能起到补气健脾、养阴清虚热之效，可以清除皮肌炎所生的虚热。

急性期合用小柴胡汤。皮肌炎急性期多出现高热、面部紫红色红斑，伴有水肿、肌肉酸楚疼痛等症状。边老认为此期为外受风寒湿邪，正邪交争剧烈，邪郁少阳半表半里，郁而化热生毒所致。外受风寒湿邪，久伏于里不得发，热毒生于内，则高热；里有郁热，外中于湿，邪居半表半里，或过食肥甘厚味，湿热内生，湿性黏滞，留而不去，则成水肿；聚湿成痰，客于经脉，阻滞气血，内外交争，不通则痛，则肌肉酸痛无力；内郁热邪不能透达于肌表，则出现面部红斑、紫红斑。因邪热郁积在半表半里，枢机不利，故有口苦、胸闷等兼症。

恢复期合用十全大补丸、健步丸。皮肌炎恢复期皮疹暗红或留有色素沉着，肌肉隐隐作痛，萎缩痿软无力、触之有揉面感，四肢、颈部不能抬起，吞咽困难，兼有面色潮红、皮肤干燥、乏力、心悸、自汗、盗汗等症状。边老认为皮肌炎的缓解期与中医学中的"痿证"颇为相似，痿证是以肢体筋脉弛缓、软弱无力、不得随意运动、日久而致肌肉萎缩或肢体瘫痪为特征的疾病。张介宾在《景岳全书》中提到痿证的成因时认为"元气败伤，则精虚不能灌溉，血虚不能营养者，亦不少矣"。皮肌炎后期由于大量使用激素，故出现乏力、心悸、盗汗等；体虚久病而正虚，热毒之邪耗伤气血营阴，煎灼阴津，则皮肤出现红斑、暗红斑、四肢酸痛、痿软无力；久病日久耗气伤血，则皮肤肌肉萎缩、消瘦、乏力、心悸、自汗等；阴津气血不足则伤及肝肾，肝藏血，主筋；肾藏精，主骨；一为罢极之本，一为作强之官，都与肢体的活动有密切关系，造成精血不足的各种因素，都可使肝肾亏损而运动功能丧失。边教授认为此时应以补气血、益肝肾为主，故采用十全大补丸补气血、健步丸益肝肾，从而使机体气血充盈，阴津得以恢复。阴虚明显者应加入女贞子、墨旱莲、沙参、熟地等；血虚明显者加四物汤以养血益气；气虚明显者重用人参、茯苓等。中药与激素合用，可减少激素用量与不良反应。

【验案赏析】

刘某，女，16岁，1964年2月8日就诊。开始时自觉发冷发热，咽喉干痛，咳嗽，周身肌肉酸痛，乏力。1周后颜面出现肿胀潮红，尤以眼睑为明显。小便短赤，大便干，口中有臭味。曾用越婢汤、白虎汤、五苓散与赤小豆汤加减治疗，病情加重，无力起床，饮水时液体从鼻孔呛出。查体：急性病容，面浮，肿胀，发红。全身皮肤均有肿胀，尤以眼睑浮肿为明显。眼睑与鼻周围有弥漫性潮红，肌肉有压痛，脸无笑容，说话有鼻音。颈部肌肉不能支撑头颈，不能从床上坐起，四肢伸屈困难乏力，两手握力小。实验室检查：尿肌酸760 μmoL/24 h，血肌酸76.3 μmoL/L，肌酐0.653 μmoL/L，红细胞沉降率40 mm/h，狼疮细胞（−）。皮肤肌肉活检符合皮肌炎改变。开始用清热解毒法治疗，未见明显疗效，体温在37～38 ℃，有恶心，口中黏腻，易生气，小便短赤，大便干，舌苔黄腻，舌质淡红，脉弦细数。遂改用疏肝清热养阴益气法治之。处方：浮小麦60 g，大枣10枚，炙甘草6 g，柴胡9 g，黄芩9 g，天花粉9 g，石斛9 g，生地15 g，生黄芪15 g，升麻3 g。患者服药后第3天自觉精神好转，全身肌肉酸痛减轻，吞咽已不呛水，头已能抬起，面部能现笑容。后用补气血、健脾胃之法及小柴胡汤治疗半个月，皮肤肿胀减轻，四肢已较有力，能站立行走。继用十全大补汤加甘麦大枣汤治疗，服至1964年8月3日出院。

【按语】

患者初发时邪热盛，加之皮肤浮肿明显，为外感湿热，蕴结肌肤，壅于脉络之象，加之阴气耗伤，肝气郁结，为少阳厥阴同病，遂用小柴胡汤与甘麦大枣汤加减治疗，既除其邪热盛，又重用天花粉、石斛、生地养阴生津，生黄芪、升麻升举阳气，使湿热之邪得以运化，阴津得以固守，筋骨肌肉得以充养。

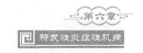

参考文献

[1] 贾瑞璇，王红梅.边天羽运用经方治疗皮肌炎的临床经验撷要 [J].湖南中医杂志，2018，34（4）：28-30.

李艳教授运用经方治疗肌痹经验

【名医简介】

李艳，广州中医药大学博士研究生导师，第六批全国老中医药专家学术经验继承工作指导老师，安徽省名中医，国家级非物质文化遗产"张一帖内科"第十五代传承人，皖南医学院教授、皖南医学院第一附属医院中医科主任。现任国家中医药管理局"中医痹证学"重点学科及安徽省"十二五"中医重点专科"中医痹证学"学科科头人、国家中医药管理局"国医大师李济仁工作室"主任、安徽省"十二五"中医临床学术和技术第一层次带头人、皖南医学院中西医结合基础硕士点负责人、皖南医学院中医学教研室主任等职。获"安徽省巾帼建功标兵""安徽省三八红旗手"荣誉称号。主持的科研项目获安徽省人民政府科技进步二等奖。

【学术思想】

李艳教授传承国医大师李济仁的治疗思想，认为肌痹发病内因在于脾胃虚弱，外因在于风寒湿热毒。初期多实，以风寒湿热毒为主，治当祛邪；后期多虚，以脾肾亏虚为主，治当固本。

【诊断思路】

本病病位在肌肉、皮，日久可传脾胃，亦可引起心、肺、肾的损害。病因有内外之分，内因在于脾胃虚弱。如饮食不节，饥饱无度，冷热不均，以致损伤脾胃；或过食肥甘，嗜酒太过，食滞内停，伤及脾胃；或情志不遂，肝气郁结，乘脾犯胃；或忧思过重，耗伤脾气，均可导致脾胃虚弱。外因在于风寒湿热毒，脾胃虚弱，运化失职，卫外不固，风寒湿热之邪侵犯肌肤，气血运行不畅，肌络壅滞不通，肌痹遂生；又有热盛之体，感受风温热毒，蓄积肌肤而成。

【治疗方法】

李艳教授认为肌痹所成，必由外感。本病实证者多，虚证者少，初期以实证居多，后期多虚实夹杂。实者多因寒、湿、热、毒，虚乃久病耗伤气血、损及脏腑所致，表现为脾肾亏虚、气血不足。同时亦要注重久病入络治疗当详察临床之变。

【治疗绝技】

1.寒湿型　主症：肌肉酸胀疼痛，麻木不仁，皮损暗红，四肢痿软无力。伴畏寒肢冷，关节疼痛，面色少华，口唇淡白。舌淡苔白腻，或有齿痕，脉濡缓或沉细。治法：祛湿散寒、解肌通络。方药：温经解肌汤，葛根、制川乌、制草乌、生薏苡仁、炒薏苡仁、白芷、茯苓、木瓜、五加皮、桂枝、路路通。肌肉萎缩者加黄芪、党参，吞咽不利者加姜半夏、苏梗，疼痛甚者加炙马钱子粉0.6 g。

2.湿热型　主症：肌肉酸胀疼痛，四肢沉重，身热不扬，面色萎黄，纳呆脘痞，汗出黏滞，小便黄，大便黏。舌红苔白腻或黄腻，脉滑或濡。治法：清热化湿、疏肌通络。方药：清热疏肌汤，黄柏、苍术、白术、苦参、萆薢、威灵仙、土茯苓、生薏苡仁、羌活、独活、五加皮、甘草。热偏重者，加土牛膝；湿偏重者，加藿香梗；关节痛者，加乳香、没药。

3.热毒型　主症：肌肉剧痛，全身散在性皮肤红斑，色泽鲜红，眼睑及面部尤甚。高热口渴，心烦躁动，甚则神昏谵语，小便黄赤，大便燥结。舌红绛，脉洪大滑数。治法：清热解毒、化瘀通络。方药：犀角地黄汤加减，水牛角、生地、赤芍、白芍、牡丹皮、板蓝根、土茯苓、地龙、大黄、甘草。热毒盛伤阴重者，生地、土茯苓可用至100 g。神昏谵语者可加服安宫牛黄丸。

4.脾肾两虚型　主症：肌肉麻木不仁，松弛萎缩无力，四肢倦怠。面色萎黄无华，身体消瘦，吞咽困难，脘胀纳呆便溏，畏寒肢冷，舌淡苔白，脉沉细弱。治法：温补脾肾，养血生肌。方药：生肌养荣汤，附片、肉桂、熟地、山药、山茱萸、制何首乌、鹿角胶、阿胶、当归、党参、巴戟天、鸡血藤、活血藤、陈皮、砂仁。心悸气短加紫石英、五味子，便溏甚加煨肉豆蔻。

【验案赏析】

患者，男，40 岁。主诉：反复周身肌肉疼痛麻木 20 余年，加重 1 个月余。病史：患者 20 年前无明显诱因下出现周身肌肉疼痛，伴麻木，手足冷，以面部、两胁、臀部、足趾部明显。间断中西药治疗（具体不详），每于受凉、劳累后复发加重，症状反反复复，患者苦不堪言。近 1 个月症状加重，刻下患者形体消瘦、神疲乏力、脘腹痞闷，头昏肢冷、肌肉疼痛麻木，纳食不香，眠差，疼痛时难以入睡，大便稀溏，每日 4～5 次。舌暗苔白，脉沉细。辨病为肌痹，证属脾肾两虚证。治法：温补脾肾，益气生血，通络养肌。予以生肌养荣汤加减，组方：制附片 9 g，肉桂 6 g，山药 30 g，山茱萸 15 g，黄芪 50 g，党参 15 g，炒白芍 15 g，炒白术 30 g，炒苍术 15 g，葛根 30 g，鸡血藤 15 g，活血藤 15 g，全蝎 8 g，乌梢蛇 15 g，煨肉豆蔻 10 g。20 剂，水煎服，每日 1 剂。避风寒，忌生冷油腻之物。

二诊：服药后，肌肉疼痛麻木稍有改善，乏力、脘痞好转，纳食尚可，便溏好转。舌暗苔白，脉沉细。上方加水蛭 8 g、土鳖虫 8 g、伸筋草 30 g。20 剂，水煎服，每日 1 剂。避风寒，忌生冷油腻之物。

三诊：服药后，肌肉疼痛麻木明显好转，肢冷不显，纳食可，大便已成形，每日 1～2 次。睡眠尚差，多梦。舌暗苔薄，脉沉。上方减煨肉豆蔻，炒白术减至 20 g，加煅珍珠母 25 g、百合 15 g。20 剂，水煎服，每日 1 剂。避风寒，忌生冷油腻之物。

四诊：服药后，肌肉疼痛基本消失，时有麻木感觉，活动后好转。纳食可，二便调，夜寐安。舌暗苔薄，脉沉。上方继服，20 剂，水煎服，每日 1 剂。避风寒，忌生冷油腻之物。

五诊：服药后，肌肉疼痛麻木症状基本消失，饮食睡眠可，二便调。舌淡红苔薄，脉缓。肉桂 6 g，黄芪 50 g，党参 15 g，炒白芍 15 g，炒白术 15 g，炒苍术 15 g，葛根 30 g，鸡血藤 15 g，活血藤 15 g，陈皮 10 g，乌梢蛇 15 g。上药共为细末。另以熟地、山药、山茱萸各 30 g 熬成浓汁，兑入适量蜂蜜，炼蜜为丸。每丸 5 g，早晚各服 2 丸。服用 5 剂后，形如常人，至今未再复发。

【按语】

本案患者病程较长，病情反复，属于肌痹后期，日久不愈，损及脾肾，为虚实夹杂之症。感受风寒之邪，久不得解，郁于肢体经络，络脉瘀阻，不通则痛，故见肌肉疼痛不已。脾为后天之本，在体合肉，主四肢；肾为先天之本，在体合骨，主蛰。脾肾亏虚则肌肤失养、麻木不仁、神疲乏力。脾主运化水谷精微，脾失运化，久则形体消瘦、脘腹痞闷、纳差便溏。肾阳不足，故头昏肢冷。舌脉表现则为脾肾两虚、久病入络之象。李艳教授指出，本案治疗历经半年之久，治之初，以脾肾两虚为主，故予以温补脾肾，益气生血，制附片、肉桂、山药、山茱萸起补肾温阳之效，黄芪、党参、炒白术、炒苍术行健脾益气之功，炒白芍、鸡血藤、活血藤、全蝎、乌梢蛇养血活血通络，因患者便溏日久，故弃用熟地、鹿角胶、阿胶、当归等滋腻滑肠之品，而予以煨肉豆蔻温中涩肠止泻。后据病情变化，或加强伸筋活络，或辅以镇静安神，疗效显著，彰显辨证用药之特色。

参考文献

[1] 王传博，李艳，舒春，等.当代新安医家李艳论治肌痹之思路与方法 [J]. 中医临床研究，2020，12（19）：103-105.

禤国维教授运用六味地黄丸加味治疗皮肌炎经验

【名医简介】

禤国维，主任医师，教授，博士研究生导师，广东省名中医，享受国务院政府特殊津贴，第二批全国老中医药专家继承工作指导老师。曾任广东省中医院副院长、皮肤科主任，广州中医药大学第二临床医学院副院长。先后获得"国医大师""南粤楷模""和谐中国十佳健康卫士""全国优秀教师"等荣誉称号。

【经典名方】

六味地黄丸（出自《小儿药证直诀》）

组成：熟地 24 g，山萸肉、干山药各 20 g，泽泻、牡丹皮、茯苓（去皮）各 9 g。

用法：上为末，炼蜜为丸，如梧桐子大。空心温水化下三丸。现代用法：亦可不煎服。

原文：地黄丸，治肾怯失音，囟门不合，神不足，目中白睛多，面色㿠白等症。

【学术思想】

禤教授在皮肤病治疗学上首倡"平调阴阳，治病之宗""解毒祛邪，以和为贵"等学术观点；在皮肤病治疗方法上进行创新，形成了中医皮肤病的外用药物十八法、针灸十五法和其他疗法三大类，建立"中医皮肤病外治法体系"，充实皮肤病外治法。将中医解毒祛邪法与补肾法、祛湿法代表的内治法相互结合，形成独具特色的"和法"。临床中，善于以"和"的思辨指导临床辨证论治，主要从调和肾中阴阳、调和正邪关系、调和水火关系及调和方药方面入手，临床疗效显著，更大大丰富了中医皮肤病学的学术思想。

【诊断思路】

禤教授行医于岭南，认为岭南地区多湿邪为患，皮肌炎的发生与湿热侵袭有关。《素问·生气通天论》云："因于湿，首如裹，湿热不攘，大筋緛短，小筋弛长，緛短为拘，弛长为痿。"说明湿热可致痿。脾虚内生湿热，或感受外来湿热，耗气伤阴，脾失健运，机体受纳水谷精微不足，气血亏虚，则四肢痿软无力。本病以正虚为本，感受热毒和湿热为因，三者相互作用，引起皮肤、肌肉之病变。

【治疗方法】

褚教授认为，皮肌炎是一种慢性难治性自身免疫性疾病，应根据病情轻重缓急及病程的不同阶段而采用不同的治疗措施。

早期治疗：皮肤为肺之所主，肌肉为脾之所主，正气亏虚，邪气乘虚而入，致病邪停留于皮肤、肌肉之间而为病。早期肺脾不足，邪实犯肺脾二脏，蓄积化热，热极化毒，病情急性发作，皮疹紫红肿胀，肌肉关节疼痛、无力，伴胸闷口渴，舌红或绛，苔黄厚，脉弦数。治以清热解毒为主，并注重运用健脾益肺之剂如补中益气汤、四君子汤加减，一为扶正祛邪外出，二为防止邪热伤肺脾之脏，三可防止疾病进一步内传。邪气常入肌肉脉络之间，留而不行，塞而不通，可酌以凉血行血、活血化瘀之品使血行络通，如生地、赤芍、丹参等，从而达到祛除热毒之邪、标本兼顾之目的。

缓解期治疗：病程日久，耗气伤血，脾虚及肾，阴损及阳，气血亏虚不荣于形，不能濡养灌溉肌肉及经络，致肢体萎缩而无用。缓解期临床以脾虚寒湿多见，皮疹为暗红斑块，肌肉酸痛乏力，纳呆便溏，舌淡苔白，脉沉缓，治以健脾除湿、活血止痛，方用四君子汤、参苓白术散等加减。若脾虚及肾，导致脾肾两虚，证见肤色暗红带紫，肌肉萎缩，活动受限，腰膝酸软，气短乏力，面色㿠白，舌淡，苔薄白，脉沉细无力。治应补脾肾之阳，以固本培元，方用十全大补汤合右归丸加减。褚教授认为此类患者多正气不足，故常运用大量参芪以益气扶正。《素问·痿论》有"治痿者，独取阳明"，《素问病机气宜保命集》曰："若脾虚则不用也，经所谓土不及则卑陷……故脾病四肢不用……四肢皆禀气于胃，而不能至经，必因于脾，乃得禀也。"四肢肌肉疾病与脾关系密切，脾虚不运是病机关键，故无论在皮肌炎早期还是晚期，褚教授均运用健脾益气之法。

【治疗绝技】

褚教授认为对于病情严重者，肾上腺糖皮质激素治疗皮肌炎有效，但需要剂量较大，单纯用激素或联合免疫抑制剂治疗，病程长、不良反应较大。对此，褚教授在中医辨证施治的同时，配合适量类固醇激素和免疫抑制剂，往往能更快控制病情，然后逐渐减量直至停用西药，最终以中药调治，减少了激素不良反应。

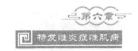

【验案赏析】

患者，男，61 岁，2012 年 4 月 26 日初诊。数月前，患者全身反复出现红斑、瘙痒，伴肌肉酸痛，夜间加重，皮肤干燥，肌肉萎缩，乏力，口腔溃疡，在外院行皮肤活检术确诊为皮肌炎。刻下：全身多处红斑、瘙痒，皮肤干燥，肌肉酸痛、萎缩，乏力，口腔溃疡，额部和上眼睑水肿性红斑和皮肤异色样变，纳眠可，二便调，舌淡红，苔薄白，脉细。辅助检查未见明显异常。中医诊断：肌痹（证属脾肾不足）。治以补肾健脾。方以六味地黄丸加减：生地 30 g，熟地 15 g，山萸肉 20 g，山药 20 g，牡丹皮 15 g，茯苓 20 g，防风 15 g，灵芝 15 g，薏苡仁 20 g，木棉花 15 g，五加皮 15 g，黄芪 60 g，鸡血藤 15 g，甘草 5 g。14 剂，每日 1 剂，水煎服。另服滋阴狼疮胶囊（广东省中医院院内制剂）及修疡口服液（广东省中医院院内制剂）。

二诊：2012 年 5 月 10 日。皮损好转，肌肉酸痛减轻，仍肌肉萎缩，下蹲稍困难，口干，舌淡红，苔微黄，脉弦。近期查血常规、尿常规、自身免疫性疾病检测项目、补体、肌红蛋白未见异常，肌酸激酶 190 U/L。守方易木棉花为白术 15 g 补气健脾以营养肌肉，改鸡血藤为 20 g 以养血活血，加石斛 10 g 以养阴生津。继服 14 剂。

三诊：2012 年 5 月 25 日。皮损明显好转，红斑基本消退，颜色变淡，可半蹲，舌淡红，苔白，脉弦。守方改白术 20 g、石斛 15 g，加杜仲 15 g 以加强健脾、补肾、养阴之力，继服 14 剂善后。

【按语】

本案患者初期因湿热交阻，气血凝滞，经络闭阻而发为水肿红斑、肌痛，后期脾肾不足、气阴两虚而肌肉萎缩。脾肾亏虚，卫阳不固，风湿热邪侵袭皮肤，阻滞经络，气血运行不畅则发为肌痹；脾主肌肉，主四肢，脾虚则肌肉无力，四肢不举；脉细为脾肾不足之征，治以补肾健脾。方用六味地黄丸加五加皮补肾强筋骨，芡实补脾益肾，木棉花清热利湿，黄芪、鸡血藤补气养血活血。《神农本草经》载灵芝有"利关节，保神，益精气，坚筋骨"之功，故禤教授临证常用此药。

参考文献

[1] 熊佳，朱培成，李红毅，等.国医大师禤国维论治皮肌炎经验 [J].中国中医药信息杂志，2019，26（1）：116-118.

王萍教授运用经方治疗皮肌炎经验

【名医简介】

王萍，曾师承于全国著名中西医结合皮肤病专家张志礼教授。从事中医、中西医结合皮肤病的临床、教学、科研工作 30 余年。中国中西医结合学会皮肤性病专业委员会副主任委员、中国中西医结合学会皮肤性病专业委员会红斑狼疮学组委员、北京中西医结合学会皮肤性病专业委员会委员兼秘书。

【学术思想】

王教授在继承赵炳南、张志礼教授学术经验的基础上，结合自己长期临床实践，认为治疗皮肌炎谨守核心病机"虚"——因虚致病，始终坚持"扶正重于祛邪"指导思想：急性期虚中挟实、标实本虚，治疗时清热解毒凉血，同时顾护阴液。病情迁延，久病为虚、虚中有虚，以扶正固本为基本原则。

【诊断思路】

王教授认为皮肌炎外因当责之于风寒湿邪侵袭，内因当责之于七情内伤，外感内伤日久化热或生寒侵袭脏腑，瘀阻肌肉经脉，阴阳失调，合而为痹，其病位在脾、在肌，波及脏腑在肺和脾，日久及肾。

【治疗方法】

王萍教授治疗皮肌炎临床分型如下。

1.毒热型　此型一般病情急骤，高热，皮损为紫红色水肿样，肌肉关节疼痛无力，胸闷食少。舌质红绛，苔黄厚；脉数。生化检查多见肌酶升高。治则：清营解毒，活血止痛。方药：解毒清营汤加减。组成：羚羊角粉或水牛角、金银花、连翘、生地、丹皮、赤白芍、川黄连、白茅根、生薏苡仁、赤苓皮、延胡索等。方解：方中羚羊角、水牛角均入肝、心经，羚羊角能够清热解毒、平肝息风，水牛角清热解毒、凉血定惊，用于此型皮肌炎高热不退出现肝风内动、热极生风等症状最为适合；金银花、连翘、川黄连清热解毒；生地、丹皮、赤芍、白茅根清营凉血活血；王教授还喜赤白芍合用，不仅取其增强散瘀之力，且重用白芍，可缓急止痛、养血敛阴；生薏苡仁、赤苓皮利水渗湿、健脾消肿；延胡索行气止痛。

2.寒湿证　此型一般起病缓慢，皮损呈暗红斑块、肿胀，可出现全身肌肉疼痛、酸软无力，畏寒肢冷，疲乏气短，小便清长，喜热食。舌淡苔薄白；脉沉缓或沉细。治则：益气温阳，活血通络。方药：温经通络汤。组成：黄芪、党参、白术、炙甘草、干姜、山药、茯苓、丹参、当归、川芎、怀牛膝、仙灵脾、鸡血藤、鬼箭羽、乌梢蛇、秦艽、桂枝等。方解：黄芪、党参、山药同补脾肺之气；白术、茯苓健脾渗湿利水；干姜归脾、胃经，温中祛寒，在有中焦虚寒症状时王教授喜用3～6g干姜，以振奋中焦之阳气，且合党参、白术、炙甘草，蕴理中汤之义；丹参、鸡血藤、鬼箭羽活血通络；当归、川芎补血活血；桂枝温阳行瘀利水；乌梢蛇、秦艽祛风通络。

3.阴阳失调，气血两虚证　此型病程长，皮损暗红或不明显，疲乏无力，消瘦，倦怠头晕，食少纳差，畏寒腹胀便溏，眠欠安。舌体淡胖，少苔；脉沉细。治则：调和阴阳，补益气血。组成：首乌藤、鸡血藤、钩藤、海风藤、当归、赤芍、白芍、丹参、黄芪、党参、白术、茯苓、熟地。方药：四藤方合八珍汤。方解：首乌藤、鸡血藤、天仙藤、钩藤为赵炳南先生喜用之四藤方，赵老认为藤者通也，四藤合用可通行十二经，调和脏腑、气血、阴阳，舒筋活络；在四藤的基础上，王教授喜用海风藤替换天仙藤，海风藤辛、苦、微温，对于皮肌炎肌肉沉重疼痛者可起到良好效果；当归、熟地、赤芍、白芍、丹参补血活血，黄芪、党参、白术、茯苓健脾益气。

4.肺脾气虚，肾阳不足证　此型病程迁延，皮损为水肿性暗红斑，神疲乏力，气短，纳差，畏寒，腰膝、下腹冷痛并可伴面部虚浮肿胀及下肢水肿，小便清长，腹胀便溏。舌淡胖，苔白滑；脉沉而无力。治则：益气健脾，温补肾阳。组成：黄芪、太子参、白术、山药、茯苓、车前子、陈皮、熟地、当归、丹皮、肉桂、仙灵脾、巴戟天、紫石英、女贞子、秦艽。方药：补中益气汤合金匮肾气丸。方解：黄芪、太子参、白术、山药益气健脾；茯苓归脾、肾经健脾利水，车前子归肺、肾经利水渗湿，二药合用入肺、脾、肾三脏，通调三焦水道；陈皮理气健脾，同时可入肺走胸，行气通痹；肉桂、熟地、山药、茯苓、丹皮等蕴金匮肾气之义，补肾助阳；仙灵脾、巴戟天温肾助阳，祛风除湿；紫石英温肾助阳的同时又可温肺纳气平喘；秦艽祛风除湿。

【治疗绝技】

王教授认为，皮肌炎属皮肤科疑难重症，有时比较凶险，死亡率较高，临床中要给予高度警惕及重视。王教授在皮肌炎的诊断、辨证治疗和调护方面的经验总结如下。

重视肺、脾、肾三脏的辨证关系。皮肌炎是一种病因复杂的自身免疫性结缔组织病，临床以侵犯皮肤及肌肉为主，主要表现为皮肤水肿型红斑、肌肉疼痛无力等，正如《圣济总录》将皮肌炎称之为"肉极"，其中记载"肉极病本于脾脏中风，脾主肌肉，风邪中脾，则令肌肉极而生病，所谓肉极者，令人羸瘦无润泽，饮食不生肌肤是也"，强调了皮肌炎与脾关系密切；与此同时，皮肌炎也常可伴肺脏损害，如间质性肺炎、肺纤维化，造成呼吸困难、气短乏力等气虚症状，而脾主肌肉，肌痹内舍于脾，肺脾两脏之间不仅为母子关系，且"肺为主气之枢，脾为生气之源"，一损俱损，影响一身之气的生成与运行，故皮肌炎在临床中多见肺脾俱虚的情况，此时治宜补气健脾，培土生金，可用补中益气汤加减。同样，肾在皮肌炎的病机中也是重要一环，尤其是疾病发展的后期。"肺为气之主，肾为气之根"，脾为"后天之本"，肾为"先天之本"，脾肾之间存在先天与后天相互资生的关系，肺脾两虚证日久，穷必及肾。皮肌炎病久就可出现脾肾两虚之证，临床可有面颈部水肿性暗红斑，伴腰膝、下腹冷痛，畏寒肢凉等虚寒内生、水气弥漫的表现，《诸病源候论》即云："水病者，由肾脾俱虚故也。肾虚不能宣通水气，脾虚又不能制水，故水气盈溢，渗液皮肤，流遍四肢。"张志礼教授也曾提出皮肤顽疾当"从脾肾论"，并针对此创立经验方健脾益肾合剂。王教授在皮肌炎病久出现脾肾两虚、气血瘀滞时喜用此方，方中黄芪、太子参、白术益气健脾，女贞子、菟丝子、枸杞子补肾益精，茯苓健脾利湿，仙灵脾补肾阳、祛风湿，鸡血藤、丹参活血散瘀，秦艽祛风湿、通经络，白花蛇舌草、重楼除湿解毒，共奏补脾益肾、活血散瘀之功，兼有补肺气、祛风湿之效。同时若病久有肾阴阳俱虚的表现，也可合用金匮肾气丸加减以温肾纳气。

皮肌炎病情复杂，需要详辨阴阳、寒热、虚实、上下。皮肌炎患者病情复杂，在临证中表现为纯热或纯寒、纯实或纯虚证少见。当详辨阴阳、寒热、虚实、上下，上必查其下，外病必有其内。分辨上热下寒，寒热错杂、虚实互见、寒热真假等。如虚实夹杂、阴阳失调的情况尤其多见于无肌病皮肌炎患者，其皮损部位多以面部、头皮、颈部、上肢伸侧等光暴露部位为主，表现为特征性的水肿性红斑，眼睑红肿，双手可见 Gottron 丘疹，瘙痒明显，斑色艳红，此皆为热毒浮越于上的表现；与此同时，又可出现形寒肢冷、腰膝酸软、怕冷怕风、喜热食等寒湿瘀阻于下的症状。此时上热下寒，上实下虚，下元真水不足，命门之火有余，浮越于上，则面部可出现阴不敛阳、真虚假实的虚斑，此时表现的"热"其实是虚热，治疗中当清泻温补并用。清泻可使在上之火热之邪下降，温补则在下之寒水上升，引火归原，水升火降，则阴阳交泰。治宜凉血解毒，利湿消斑，兼以扶正，调和阴阳，可应用抗光敏合剂或凉血六花汤合秦艽丸加减。抗光敏合剂是王教授在张老抗敏合剂的基础上加减化裁而成，其中以青蒿为主药，取其清热、解暑、抗光敏作用，生地、赤芍等清热凉血，凌霄花清热化瘀、祛风止痒，众药合用共奏清热凉血消斑之功。当皮疹集中于面部，且面部红斑灼热瘙痒较明显时，她认为也可用凉血六花汤加减。凉血六花汤为张老在赵老凉血五花汤的基础上增加槐花一味，现代药理研究表明，槐花有降低毛细血管通透性、抗炎的作用，应用槐花，能够更好地发挥其凉血活血、解毒消斑的作用。王教授在调和阴阳气血时最喜用秦艽丸，君药秦艽，《神农本草经》记载其"主寒热邪气，肢节痛"，与此同时，在清上温下的基础上，还可加减应用封髓丹（黄柏、砂仁）、交泰丸（黄连、肉桂）等以引火归原，以达到阴阳调和。

衷中参西，制定精准治疗方案。王教授秉承张老中医辨证与西医辨病相结合的理论，对皮肤科中西医结合治疗的优势病种如系统性红斑狼疮、疱疹、皮肌炎等病坚持"衷中参西"。如皮肌炎急性起病的患者，除有肌肉关节疼痛无力及皮肤表现外，多有风邪犯肺、毒热炽盛的表现，如高热、呼吸困难、声嘶等症状，涉及呼吸科、耳鼻喉科、风湿免疫科等多学科。此时应密切观察，及时处理，避免延误，可先及时应用激素、免疫抑制剂等迅速控制病情；在控制病情的前提下通过中医四诊分析患者的皮损、肌肉表现，对舌脉及伴发症状等进行辨证，辨明患者的寒热阴阳、侵袭脏腑，分析属何种证型处以方药。皮肌炎属皮肤科疑难重症，王教授临床中曾见到皮肌炎死亡病例，如死于肺部感染、高血压病脑出血、肿瘤等，并非死于皮肌炎本病，令人惋惜。在多年的临床实践中，她认为采用中西医结合的个体化治疗方案治疗皮肌炎，有助于减少激素及免疫抑制剂用量、减轻西药不良反应，可在改善皮损状况的同时改善诸如发热、皮疹、肌痛、乏力、失眠、水肿、便秘等影响生活质量的症状，中西合参，可收效良好。

注重指导患者的心理疏导、防护和养生。王教授十分重视对患者的心理疏导，临证中耐心细致。皮肌炎患者经常出现面颈部光敏感，应嘱患者避光防晒；易出现肌肉受累、肺纤维化等，应注意休息，避免劳累；同时还应避免受凉，预防感染，调适心情；按时遵医嘱服药，尤其是应用糖皮质激素、免疫抑制剂、抗疟药时，应定时定量，不要超医嘱剂量用药，按时复查肝肾功能、眼底状况等。在养生方面，皮肌炎患者可按摩穴位等以防病情加重及复发，尤其是主肌肉之脾胃经穴位如足三里、三阴交等；若有气血亏虚之象，可按揉血海、气海；心悸、气短者可按揉内关、膻中等。

【验案赏析】

患者，男，44 岁，2016 年 12 月 23 日初诊。患者面部、躯干及四肢红斑伴四肢无力 6 年。外院诊断为"皮肌炎"，予"泼尼松、甲氨蝶呤"等药物口服后肌力恢复正常，现仍乏力，四肢肌肉酸痛，时有气短，眠差。查体：双眼睑及周围呈水肿性紫红斑，颈前、前胸"V"字区、肩背部有类似暗红色皮损，掌指关节伸侧见紫红色丘疹，甲周红斑。舌质淡，舌尖红，苔白，脉沉。理化检查：肌酸激酶升高。辨证：肺脾两虚，阴阳失调证。治法：益气健脾，调和阴阳。方用补中益气汤合秦艽五味汤加减：生黄芪 15 g，太子参15 g，生白术 15 g，生枳壳 15 g，生薏苡仁 15 g，秦艽 10 g，乌梢蛇 10 g，漏芦 10 g，首乌藤 15 g，鸡血藤 15 g，徐长卿 10 g，丹参 30 g，草河车 15 g，白花蛇舌草 30 g，黄连 3 g，白芍 15 g。

二诊：服药后患者四肢肌肉酸痛乏力减轻，气短减轻。舌胖，苔白，脉沉。前方减生枳壳、生薏苡仁、漏芦，加生地 10 g，猪苓 15 g，茯苓 15 g、黄连加量至 6 g。

三诊：中药调治半年余，药后四肢、躯干原有皮损颜色变淡，部分皮损

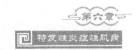

已消退，但眼睑仍有红肿，四肢乏力改善。舌红，苔白，脉沉细。方剂改为凉血五花汤加减：鸡冠花 10 g，凌霄花 10 g，玫瑰花 10 g，白菊花 10 g，秦艽 10 g，乌梢蛇 10 g，首乌藤 30 g，鸡血藤 15 g，灯心草 3 g，淡竹叶 10 g，生地 15 g，玄参 15 g，白花蛇舌草 30 g，天花粉 15 g，茯苓皮 15 g，桑白皮 10 g。

四诊：用药 1 年，眼睑已无紫红斑，躯干、四肢皮损已大部分消退，四肢已无酸痛，乏力减轻明显，偶有气短。舌淡胖，苔薄，脉沉。查肌酸激酶值已恢复正常。仍以补中益气汤合秦艽五味汤加减巩固疗效。

【按语】

患者皮损以双眼睑及周围水肿性紫红斑，躯干、四肢类似对称性暗红色皮损为主，同时伴有四肢乏力、气短、肌酶升高，舌质淡，舌尖红，苔白，脉沉，为肺脾两虚表现，且患者病久，眠差，为阴阳失调。治疗时当益气健脾与调和阴阳相结合。首诊方中应用补中益气汤合秦艽五味汤加减，其中生黄芪、太子参同入肺、脾二经，同补肺脾之气；生白术、生枳壳、生薏苡仁健脾祛湿；鸡血藤、首乌藤、丹参活血通络；秦艽、乌梢蛇、漏芦、徐长卿调和阴阳，祛风除湿；草河车、白花蛇舌草、黄连清热解毒。二诊时患者肌肉酸痛乏力症状已减轻，其舌胖、苔白、脉沉为水湿蕴结之证，故加用猪苓、茯苓等利水渗湿。三诊时皮损以面部、眼睑红肿为主，躯干、四肢皮损已大部分消退，舌红、苔白、脉沉细，为血热壅于上焦，故方剂改为以血热、湿毒壅于上焦的凉血五花汤加减，用药后眼睑肿胀及紫红斑消失。至四诊时四肢已无酸痛，仍略有乏力，偶有气短，舌淡胖，苔薄，脉沉，仍有肺脾气虚症状，故以补中益气汤合秦艽五味汤加减巩固疗效。治疗后患者肌酸激酶值恢复正常，随访未复发。

参考文献

[1] 张艺，孙丽蕴，陈维文，等．王萍教授中医治疗皮肌炎经验 [J]. 中国中西医结合皮肤性病学杂志，2019，18（5）：487-491.

第七章 系统性硬化症

路志正教授运用健脾养血通络法诊治局限性硬皮病经验

【经典名方】

黄芪桂枝五物汤（出自《金匮要略》）

组成：黄芪9g，桂枝9g，芍药9g，生姜18g，大枣10枚。

用法：上药，以水六升，煮取二升，温服七合，日三服。

原文：血痹阴阳俱微，寸口关上微，尺中小紧，外证身体不仁，如风痹状，黄芪桂枝五物汤主之。

【学术思想】

局限性硬皮病是一种难治性结缔组织病，路老总结该病中医病名为皮痹或血痹。他认为本病主要核心病机为脾虚血弱，痰瘀阻络，并根据核心病机制定了以健脾养血、化痰通络为主的治疗大法。

【诊断思路】

治疗时根据现代医学分肿胀期、硬化期、萎缩期三期论治。早期表现为肿胀期，临床多与脾胃密切相关，"诸湿肿满，皆属于脾"。路老认为硬皮病早期又称肿胀期，局部皮肤颜色肿胀暗红，皮肤颜色发亮或红肿热痒者，当

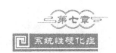

考虑风寒湿郁而化热，因此早期病变即当以疏风祛湿、清解郁热、健脾益气为主。若皮痹证情未能及时控制，进一步发展可出现肌肤肿胀变硬，临床称硬化期，中医认为是气血亏虚、痰瘀痹阻所致。"饮入于胃，游溢精气，上输于脾，脾气散精，上归于肺，通调水道"，通过健脾或运脾治疗可以杜绝内生之痰湿，有利于肌肤或皮肤的软化。皮痹晚期又称萎缩期，临床表现为肌肤萎缩，中医治疗痿证常以"独取阳明"为法，故路老临证常以健脾养血、滋补肝肾为主，总之三期治疗均不离"健脾养血、辛润通络"大法。

【治疗方法】

针对核心病机，路老临证擅长运用黄芪桂枝五物汤、当归补血汤、防己黄芪汤等加减治疗。健脾分益气和养阴两方面，脾气虚为主者重用生黄芪、炒山药、茯苓、炒苍术、炒白术；脾虚有湿、脾胃不和、胃脘胀满者，可酌情加姜半夏、陈皮、茯苓等以健脾祛湿化痰；阴虚者可选用太子参、石斛等益气养阴药；养血通络者常用四物汤去生地、加丹参、鸡血藤、赤芍、白芍等治之。

五行中肺属金，脾属土，二者为母子关系。肺为水之上源，肺气之宣发肃降功能正常，水液运行常道，湿浊不可内生，有助于脾胃水谷津微物质的运行。且《黄帝内经》认为"肺主皮毛"，肌肤的润泽与肺卫的运行密切相关。皮痹诊治中若伴咽中有痰或咳嗽咳痰时，路老常酌加炒杏仁、前胡、炙百部、旋覆花、炙枇杷叶等以宣肃肺胃；痰郁化热临床表现为四肢硬肿、皮肤颜色发亮、舌苔黄腻者，可加黄芩、茵陈、鲜竹沥等清热利湿、化痰通络。肝肾同源，主筋束骨，配合养血补肾通络。肝藏血，主筋束骨；肾主骨生髓，化生精血，精血充足则可滋养肌肤。因此硬皮病后期可佐以滋补肝肾之品，如当归、白芍、鸡血藤、肉苁蓉、川怀牛膝等。

【治疗绝技】

路老擅长运用叶天士"初为气结在经，久则血伤入络""佐以辛香，是络病大旨"的学术思想治疗局限性硬皮病，临证主张使用辛润通络之品。认为通络之法诸多，可分为疏风通络法、辛润养血通络法、虫蚁搜剔法。认为风药质润，一方面可疏风通络；另一方面风药可开玄府，起泄越卫气、祛风湿以止痒的作用，常用药物有蝉蜕、防风、僵蚕、羌活、秦艽等。此外，路老还常师叶天士治疗络病之辛润通络法，选用桃仁、当归、莪术、赤芍、旋覆花、元胡、香附等药物治之。认为诊治风湿病需用藤枝类药物疏通经脉气血，故忍冬藤、络石藤、鸡血藤、桑枝、桂枝等药物也为其喜用之品。且皮痹为病病程较长，以硬肿为主要表现，"邪留经络，须以搜剔动药""借虫蚁搜剔以攻邪结"，故对于肌肤硬肿、肌肤颜色发暗者，路老擅用地龙、蜂房、炮山甲等虫类药物化痰软坚、搜风剔络，辛润相合便可做到疏而不燥、润而不滋，故皮肤润泽，硬肿得以软化。

【验案赏析】

杨某，女，13 岁，2011 年 8 月 4 日初诊。主诉：右上臂皮损伴局部硬化 2 年余。患者 2009 年 6 月发现右上臂条状皮损，局部发暗发硬，右大拇趾有 2 块青紫色斑块，右足背外侧皮肤条状萎缩，2010 年 5 月 19 日于协和医院就诊，辅助检查：ANA 1 ：320，ESR 25 mm/h，RF 95.70 IU/mL，ASO 692 IU/mL，ALP 125 U/L，诊断为"硬皮病"，使用环磷酰胺、泼尼松治疗，现发展至全身皮损，刻下症见右上臂外侧硬化皮损，右手背外侧及左侧前臂条状硬化皮损，右侧腹部外侧块状皮损，局部发黄、发硬、发亮，肩部、腕部、后背及臀部亦有小块皮损，局部皮肤发硬有瘀斑，偶尔瘙痒无疼痛，双手活动受限，双下肢下蹲站起后发紧，纳眠可，偶有胸闷，二便调，偶有脐周痛，舌红苔薄白，脉沉细。中医诊断皮痹，治宜益气健脾养血，疏风通络。方药：生黄芪 15 g，炒苍术 12 g，炒白术 12 g，当归 12 g，川芎 9 g，赤芍 12 g，桂枝 10 g，炒桑枝 30 g，地龙 12 g，炮山甲 10 g，皂角刺 8 g，地肤子 12 g，防风 10 g，汉防己 12 g，晚蚕沙（包）15 g，土茯苓 20 g，炒白芥子 12 g，鸡血藤 15 g，生姜 1 片，14 剂，水煎服。

二诊：2011 年 9 月 22 日。服上药后全身皮损好转，以右小臂改善明显，现症见双上臂皮损，后背、右髋部、右下肢及右足面皮损局部发硬发亮，时有瘙痒，纳眠可，二便调，现下蹲站立后好转，脐周痛消失，舌红苔薄白，脉沉。既见小效，原方加太子参 12 g 以续进。

三诊：2012 年 1 月 12 日。患者服上方 56 剂效可，局部皮肤未见明显发展扩大，局部结节有变软趋向，左前臂好转明显，活动仍受限，现泼尼松 1.125 mg，每日 1 次，纳可，二便调，眠可，舌体瘦，舌质淡，边有齿痕，

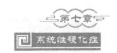

苔白，脉沉细数。辅助检查：ANA 1 : 320（阳性，均质型），抗 dsDNA 抗体、抗 Sm 抗体均阴性，ALP 186 U/L，ASO 894 IU/L，RF 78.7 IU/mL，尿隐血（＋），血小板 335×10^9/L，红细胞沉降率 8 mm/h（2012 年 1 月 3 日）。病势稳定，上方去当归、太子参，加丹参 15 g，秦艽 12 g，改赤芍、白芍各 12 g，炮山甲改为 10 g，14 剂，水煎服。

四诊：2012 年 3 月 15 日。局限性硬皮病史 3 年，服用路老中药方 7 个月病变未进展，局部硬皮有所软化，主要分布四肢、腰、右肩等部位。近日出现双手中指关节疼痛，右上臂病灶出现色素脱失、乏力、眠可、二便调。2011 年 9 月月经初潮，周期正常，血块略多，白带多，色白有气味。现服用激素由 2 片改为 1/4 片，舌体瘦，舌尖红有齿痕、质暗，苔薄黄微腻，脉沉弦滑，治当益气和血、健脾止带、疏风祛湿。处方：太子参 12 g，生黄芪 15 g，炒苍术 15 g，炒白术 12 g，炒山药 15 g，炒杏仁 9 g，炒薏苡仁 30 g，炒桑枝 20 g，威灵仙 15 g，秦艽 12 g，炮山甲 10 g，地龙 12 g，土茯苓 30 g，椿皮 12 g，鸡冠花 12 g，当归 12 g，白芍 15 g，醋香附 10 g，生龙牡各 30 g，14 剂，水煎服。

五诊：2012 年 5 月 17 日。2012 年 4 月 18 日逐渐撤停激素，病程 3 年，服用路老中药方 9 个月病变有明显改善，右上臂、左前臂硬皮较前稍软，右腰股病变皮色变浅，仍偶有手指关节痛，遇凉加重，饮食二便可，鼻干，偶有鼻血，月经色正量中，白带减少，舌体瘦小，质嫩红，苔薄白，脉细滑数少力，治当益气阴、凉血清热。处方：南沙参 15 g，玉竹 12 g，玄参 12 g，生地 15 g，生石膏（先）30 g，淡竹叶 12 g，牡丹皮 12 g，桂枝 8 g，赤芍 12 g，白芍 12 g，炒槐花 12 g，防风 12 g，伸筋草 15 g，蒲公英 15 g，芦根 20 g，14 剂，水煎服。代茶饮：荷叶 15 g，赤小豆 20 g，连翘 12 g，地肤子 12 g，炒杏仁 9 g，炒薏苡仁 30 g，白茅根 30 g，7 剂。

【按语】

此例患者因年幼气血不充，感受风湿之邪致病。初诊时患者临床表现为全身多发硬斑及皮肤增厚，局部皮肤发黄、发硬、发亮，病情较重。路老首诊以益气健脾养血、疏风通络为法，方选黄芪桂枝五物汤、当归补血汤、防己黄芪汤等化裁。方中以生黄芪、炒苍术、炒白术健脾益气是为君药，其中生黄芪健脾补肺益气，输布卫气于体表，合以炒苍白术对药刚柔互济、健脾益气而不燥，特别是路老认为白术"味苦温，主风寒湿痹、死肌"，运用其主死肌的作用可较好地改善硬皮病局部皮肤的硬肿或硬斑；臣以当归、赤芍、川芎、鸡血藤养血通络，鸡血藤为其擅用之品，养血以通络，活血而不燥；佐以桂枝、炒桑枝对药以疏风通络，桂枝配伍赤芍可调和营卫气血；久病局部肌肤硬化为痰瘀互结，故加地龙、炮山甲等虫类药物搜风剔络；皂角刺、炒白芥子化顽痰死血而通络；防风、汉防己、地肤子、晚蚕沙、土茯苓以祛风胜湿止痒；使用生姜 1 片调和脾胃。辨治得当，患者初诊即见疗效，局部皮损改善明显。二诊效不更方加用太子参健脾益气，感者坚持服用 56 剂之后硬斑未见明显发展扩大，局部结节有变软趋向，左前臂好转明显，激素亦逐渐减量。三诊方减太子参，以丹参加强养血通络之力，赤芍、白芍同用养血柔筋、化瘀通络、滋养肌肤。四诊之后患者皮肤逐渐软化，足见慢性病重在辨证准确，守方治疗。四诊时考虑到患者月经血块稍多，白带多有气味，治疗以益气和血、健脾止带、疏风祛湿为主。方中以太子参、生黄芪、炒苍术、炒白术、炒山药健脾益气，气阴兼顾治之，其中山药为其喜用健脾益气养阴之品；考虑患者皮肤色素脱失，加之白带较多，为肺气不能宣发布津、脾虚而湿浊下注之证，故选用炒杏仁、炒薏苡仁对药治疗以宣肺、健脾祛湿；酌加威灵仙宣通经络气血且祛湿，醋香附解郁疏肝，椿皮、鸡冠花调经止带，生龙牡收摄固带。五诊时患者激素逐渐撤停，服用路老中药 9 个月病变有明显改善。可见其诊治时善于抓主症，总不离健脾养血通络之法，并根据兼杂症而随证加减，促进病情整体向愈。五诊时患者出现偶有鼻血，调整治疗思路为益气阴、凉血清热。考虑患者气血亏虚逐渐好转，阴液仍有不足，方出现阴虚血热之表现，故以南沙参、玉竹益气养阴润肺，玄参、生地、生石膏、淡竹叶、牡丹皮、槐花清热凉血化瘀；桂枝、赤白芍调和营卫气血，加防风、伸筋草疏风柔筋通络。经治疗后患者病情稳定，顽固性皮肤硬斑逐渐变软，皮肤颜色变淡，取得较好的长远疗效。

参考文献

[1] 罗成贵，姜泉，唐晓颇.路志正健脾养血通络法诊治局限性硬皮病经验 [J]. 中国中医基础医学杂志，2021，27（11）：1814–1816.

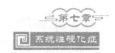

周翠英教授运用经方治疗硬皮病经验

【学术思想】

周教授认为，皮痹初发多因外邪侵袭体表，如《素问·痹痛》"风寒湿三气杂至，合而为痹也"所言，风寒湿邪气相互杂合客居人体。周教授认为，热邪也可独自或伴随风邪、湿邪客于机体，并根据"风雨寒热不得虚，邪不能独伤人。猝然逢疾风暴雨而不病者，盖无虚，故邪不能独伤人"，提出本病也因先天禀赋不足，肺、脾、肾三脏亏虚，气血不足，人体易于遭受邪气侵害。

【诊断思路】

周教授注重患者的情绪变化，特别是久病之人，常因情志失调，内伤肝脾，导致气血凝滞不畅；或劳欲损伤，劳伤肝肺脾肾，杂合外感风、寒、湿、热等邪气侵袭机体，逐渐导致气血津液运行失常，血脉煎灼、凝涩、妄动等病机相互杂合；或集聚于机体局部，或弥漫于全身，病位不定，病情多变，导致痰浊、瘀血等病理产物的形成，使皮肤、肌肉失荣而形成本病。同时，根据皮痹临床转归特点及《金匮要略》中"其不痛不仁者，病久入深。荣卫之行涩，经络时疏，故不通；皮肤不营，故为不仁"，周教授认为，瘀血在皮痹的病程中既是自始至终的病理基础，又是一种病理产物。

【治疗方法】

周教授认为，对硬皮病的辨证既要重视疾病皮肤"肿、硬、萎"的特点，又要从疾病的整体出发，认清皮痹证性为"本虚标实"本质。预防内脏症状出现的基础是及早诊治，根据皮痹的临床特点运用健脾温肾、疏肝宣肺等法治本，温经散寒、除湿通络、活血化瘀等法治标来改善疾病的症状，其中当以"活血化瘀"为贯穿皮痹疾病自始至终的治疗大法。

1. 肾阳不足证　症见：初起皮肤肿胀，继而皮肤变硬，渐渐塌陷。腰膝酸软，畏寒肢冷，四肢尤甚，毛发稀疏，小便清长，大便稀溏。舌质淡嫩，脉沉细。治法：温阳散寒，扶助肾气。给予阳和汤加减，处方：鹿角胶 3～9 g，肉桂 3～6 g，熟地 20～30 g，生麻黄 3～9 g，白芥子 3～9 g。方中可酌加温补肾阳之肉苁蓉、淫羊藿、锁阳、巴戟天等；活血通络之红花、桃仁、全蝎等。

2. 肝郁血瘀证　症见：情志不舒，常闷闷不乐，或絮絮叨叨，自言自语，或脾气暴躁，牙龈出血，女子月经不调，月经量少，或者月经先期，月经时间短，纳呆恶心、大便溏结不调，皮肤局限性或弥漫性变硬，甚至萎缩，情绪波动或者遇冷手足末端变白、变紫、变红、刺痛。舌质暗红，舌色暗淡无华，或者舌色淡白，舌边有芒刺，舌苔薄黄，脉弦或细或涩。治法：疏肝解郁，养血通络。给予逍遥丸合桃红四物汤加减，处方：桃仁 6～12 g，红花 6～12 g，柴胡 6～12 g，香附 12～15 g，郁金 12～15 g，麸炒白术 9～20 g，薄荷 6～15 g，川芎 6～18 g，当归 9～15 g。

3. 肺气郁闭证　症见：皮肤局限性或者弥漫性发硬、萎缩，皮色暗褐，汗毛脱落，无汗，咳嗽咳痰，色白，呼吸不畅，舌质淡，舌苔薄白，脉浮涩。治法：宣肺开闭，散寒通脉。给予麻黄汤合当归四逆汤加减，处方：麻黄 3～9 g，桂枝 6～15 g，当归 9～15 g，熟地 20～30 g，细辛 3～6 g。1 个疗程一般 7～14 日，以防发散太过耗伤正气。

4. 湿热阻络证　症见：皮肤肥厚、紧张，呈实质性浮肿，皮纹消失，皮肤变硬，呈淡黄色或黄褐色，或伴有发热，关节痛甚至红肿，甚或指端发生湿性或者干性坏死。舌质红，苔黄腻，脉滑数。治法：清热解毒，利湿除痹。给予四妙勇安汤加减，处方：金银花 12～30 g，连翘 12～30 g，穿山龙 6～12 g，当归 9～15 g 等。

5. 寒痰凝滞证　症见：初起皮肤肿胀，成片状，继而肿胀变厚变硬，皮色光滑有泽，畏寒肢冷，舌质胖大，舌苔白厚，脉沉弦。治法：温阳化痰，散寒软坚。给予牵正散加减，处方：全蝎 3～6 g，僵蚕 6～9 g，白附子 3～6 g，贝母 6～15 g，海藻 6～15 g，昆布 6～15 g，牡蛎 12～30 g，制胆南星 3～6 g。1 个疗程一般 5～9 日，以防药物毒性在人体内蓄积。

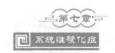

【治疗绝技】

临证加减：皮肤颜色变深，肌肤甲错，宜选用桃仁、红花、丹参、赤芍等平和化瘀之品。肤色变淡，宜加重益气养血用药。皮肤肥厚者，除重用活血化瘀药外，加海藻、昆布、鳖甲、夏枯草等以软坚。有皮肤肿胀灼热及毒热内蕴者，加金银花、红藤、白花蛇舌草等透达清热解毒之品。浮肿者，加猪苓、茯苓。溃疡疼痛明显者，加乳香、没药、三七。肝郁化火者，加降香、香附、郁金等。脾虚血涩者，加鸡血藤、当归等。发热恶寒、身痛肌痛者，加荆芥、防风、羌活、葛根等。关节疼痛、肢体麻木不适者，加鸡血藤、络石藤、青风藤等藤类药物。口干舌燥、食欲减退者，加沙参、玉竹、麦冬、石斛等养阴之品。皮肤变硬或变薄者，酌加乌梢蛇、全蝎、地龙等动物类入络之品。病久瘀象明显者，可加用虫类活血药，加大活血化瘀力度用水蛭、土鳖虫、穿山龙、虻虫等；但是过敏体质患者应慎用，因为其多是动物异体蛋白，发生过敏反应会增加患者的痛苦。

【验案赏析】

患者，女，46岁。2017年3月2日以"双手、双前臂皮肤变硬3年"就诊。患者3年前无明显诱因出现双手遇冷水后皮肤发白，继而变红、变紫，痛麻不适。3日后又出现双手及双前臂活动不利，皮肤冷感，曾于当地诊断为系统性硬化症，更医数次，具体用药不详，疗效一般。现症：双手及双前臂肿胀，皮肤变硬，前臂皮肤发白，双手颜色紫红，握拳不利，阴雨天加重，劳作后，胸闷憋气，咳嗽无痰，情绪波动后上述症状加重，时有烘热感，自觉发热时，汗出急迫，淋漓如雨，无其他关节肿痛，无发热，无溃疡，无眼干涩，无脱发及面部红斑，无进食咳呛，自发病以来，纳差，眠可，小便清，大便可。体格检查：颜面部皮肤绷紧发亮，皱纹减少，双手及双臂皮肤增厚，手掌、手背及双腕部皮纹消失，毛发稀疏，干脆少泽，皮肤呈蜡样光泽，指间有少许灰褐色色素沉着，双手雷诺现象（＋）。双肺中下部存在 Velcro 啰音。舌质淡红，舌苔中厚边薄，脉沉细无力。辅助检查：红细胞沉降率 32 mm/h，免疫球蛋白 G 24.3 g/L，抗拓扑异构酶 I 抗体（＋＋＋），血常规、类风湿因子、抗 CCP 抗体及补体未见异常。双肺 CT 示双肺中下部纹理呈毛玻璃样及网格状高密度影，提示双肺间质纤维化。西医诊断：①系统性硬化；②肺间质纤维化。中医诊断：皮痹，属阳虚寒凝、肝肾阴虚证。治法：温阳散寒，扶助肾阳，滋阴补肾，疏肝解郁。给予阳和汤加减，处方：熟地30 g，鹿角胶（烊化）7 g，炮姜6 g，桂枝15 g，生麻黄9 g，炒白芥子12 g，牡丹皮15 g，麸炒山药20 g，茯苓20 g，陈皮15 g，砂仁（后下）9 g，柴胡9 g，香附12 g，桑枝30 g，王不留行20 g，荜澄茄9 g，蜂房9 g，细辛3 g，地骨皮20 g。14剂，水煎，早晚分2次温服。西医治疗：①醋酸泼尼松30 mg，每日1次，口服；②每日低流量吸氧6小时；③每日饮水2000 mL。嘱患者多休息，调畅情志，注意保暖，虽为春季，不能随意减少衣物，勤按摩局部皮肤。

二诊：2017年3月15日。患者自觉服药后，热感自腹部向四肢扩散，双手及双前臂肌肉稍软，皮肤淡红，活动增加，冷感减轻；劳作后，胸闷憋气症状明显缓解，心慌症状偶发，情绪波动较少，烘热感时作，汗出急迫，汗量不减，纳眠可，二便调。舌边尖发红，舌苔略黄，脉弦细数。处方：上方去桂枝、生麻黄，加鸡血藤30 g，女贞子、墨旱莲各15 g，生龙骨、生牡蛎各30 g，荜澄茄加至20 g。14剂。醋酸泼尼松改为15 mg，每日1次，口服。无须吸氧。

三诊：2017年3月28日。患者极少出现烘热感，汗出亦少，双手及双前臂肌肉变软明显，前臂皮肤红黄，双手皮肤淡红，劳作后，少见胸闷憋气症状。纳眠可，二便调。舌淡红，苔薄白，脉沉。复查血常规、尿常规、红细胞沉降率未见异常。处方：上方去蜂房、白芥子、生龙骨、生牡蛎，加地龙（后下）12 g。15剂，成丸剂，每日服用半剂量丸药。醋酸泼尼松改为10 mg，每日1次，口服。

四诊：2017年4月26日。患者皮肤肌肉柔软度已接近正常水平，憋喘偶有发作，纳眠可，二便调。处方：上方去鹿角胶，麸炒白术加至30 g。14剂，成丸剂，每日服半剂。未见再次复诊。

【按语】

周教授认为，本例患者的主要病机为素体阳虚，感受寒湿之邪，使气血运行凝滞，发为本病，病性为本虚标实。患者3年前无明显诱因出现双手遇冷水后皮肤发白，继而变红、变紫现象，痛麻不适，病发初起之时，先在四肢末节，四肢为诸阳之末，肾阳为一身阴阳之根本。阴阳相互维持、相互约

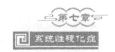

束，阴阳在生理状态下不能聚虚聚损，小便清及脉沉细无力俱为佐证。且根据阴阳互根互用理论，周教授在治疗上也兼顾肾阴肾阳相生相济的生理，采用阳和汤之熟地滋补肾阴，且防鹿角胶生风动血之弊。3日后又出现双手及双前臂活动不利，皮肤冷感为寒气渐增之证候，此为肾阳不济，脾阳不足。渐及双手及双前臂肌肉变硬，前臂皮肤发白，双手颜色紫红，肌肉僵硬，握拳不利，血脉运行不利已成，桑枝、桂枝、牡丹皮行于四肢。阴雨天加重，劳作后，胸闷憋气，并伴有心慌，气短难续，肾阳已虚，卫表亦不利，肺肾之气，不能吐纳如常，气不行，则血不运，生麻黄、炒白芥子与桂枝，健卫阳而解表寒。情绪波动后上述症状加重，患者情绪波动，则全身气机不能循贯如常，故上述症状加重，加柴胡、香附疏肝解郁。时有烘热感，自觉发热时，汗出急迫，淋漓如雨，与上述阴气自半理论相合，阴阳互根互用，但以肾阳虚损为本，寒湿侵袭为标，以牡丹皮、地骨皮配熟地以益阴除蒸，解除烘热。自发病以来，纳差不仅为寒邪侵袭所致，肾阳虚，火不暖土，况患者情绪不佳，亦可影响食欲，以炮姜温运脾胃，以茯苓利水通阳，以陈皮、砂仁理气助运，麸炒山药健脾益气，荜澄茄、蜂房除痹。周教授亦认为，瘀血为本病自始至终的主要致病因素，因此配伍细辛及王不留行以行郁滞之血，且鹿角胶、炮姜、桂枝、生麻黄、炒白芥子皆有温阳行血之效。全方合用，以补益肾阳为主，兼顾肾阴，驱散肌表之寒湿，透发入里之寒凝，行已滞之血，疏肝解郁而和络，行气开郁而醒脾，气血运行如常，共奏助阳通痹之功。二诊时，因患者素体阴阳俱不足，首次治疗以扶阳为主，难免迫阴外泄，因此，去解表药生麻黄与桂枝，加女贞子、墨旱莲二至丸补益肝肾，生龙骨、生牡蛎敛固心神，收摄浮游之火，使火气得以下降以济肾阳。但减少生麻黄与桂枝后，全方行血作用减弱，加用鸡血藤以养血和血通络，荜澄茄和胃祛风湿，把兼顾脾胃及活血化瘀贯彻始终。三诊时，诸症减轻，说明用药与身体内阴阳平衡相合，而且双手及双前臂肌肉已经变软，因此，在去阳药蜂房、白芥子之时，减去阴药生龙骨、生牡蛎，阴药应与阳药同减；但是肺部瘀血症状难以去除，因此，加用地龙活血化瘀、平喘通络。四诊时，鹿角胶为精血之物，不宜久用，否则易于生风动血，迫血妄行，而且症状已经基本消除，故应去除；疾病累及肌肉，故调理应增加补益脾胃药物，配伍麸炒白术健脾益气，助生肌肉，而血行亦应畅通如故。

参考文献

[1] 张超，李大可.周翠英教授治疗硬皮病经验[J].风湿病与关节炎，2018，7（6）：46-48，56.

边天羽教授运用疏肝活血汤治疗硬皮病经验

【经典名方】

疏肝活血汤（边天羽教授经验方）

治则：疏肝清热，活血化瘀。

组成：柴胡9g，薄荷9g，黄芩9g，栀子9g，归尾9g，赤芍9g，红花9g，莪术9g，陈皮9g，甘草6g。

适应证：硬皮病、盘状红斑狼疮、日光性皮炎、脂溢性皮炎、酒渣样皮炎鼻、慢性荨麻疹、远心性环状红斑。

【学术思想】

中医认为皮痹多属于寒证、瘀证，而血虚、血热也与其相关。边老认为外邪风、寒、湿、热均可致本病，另外脾肾阳虚、血虚、血瘀为重要内因。本病早期往往有皮肤肿胀、发硬、怕冷、雷诺现象、低热、关节疼痛等症状，此乃寒热错综、阳虚血虚、血瘀与风湿相兼之证，但随病机发展，热邪渐退，寒邪突出，主因脾虚引起卫阳不足，营卫不和，进而发生肾阳亏虚，导致气血寒凝而发生血瘀，使经络受阻，肌肤不得营养而出现发硬、萎缩及色素改变，致使受累的皮肤发紧，肌肉活动困难，甚至内脏受累。

【诊断思路】

边老根据多年临床经验，将本病分为以下四证进行论治。

1. 毒热证　多见于本病初期，起病突然，皮疹色红、肿胀发亮，热象明显，头身疼痛，心烦不安，口咽干燥，脉洪大而数，或沉细数，舌绛红，起焦刺。治以清热解毒。

2. 血瘀毒热证　多见于早期皮肤肿胀发硬，色素沉着，皮肤光亮萎缩，雷诺现象明显，口干口苦，脉细数有力，舌紫暗苔黄。治以温补气血、清热活血。

3. 肝郁血瘀证　皮肤板硬，麻木不仁，萎缩疼痛，随情绪波动加重，色沉明显，口苦胁满，易怒，脉弦滑，舌苔薄黄。治以疏肝清热、活血化瘀。

4. 脾肾阳虚证　初起皮肤肿胀发亮，以后皮肤逐渐萎缩变形，口唇缩小，肢端青紫。伴关节疼，腰膝酸软，毛发脱落，畏寒肢冷，胸闷气短，腹胀纳呆，便溏。舌淡胖或有齿痕，苔薄，脉沉细。治以温补肾阳、活血利湿。

【治疗方法】

1. 毒热证　多用清瘟败毒饮及解毒清营汤加减，组成：生石膏、知母、羚羊角、生地、元参、丹皮、赤芍、黄芩、黄连、栀子、连翘、竹叶、桔梗、甘草。方中以犀角地黄汤、白虎汤与三黄汤清气凉血、解毒化斑；桔梗解表利咽、引药上行；甘草和中。

2. 血瘀毒热证　予硬皮病方，组成：制首乌、鸡血藤、元胡、乳香、没药、泽兰、丹参、金银花、生地、夏枯草、玄参、黄芪、血竭。方中制首乌补益精血；鸡血藤补血活血；元胡、乳香、没药行气活血；夏枯草、金银花倾泻热毒；泽兰、丹参、玄参、血竭凉血活血兼以去瘀；黄芪补气活血兼以扶正。诸药合用，共奏温补活血之效。

3. 肝郁血瘀证　用疏肝活血汤或复春片，组成：柴胡、薄荷、黄芩、栀子、归尾、赤芍、红花、莪术、陈皮、甘草。此方为边老在逍遥散基础上加黄芩、栀子、红花、莪术、陈皮而成，以加强疏肝清热、活血化瘀之功。黄芩、栀子泄肺胃中火，补膀胱之寒水不足；红花、莪术能泄能补，行气活血；陈皮健脾行气，助逍遥散疏肝健脾之功。

4. 脾肾阳虚证　方以边老自拟方脾肾阳虚方，组成：附子、肉桂、人参、茯苓、白术、甘草、黄芪、干姜、泽泻、熟地、山药、山萸肉。方中附子、肉桂温肾阳；四君子、黄芪、干姜等温补脾阳；佐以熟地、山药、山茱萸，一则阴中求阳，二则防止补阳过盛。边老指出，此证病情基本控制后可用加减十全大补汤及补气养血的右归饮，此外可用昆明山海棠片、雷公藤糖浆、丹参注射液等。

【治疗绝技】

疏肝活血汤由逍遥散发展而来。逍遥散出自《太平惠民和剂局方·卷九》。原书主治为："治血虚劳倦，五心烦热，肢体疼痛，头目昏重，心悸颊赤，口燥咽干，发热盗汗，减食嗜卧，及血热相搏，月水不调，脐腹胀痛，寒热如疟，又疗室女血弱阴虚，荣卫不和，痰嗽潮热，肌体羸瘦，渐成骨蒸。"边老在逍遥散基础上加黄芩、栀子、红花、莪术、陈皮以加强疏肝清热、活血化瘀之功。《医学启源》："黄芩，治肺中湿热，疗上热目中肿赤，瘀血壅盛，必用之药。泄肺中火邪上逆于膈上，补膀胱之寒水不足，乃滋其化源。"栀子，《神农本草经》："味苦，寒"，主治五内邪气，胃中热气，面赤酒渣样皮炎，白癞，赤癞，疮疡。红花，活血祛瘀，通经，因其用药为其花冠有轻清升散之功故其偏于上，《药品化义》："红花，善通利经脉，为血中气药，能泻而又能补，各有妙义。若多用三四钱，则过于辛温，使血走散。"莪术，《开宝本草》："主心腹痛，中恶……霍乱冷气，吐酸水，解毒，食饮不消。酒研服之，又疗妇人血气、丈夫奔豚。"陈皮，《名医别录》："下气，止呕咳，除膀胱留热、停水、五淋，利小便，主脾不能消谷，气冲胸中，吐逆霍乱，止泄，去寸白。"边老又在疏肝活血汤的基础上加三棱优于莪术，理气之力莪术优于三棱。川芎，《日华子本草》："治一切风，一切气，一切劳损，一切血，补五劳，壮筋骨，调众脉，破癥结宿血，养新血，长肉，鼻衄，吐血及溺血，痔瘘，脑痈发背，瘰疬瘿瘤，疮疥，及排脓消瘀血。"生地，《药性赋》："味甘、苦，性寒，无毒。沉也，阴也。其用有四：凉心火之血热，泻脾土之湿热，止鼻中之衄热，除五心之烦热。"边老用其治疗肝郁日久不解，脉络失和，血行不畅所致的浸润斑块、色素沉着、皮肤暗红、青紫、毛细血管壁扩张、皮肤甲错、肿块结节等皮肤病。

现代药理研究表明，逍遥散有调节胃肠功能、调节中枢神经系统、调节内分泌、调节免疫功能紊乱、改善微循环作用。①调节胃肠功能：逍遥散能增强胃肠蠕动，增加体重。对胃肠道有双向调节作用，对处于正常状态下的肠平滑肌呈现兴奋作用；对处于麻痹状态的肠平滑肌则可使其逆转，恢复

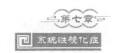

小肠的正常蠕动；又有缓解痉挛的作用。②调节中枢神经系统：逍遥散有镇静、镇痛、抗惊厥、抗焦虑和抗抑郁作用。逍遥散能增加其脑内去甲肾上腺。③调节内分泌：降低人垂体泌乳素水平。④调节免疫功能：逍遥散可显著提高损伤细胞免疫和体液免疫功能。

【验案赏析】

张某，女，25 岁。手足及上肢皮肤发亮发绀，萎缩坚硬 4 年余。患者近半年来颜面浮肿，皮肤色暗萎缩，皮肤发凉。全身无力，食欲减退，口苦咽干，恶心。脉沉细有力，舌质紫暗，苔黄腻。皮肤感觉时值测定延长，红细胞沉降率加快 32 mm/h。胸片示肺间质纹理增加。中医诊断为血瘀毒热型皮痹。予硬皮病方，组成：首乌 15 g，鸡血藤 25 g，元胡 12 g，乳香 6 g，没药 6 g，泽兰 25 g，丹参 20 g，金银花 25 g，夏枯草 15 g，玄参 20 g，血竭 6 g。

二诊：上方药服约 40 剂左右，患者面部浮肿明显减轻，面部与上肢皮肤变软，但食欲仍欠佳，手足怕冷，上方加黄芪 30 g，桂枝 10 g。

三诊：治疗 4 个月后，面部上肢皮肤均已变软，食欲增进，仅四肢发凉，以阳和汤加黄芪、当归、红花等配成丸药经常服用，巩固疗效。

【按语】

首诊采用自拟硬皮病方活血化瘀、清热解毒治疗。二诊时皮肤硬化等症状有所减轻，但食欲欠佳、手足怕冷，故加强温补药，于原方加黄芪补气，桂枝温通经脉，治疗 4 个月病情明显改善。三诊时仅遗有四肢发凉，改服用阳和汤加减以温阳和血、散寒通络。长年痼疾，非一日之功能获愈，李东垣曰："丸者缓也，舒缓而治之"，遂改丸药，缓缓攻补。

参考文献

[1] 杨静雯，闫学文.边天羽教授辨证论治硬皮病临床经验总结 [J].内蒙古中医药，2019，38（7）：86-87.

褟国维教授运用自拟方治疗硬皮病经验

【学术思想】

褟教授根据硬皮病发病的总过程，归纳出总病机为肝肾不足，气血两虚，寒凝血瘀，痹阻脉络，终致皮肤经脉失养。本病病性为本虚标实，气血不足，肝肾阴虚为本，寒凝血瘀为标，并将本病分为进展期和稳定期，进展期包含水肿期和硬化期，稳定期属于萎缩期。

【诊断思路】

褟教授根据硬皮病的总病机，制定了与之相应的总治则：补益气血，温阳散寒，滋补肝肾，活血通络。不论进展期还是稳定期都应标本兼顾，扶正祛邪，在早期当重视益气补血，散寒通络，晚期当着重调补肝肾。

【治疗方法】

进展期的主要临床表现为皮肤肿胀绷紧、麻木、颜色苍白、面部浮肿发紧、肤温低、皮肤变硬、皮纹消失、不易提起、手指形如腊肠、面具脸、鹰嘴鼻、口唇变薄、张口困难、关节疼痛、形寒怕冷，舌淡苔白，脉沉细紧。多为气血不足，寒凝肌肤所致，治以益气补血、温阳散寒、活血通络为法。褟教授将四物汤、当归补血汤、阳和汤加减组成其经验方。褟教授认为四物汤乃补血之良方，补血而不滞血，行血而不伤血，滋而不腻，标本兼治，张秉成的《成方便读》云："一切补血诸方，又当从此四物而化也"；当归补血汤可气血双补，补气生血，主治各种血虚疾病；阳和汤出自《外科证治全生集》，功用温阳补血，散寒通滞，此方温阳与补血并用，可使阳虚得补，营血得充，寒凝痰滞得散。以上三方相合，方使气血得补，阳虚得温，寒瘀得散。褟教授自拟方药物组成：黄芪 15 g，当归 10 g，熟地 15 g，白芍 15 g，川芎 15 g，鹿角胶 10 g（烊服），蜜麻黄 5 g，鸡血藤 20 g，丹参 20 g，徐长卿

15 g，积雪草 20 g。方中黄芪，性甘微温，乃补气之圣药，可补肺健脾、益气固表、利水消肿，对于硬皮病的脾胃虚弱、气血不足、卫外不固、皮肤肿胀硬化收效较好，熟地、白芍乃阴柔补血之品，配以辛香之当归、川芎，可起到补血不留瘀之良效；鹿角胶乃血肉有情之品，温肾阳，益精血，提升一身之阳气，蜜麻黄辛温达表，宣毛窍，开腠理，散寒凝，二者相合，外寒内寒皆可除。丹参、鸡血藤可补血活血，丹参具有抗炎护肝作用，鸡血藤在《本草纲目拾遗》中记载"其藤最活血……壮筋骨，已酸痛，和酒服"，《现代实用中药》称其为强壮性补血之药，可治疗老人气血亏虚，手足麻木。现代药理研究表明鸡血藤具有改善造血系统、免疫调节、护肝等作用，故褟教授认为鸡血藤是治疗硬皮病的良药。徐长卿，味辛、温，具有祛风除湿、益气强筋之效，《名医别录》谓"益气"，《神农本草经》云"邪恶气，温疟。久服强悍轻身"。研究表明徐长卿有抗炎、抗纤维化、免疫调节的作用。

稳定期临床表现为皮肤及皮下肌肉明显萎缩，紧贴于骨，皮纹消失，毛发脱落，色素弥漫加深，毛细血管扩张等，伴腰膝酸软，失眠多梦，舌暗红苔少，脉沉细数等。褟教授认为病情发展到后期常累及肝肾之阴，阴虚生内热，治以补肝肾，清虚热，兼活血，方用六味地黄丸加减，具体药物组成：蕤仁肉 15 g，熟地 15 g，牡丹皮 15 g，山药 15 g，茯苓 15 g，益母草 15 g，生地 15 g，青蒿（后下）10 g，鸡血藤 15 g，积雪草 15 g，薄盖灵芝 15 g，甘草 5 g。六味地黄丸乃治疗肝肾阴虚之基础方，以补为主，补中寓泻。方中熟地滋阴补肾，填精益髓；山药、茯苓固肾健脾；蕤仁肉养肝明目；青蒿、牡丹皮清虚热、活血散瘀；鸡血藤、益母草活血通络；积雪草，归肝、脾、肾经，可清热解毒、利湿消肿，具有促进皮肤愈合、抑制胶原蛋白的合成、抗炎、免疫调节等多种药理作用；褟教授在硬皮病的后期喜用灵芝，灵芝归心、肺、肝、肾经，可补气安神，《神农本草经》曰："紫芝味甘温，主耳聋，利关节……益精气，坚筋骨。"褟教授还善于配合使用中成药滋阴狼疮胶囊以滋补肾阴，滋阴狼疮复方是褟教授在六味地黄丸的基础上加减而成，临床研究表明，其在增强糖皮质激素临床疗效的同时，又可减少糖皮质激素的用量及其引起的不良反应。

【治疗绝技】

失眠者加百合、郁金、珍珠母；风湿盛者加威灵仙、防风、乌梢蛇；

脾虚湿困盛者加芡实、薏苡仁、粉萆薢；食积不化者加布渣叶、神曲、鸡内金；气郁者加佛手、素馨花、陈皮、延胡索；大便秘结者加生地、玄参、北沙参；阴虚火旺盛者，加地骨皮、银柴胡、牛膝；湿热盛者加救必应、木棉花。伴有头皮损害、脱发的患者可外用金粟兰酊，同时配合梅花针叩刺、TDP神灯可促进头发生长。

【验案赏析】

患者，女，25岁，2014年6月12日初诊。主诉：军训日晒后头皮、耳前散在红斑3年余，无痒痛，无关节痛，现脱发较多，易腰酸疲倦，眠差，月经不调，痛经，近期胸部胀闷不适，舌暗红，苔少，脉细数。查体：头皮、耳前散在多处黄豆到龙眼大小不一的暗红斑，质地较硬，表皮萎缩，其上头发减少。既往外院病理提示局限性硬皮病，外院查ANA阴性，抗dsDNA抗体阴性，抗干燥综合征A抗体阳性，曾口服激素2个月，疗效不理想。西医诊断：局限性硬皮病。中医诊断：皮痹。辨证：肝肾不足，脉络瘀阻。治以补益肝肾，活血通络。处方：山茱萸15g，熟地15g，牡丹皮15g，山药15g，茯苓20g，甘草5g，鸡血藤15g，白术15g，薏苡仁20g，香附15g，薄盖灵芝10g，积雪草15g，枳壳15g，白芍15g，黄芪15g，共14剂，水煎服，日1剂。配合内服滋阴狼疮胶囊和薄芝片，外涂金粟兰酊，并嘱咐患者生活饮食调护。

二诊：2014年6月28日，药后皮损同前，脱发明显减少，腰酸改善，睡眠好转，大便秘结，处方：上方去黄芪，加太子参。共28剂，水煎服，日1剂。

三诊：2017年8月5日，皮损稍变软，基本无脱发，无胸闷不适，月经规律，纳眠可，二便调。守上方，共28剂，水煎服，日1剂。

四诊：2014年9月4日，红斑色淡，质地变软，头皮脱发处有少许新发生长，口腔溃疡，大便溏，原方去枳壳、山药、太子参、白术，加芡实、薏苡仁、生地、知母。共28剂，水煎服，日1剂。此后患者定期复诊，至2015年4月6日，患者头皮皮损基本恢复，头发修复，耳前皮损触之稍硬，无萎缩。

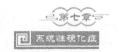
【按语】

本案患者诊断为局限性硬皮病，皮损出现萎缩，禤教授将其归为稳定期，根据临床表现及舌脉，辨证为肝肾不足，瘀血阻络，故在治疗上选用六味地黄丸加减，配合滋阴狼疮胶囊加强滋补肾阴之力。二诊时患者脱发及腰酸症状均改善，大便结，考虑黄芪太过温燥，故改为性味平和的太子参，既有益气健脾、养阴生津之效，又可起到免疫调节的作用。三诊时患者症状进一步好转，余无不适，故守前方。四诊时患者皮损明显改善，出现口腔溃疡和大便溏，考虑为上热下寒，故加生地、知母滋阴降火，芡实、薏苡仁健脾固肾止泻。

参考文献

[1] 丁木云，黄咏菁，李红毅，等.国医大师禤国维教授分期论治硬皮病经验 [J].中医药导报，2019，25（1）：30–34.

[2] 宋勇起，李红毅，禤国维.国医大师禤国维辨证论治硬皮病 1 例 [J].中国中医药信息杂志，2020，27（6）：111–113.

[3] 朱梓波，吴梦丽，刘振雄，等.禤国维"温通"法治疗系统性硬皮病经验 [J].陕西中医，2021，42（11）：1598–1600.

第八章 雷诺病

【学术思想】

路老幼承家学，渊源深厚，熟稔经典，学崇《脾胃论》《慎斋遗书》《临证指南医案》等著作，融会贯通，形成了"持中央，运四旁，怡情志，调升降，顾润燥，纳化常"的调理脾胃十八字心法要诀。路老在风湿病诊治方面造诣颇深，特别是运用五脏动态相关、调理脾胃为核心的学术思想指导辨治疑难风湿病。

【诊断思路】

路老认为从脾论治雷诺病病机阐微。

1. 脾为气生化之源，气血足则营卫通畅 《素问·灵兰秘典论》云："脾胃者仓廪之官，五味出焉"，《素问·五藏别论》亦曰："胃者，水谷之海，六腑之大源也。五味入口，藏于胃，以养五脏气。"路老认为，脾胃功能健运，则饮食入胃，脾可为胃行其津液，营卫之气出于中焦，中焦化源足则气血旺盛，营卫通畅，四末经脉得以温养、濡润而无四肢遇冷变白、变紫之症。

2. 脾主升发阳气，四肢禀气于脾胃 《素问·太阴阳明论》曰："四肢皆禀气于胃，而不得至经，必因于脾，乃得禀也。四肢不能禀水谷气……脉道不利，筋骨肌肉，皆无气以生，故不用焉。"路老认为，脾主升发阳气，脾胃之气健运则阳气布达于四肢末端，四肢得以充养而不病也。因此，对于四肢、肌肉等病变，当责之于脾，通过健脾益气升阳法治疗，恢复脾之升发阳气之作用，阳气敷布于四肢则雷诺病可缓解。

3.燥湿健脾，四肢阳气不被寒湿所困　路老认为，脾为太阴湿土，喜燥恶湿，通过健脾益气祛湿法，一可温化内生之寒湿，二能抵御外部风寒湿侵袭，所谓"正气存内，邪不可干"。通过健运脾气而杜绝寒湿内生之源，寒湿不能困阻脾胃，故而有利于四肢怕凉或疼痛的缓解。

4.疏则木畅，气血则条达　雷诺病表现为遇到情绪刺激或寒凉即出现四肢变白变紫等表现，说明主病在脾，脾胃虚弱经脉不能濡养则变白，故遇寒湿之邪侵袭容易加重；每遇情志刺激而病证加重，表明木郁则土壅，气血失其条达而瘀滞，故而四肢末端局部颜色变暗紫。如若脾胃健运，升降枢机调达，气化正常，可较好地运化水谷精微及水液，一方面可使气血化源充足；另一方面，湿邪、痰浊不能内生，则土疏而木畅，营卫气血通畅则瘀血无以内生。路老认为五脏之间如五行一样动态相关，正如《素问·六微旨大论》所描述："亢则害，承乃制，制则生化"，《素问·五脏生成》曰："脾之合肉也……其主肝也。"五脏动态相关，脏腑功能相互制约平衡。脾得健运，则肝得疏泄，阳气则无以郁闭，气血条达，雷诺病可缓。

【治疗方法】

雷诺病继发于结缔组织病，属于风湿免疫疑难病证。路老在风湿病诊治中学验俱丰，尤为顾护脾胃，认为痹证者风湿病也，"四肢为诸阳之本"，而"脾主四肢"，脾胃健运，脾气升发，则能灌四旁，四末得以充养，则雷诺现象可愈。常用方剂多为经方，根据临床症状辨证，多方化裁。

【治疗绝技】

一般来说，疑难病症往往为多脏腑功能失调，临床症状复杂多变，治疗颇为棘手，较难把握突破口。路老崇尚脾胃为后天之本，气血生化之源，气机升降之枢纽，"四季脾旺则不受邪"，脾气健运则气滞、湿浊、痰饮、瘀血等邪气不能内生，达到"治病必求于本"的效果。路老在风湿病疑难杂症治疗中重视五脏动态相关，尤其重视中焦脾胃，擅于持中央脾胃土以运四旁；注重怡养情志，杂合以治，中药汤剂配合茶饮、药膳、针灸、导引等综合治疗，升发脾气，和降胃气，疏调三焦；处方用药中正平和、刚柔相济，取得平淡之中见神奇之功效。

【验案赏析】

患者，女，43岁，2009年12月24日初诊。主诉：四肢发凉7年，吞咽困难3年余。病史：患者于2002年无明显诱因出现四肢发凉，遇冷及情绪激动时四肢苍白、变紫、发凉、晨僵。就诊于某医院，诊断为雷诺病，结缔组织病，系统性红斑狼疮待除外。经治疗病情有所缓解，但雷诺病依然存在，治疗中出现泛酸，嘈杂，轻度贫血，乏力，随后进食有形食物稍有困难，流食无障碍，2006年胃镜提示食管狭窄，食管糜烂，贫血加重，查血红蛋白：40 ～ 50 g/L。2009年初大便溏或散，夜间腹泻3次，外院胃镜提示食管狭窄，食管糜烂，食管憩室；病理提示鳞状上皮黏膜慢性炎，显著伴轻 – 中度典型增生，炎性肉芽组织。刻下：四肢发凉，双手遇寒后红色变苍白、紫暗，疲倦乏力，前胸及脊背疼痛，吞咽缓慢，夜间泛酸明显，需高枕位，下午腹胀，大便稀溏，4次／日，但夜间3次，小便可，阵发心悸，胸闷，气短，失眠多梦。停经3年。既往史：间质性肺炎病史，贫血病史，需输血以纠正贫血。患者形体消瘦，面色萎黄，舌体瘦、暗红，苔黄厚腻，脉弦细滑。西医诊断为雷诺病，结缔组织病；中医诊断为内湿痹证、脉痹。病情虚实夹杂，总宜先运脾疏肝、温胆和胃为先。处方：太子参12 g，竹茹12 g，清半夏9 g，郁金10 g，浙贝母10 g，炒杏仁9 g，炒薏苡仁30 g，木蝴蝶10 g，厚朴花10 g，黛蛤散（包）6 g，桃仁9 g，大黄炭3 g，防风10 g，生谷芽、生麦芽各30 g，炒神曲12 g，荷叶10 g，醋香附10 g。14剂，日1剂，水煎，分2次温服。茶饮方：西洋参10 g，麦冬12 g，生薏苡仁30 g，荷叶10 g，炒山楂、炒麦芽、炒神曲各12 g，石斛10 g，佛手8 g，鸡内金15 g，甘草6 g。7剂，2日1剂，水煎，代茶频饮。

二诊：2010年1月14日。治疗后下午腹胀明显减轻，夜间大便次数减少，食欲增加，胸闷、心悸、气短基本消失，疲倦乏力改善仍感手足发凉，受寒后明显并伴疼痛，反酸，胃脘嘈杂，矢气频，小便可，多梦，舌暗红，苔薄黄腻，脉弦细滑。既见微效，上方去防风、香附，加炒苍术12 g，黄连8 g，炒枳实12 g。14剂，煎服同前。茶饮方同前。煮粥方生山药200 g，三七粉（冲）12 g，白及粉（冲）10 g，凤凰衣10 g，旋覆花（包煎）10 g，乌贼骨（先煎）30 g，粳米 60 g，加水熬成粥，将三七粉、白及粉放入拌匀，每日早晚静卧，慢喝稀粥 60 mL。

三诊：2010 年 1 月 27 日。服药后雷诺现象已无，仍诉前胸及后背疼痛，偶有泛酸，胃脘嘈杂，下午偶有呃逆，2 天前晚上发热，体温：39.5 ℃，伴恶寒，颈部淋巴结肿大，自服抗炎药，发热、淋巴结肿大消退，现纳食、夜寐尚可，大便不成形，日行 2～3 次，小便可。舌暗红，苔黄厚，脉细滑。近查血红蛋白 84 g/L。治疗继以健脾化湿、疏肝和胃为法。处方：太子参 15 g，炒白术 12 g，炒苍术 15 g，姜厚朴 12 g，姜半夏 10 g，炒杏仁 9 g，炒薏苡仁 30 g，郁金 12 g，旋覆花（包煎）10 g，炒山楂 12 g，炒神曲 12 g，炒麦芽 12 g，柴胡 12 g，黄连 8 g，砂仁（后下）9 g，炒枳壳 12 g，乌贼骨（先煎）15 g，炙甘草 10 g。7 剂，煎服法同前。

三诊粥疗方继用，用法同前。经治疗后，患者雷诺现象缓解，吞咽困难消失，纳寐明显好转，胸脘不适减轻，血红蛋白逐步上升，病情趋于稳定。

【按语】

本例患者涉多脏腑功能失调，既有疲乏、吞咽困难、食管反酸等脾气亏虚、肝郁化热之征象，又有心气亏虚、胆胃不和、兼杂痰湿的证候，故治疗颇为棘手。路老首诊治以健脾疏肝、温胆和胃为法，方选十味温胆汤、启膈散、三仁汤等合用化裁。《素问·藏气法时论》载"肝苦急，急食甘以缓之""脾欲缓，急食甘以缓之，用苦泄之，甘补之"。故路老选用药性甘润平和的太子参、西洋参，以健脾益气，是为君药；炒杏仁、清半夏、厚朴花、炒薏苡仁以苦温燥湿，化痰降逆，是为臣药。其中炒杏仁为路老临证经验中最常用之宣化湿浊之品，配合炒薏苡仁为经验对药，以宣畅肺气，健脾化湿，调畅三焦。路老推崇李东垣脾胃论，认为风药质轻，轻灵活泼，燥湿妙品，故佐以防风、荷叶等风药轻清之品，以升举脾气，脾气旺则可灌四旁，其中防风外祛风湿、升阳胜湿，荷叶轻疏肝胆、芳香化湿。患者吞咽困难，反酸，失眠多梦，舌苔腻，考虑胆胃失和，仿温胆汤、启膈散意，佐以竹茹、浙贝母、黛蛤散以清化痰热，温胆和胃，清肝胆郁热，醋香附、郁金皆入肝经，可达疏肝解郁、气血双调之功效。患者吞咽困难，腹胀便溏，夜间腹泻为甚，舌暗红，苔黄厚腻，为湿热瘀滞胃肠血分之象，佐以小剂量大黄炭泄血分湿热，降浊气以顺"胃宜降则和"之性，用炭兼收涩止泻。桃仁与炒杏仁互为对药，既可通降胃气，又可活血通络，改善四肢遇冷变紫之症；生谷芽、生麦芽、炒神曲以升发胃气，消导助运。路老对于慢性病，除了选汤药为主方之外，主张杂合以治，常辅佐茶饮方、粥疗法顾护脾胃生发之气，达到整体调节、恢复患者脾胃之功能。本案茶饮方以西洋参、麦冬、石斛以益气养阴，荷叶升发脾气，生薏苡仁健脾清热祛湿，佐以佛手疏肝解郁、理气和胃而不燥，炒山楂、炒麦芽、炒神曲、鸡内金以消食和胃。患者服药后纳食好转，疲乏改善，诸症减轻，二诊仍诉腹胀，矢气多，去防风、香附；加枳术丸健脾祛湿、理气消痞。三诊方中以太子参、炒白术健脾益气；炒苍术、姜厚朴、炒薏苡仁以燥湿健脾，黄连、姜半夏辛开苦降、清化湿热，柴胡、炒枳壳、郁金、旋覆花疏肝降胃，乌贼骨制酸，砂仁、炒山楂、炒麦芽、炒神曲以和胃消食，炙甘草调和诸药，以复脾升胃降，木疏土和。辅以粥疗方，以生山药、粳米等健脾益气养阴，三七粉、白及粉、凤凰衣活血敛疮，乌贼骨制酸，旋覆花和胃降逆，共达顾护脾胃，改善食管糜烂。诸药合用，以健脾益气为主，顾护脾胃，兼治肝胆，注重调节脾胃气机之升降，恢复肝胆之疏达和顺，以达"食气入胃，散精于肝，淫气于筋"之功效。经三诊治疗后患者脾胃渐复，吞咽困难减轻，大便较前成形，复查血红蛋白较前升高，雷诺现象亦渐缓解，病情趋于稳定。

参考文献

[1] 罗成贵，姜泉，张华东. 国医大师路志正从脾论治雷诺综合征经验 [J]. 中华中医药杂志，2022，37（1）：198-201.

[2] 高社光，刘建设. 路志正教授运用经方治疗风湿类病经验 [J]. 世界中西医结合杂志，2006（3）：130-132.

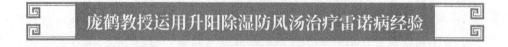

庞鹤教授运用升阳除湿防风汤治疗雷诺病经验

【名医简介】

庞鹤，教授，主任医师，博士研究生导师，现任北京中医药大学东方医院党委书记，肾病、尿毒症、周围血管外科学专家。受教于我国著名中医刘渡舟、苏宝刚教授，继承其中医经典辨证思路，尤擅长运用《金匮要略》等古籍传统精方辨证施治，在治疗中医肾病、内伤杂病、人体血管系统等疾病方面有很深的造诣。擅长治疗：中西医结合诊治糖尿病及并发症，肾病、尿毒症，周围血管疾病等疑难顽症。

【学术思想】

庞教授认为，当此病表现为反复发作的手指苍白、发绀、潮红症状时，诊断为"血痹""脉痹""寒痹""痹证"无明显争议，但若病情进一步加重，出现指端溃疡、坏死，此时若仍诊断为"痹"似有不足之处，以"阴疽""脱疽"作为中医诊断，更为贴切，同时也有助于医师在疾病早期即对患者病情转归有系统完善的认识。庞教授强调本病可在一定程度上进行辨病论治，在此病发病早期诊疗时，医师心中应明确此病"脉络痹阻不通"的发展方向，及时运用温阳通脉、活血通络的方药施治，对于阻断病情发展具有更积极的意义。

【诊断思路】

庞教授化繁就简，将该病辨证分为阳虚寒凝、脉络瘀阻、肝郁气滞三型，病性皆属虚实夹杂，以实证为主。在雷诺病常见症状的基础上，阳虚寒凝者畏寒肢冷的表现较突出，或伴面色苍白、脘腹冷痛、大便溏薄等症状，舌紫暗或淡胖，苔薄白或白滑，脉沉迟；脉络瘀阻者症状以疼痛为主，患指皮色暗红或紫暗，舌暗红或有瘀斑，苔薄白，脉弦涩；肝郁气滞者症状发作常与情绪波动有关，时重时轻，或伴两胁胀痛、呕吐吞酸、饮食减少等，舌质红、苔薄白，脉弦。

【治疗方法】

庞教授将"脉络痹阻不通"作为本病发生发展的关键枢机，因此在以上辨证基础上，以活血通络为基本治法，对应治法方药如下：阳虚寒凝型治以温阳散寒、活血通络，方用阳和汤和黄芪桂枝五物汤、麻黄附子细辛汤加味；脉络瘀阻型治以活血通络、温阳通脉，予黄芪桂枝五物汤合血府逐瘀汤加味；肝郁气滞型治以疏肝理气、活血通络，予黄芪桂枝五物汤合逍遥散加味。在临床处方中庞教授亦常合用地龙、䗪虫、水蛭等破血通络、祛瘀生新的虫类药。

【治疗绝技】

雷诺病继发指端破溃坏死病例临床少见，因此，在查阅相关文献时，少见以溃疡坏死为临床主症进行观察的报道，对指端溃疡坏死的雷诺病患者创面情况进行具体描述者较少。庞教授认为，指端溃疡患者，创面单发或多发，基底颜色浅淡，肉芽淡红，无明显渗血、渗液，创周一般无明显红肿热痛的炎症反应，创面经久不愈，或可形成黑色"伪痂"，皆为病久气血不足的表现。因此在辨证用药基础上，益气养血、温阳通脉药物如黄芪、桂枝、当归、白芍、干姜等应长期应用，同时指导患者日常生活中的注意事项，避免病情反复。运用以上方药口服治疗的同时，庞教授强调内外合治。对于无指端破溃的患者，常予红花、桃仁、鸡血藤、路路通等药物外用泡洗，活血通络。局部溃疡的患者，常用中药外用促进创面愈合，如三七粉、血竭粉、松花粉，用于小面积、无坏死组织、无感染的创面具有极好的收敛效果。

【验案赏析】

杜某，女，67岁，主因"双手遇冷疼痛3年，加重伴指端破溃1周"就诊。患者3年前发现双手遇冷则苍白、疼痛，发作后可自行缓解，诊为雷诺病。1周前右手在长时间接触冰块后出现手指紫暗、冷痛明显，次日中指指尖破溃不愈，患者自觉双手各指怕冷、肿胀，右手中指胀痛紫暗，各指关节活动自如，面色苍白，形寒肢冷。查体：双手皮肤颜色正常，皮温减低，右手中指远端色紫暗，指尖可见1 cm×0.8 cm黑色凹陷痂皮覆盖，无渗血渗液，触之无波动感，触痛明显，舌紫暗、苔薄白，脉沉细。西医诊断：雷诺病。中医诊断：脱疽，阳虚寒凝证。治法：温阳散寒，活血通络。方药：炙黄芪40 g，桂枝6 g，干姜6 g，白芍30 g，炙甘草10 g，炙麻黄9 g，制川乌9 g，细辛3 g，熟地15 g，肉桂9 g，当归15 g，赤芍15 g，川芎12 g，地龙9 g，䗪虫6 g，水蛭9 g，葛根15 g，羌活15 g，炙乳香6 g，没药6 g。7剂，免煎颗粒，每天1剂，早晚分服。

1周后复诊，患者手指冷痛明显减轻，继续来诊，随证加减。

2个月后黑色痂皮自行翘起脱落，剩余创面约 0.3 cm × 0.2 cm，基底色淡红，少量淡黄色渗液，无渗血、无脓性分泌物，手指色略暗，无明显恶寒怕冷症状，仍有肿胀、麻木感，舌紫、苔薄白腻，脉细滑。处方：生黄芪30 g，桂枝 12 g，白芍 15 g，赤芍 15 g，大枣 15 g，炙甘草 10 g，细辛 5 g，当归 15 g，川芎 12 g，三七 6 g，地龙 9 g，䗪虫 6 g，水蛭 9 g，苍术 15 g，生薏苡仁 15 g，茯苓 15 g，葛根 15 g，羌活 15 g。7 剂，免煎颗粒，每天 1 剂，早晚各服 1 次。随证加减 1 个月后，患者手指创面痊愈，肤色无明显紫暗，偶有怕凉疼痛，肿胀感仅晨起时出现。

【按语】

此例患者雷诺病病程较长，素体阳气虚弱，温煦推动经脉中气血运行功能较弱，适逢阴寒外邪侵袭，凝滞指端经络，而见皮肤肌腠失养坏死，形成溃疡。辨证为阳虚寒凝证，初诊时予黄芪桂枝五物汤、麻黄附子细辛汤、阳和汤加味化裁治之。方中加用乳香、没药活血散瘀止痛；配伍运用地龙、䗪虫、水蛭破血通络、祛瘀生新；加用葛根、羌活散寒湿、利关节。待寒邪渐除、恶寒怕冷等症减轻后，中病即止，去除麻黄附子细辛汤、阳和汤，予黄芪桂枝五物汤合血府逐瘀汤或其他活血通络祛湿方药继续治疗，取得良效。整体辨证，随证加减，同时可并用中药外洗、湿敷，内外合治，最终达到使疼痛缓解、肿胀消除、指端温热的目的。

参考文献

[1] 林晶，余威，张凡帆，等 . 庞鹤治疗雷诺氏综合征经验 [J]. 湖南中医杂志，2020，36（10）：19-20.

第九章　骨关节炎

【学术思想】

莫教授认为"肝肾亏虚"是骨关节炎发病的病理基础，也就是内因。"肾气衰则三气入骨，故名之曰骨痹。"《张氏医通》曰："膝为筋之府""膝痛无有不因肝肾虚者"。因此"肝肾亏虚"是内因，为本病发病的病理基础。"风寒湿"是常见的致病或诱发因素，也就是外因。"血瘀"是本病发生发展过程中重要病理环节，瘀血既是风、寒、湿等多种致病因素作用于人体形成的病理产物，也可作为诱发因素作用于人体。

【诊断思路】

莫教授认为人体是一个有机的整体，骨为支架以支持人体，保护内脏；筋则约束骨骼，构成关节，产生运动，筋骨靠气血和肝肾的精气得以充养。肾为先天之本，主骨，肾精足，则机体发育健壮，骨骼的外形及内部结构正常强健。肝为藏血之脏，主筋，肝血足则筋脉强劲，束骨而利关节，静可以保护诸骨，充养骨髓；动可以约束诸骨，免致过度活动，防止脱位。然人过半百，正气渐衰，脏腑虚亏，肝肾精血不足；肾元亏虚，肝血不足，骨骼的发育会出现异常，导致骨骼发育不良，关节畸形。稍经劳累或外伤，便致气血瘀滞，产生疾病。更兼筋肉不坚，荣养乏源，既无力保护骨骼，充养骨髓，又不能约束诸骨，一经频繁活动，磨损严重，易导致关节过早过快地发生退行性变。莫教授认为风寒湿是自然界的正常气候变化，但在气候发生剧变而防御功能低下时这种气候变化可以侵犯脊柱、关节等，成为致病因素；再者老年体弱，气血不足，卫外不固，腠理不密，风寒湿邪更易乘虚内侵，闭阻经络。在发病过程中，邪气也常常相互影响，并可以在一定条件下相互转化。如寒邪入里，可能转化为热，湿邪日久也常可寒化或热化。风寒湿邪致病常与季节有关，如春季多风、长夏多湿、冬季多寒。必须指出外邪致病往往是在肝肾不足、正气亏虚等情况下，感受外邪，阻滞气血，使之运行不畅，从而成为发病原因。

【治疗方法】

莫教授将骨关节炎分为以下证型。

1.风寒湿痹证　症状：肢体、关节酸痛，关节屈伸不利，局部皮色不红，剧烈活动时疼痛加重，舌苔白薄或白滑，脉弦或紧或涩。治法：疏风散寒，祛湿补肝肾，活血通络止痛。方药：三痹汤加减。方药：独活20g，秦艽20g，防风15g，细辛5g，当归20g，赤芍20g，川芎15g，生地20g，杜仲20g，牛膝20g，党参20g，茯苓20g，肉桂20g，川断20g，寄生20g，乌梢蛇20g。

2.湿热痹阻证　症状：关节红肿，灼热疼痛，或有积液，或有水肿，肢节屈伸不利，身热不扬，汗出心烦，口苦黏腻，食欲不振，小便黄赤，舌红，苔黄腻，脉象滑数。治法：清热祛湿，补肝肾，活血通络止痛。方药：四妙丸合独活寄生汤加减。方药：黄柏20g，苍术20g，薏苡仁20g，怀牛膝20g，银花20g，夏枯草20g，独活20g，寄生20g，骨碎补20g，川断20g，杜仲20g，赤芍15g，红花20g，青风藤30g，威灵仙20g，汉防己20g，土茯苓30g。

3.血阻络证　症状：痹痛日久，患处刺痛、掣痛，疼痛较剧，痛有定处或痛而麻木，不可屈伸，反复发作，骨关节僵硬变形，关节及周围呈暗瘀色，舌体暗紫或有瘀点、瘀斑。脉细涩。治法：活血祛瘀，化痰、通络、止痛。方药：身痛逐瘀汤加减。桃仁20g，红花15g，赤芍15g，当归20g，川芎15g，姜黄15g，地龙20g，香附15g，秦艽20g，羌活15g，乌梢蛇20g，穿山甲20g，青风藤30g，甘草10g。

4.肾虚骨痹证　症状：骨关节疼痛日久不愈，时轻时重，或筋脉拘急牵引，关节变形，筋肉萎缩，腰膝酸软，形寒肢冷，尿多便溏，舌淡白，或以屈伸运动而加剧，或关脉沉细。治法：温肾助阳，活血通络止痛。方药：自拟关节炎三号方基础上加减。方药：杜仲20 g，淫羊藿20 g，巴戟天20 g，威灵仙20 g，红花15 g，赤芍15 g，川断20 g，甘草10 g，补骨脂20 g，骨碎补20 g，桑寄生20 g，透骨草30 g，伸筋草30 g，穿山甲10 g，牛膝20 g。

5.阴虚内热证　症状：骨关节活动不利，晨起或久坐起立时加重，时可有粗糙摩擦音，眩晕耳鸣，健忘失眠，腰膝酸软，局部无肿胀，有轻度压痛，咽干口燥，形体消瘦，五心烦热或午后潮热，舌质红，少苔，脉细数。治法：滋补肾阴，活血通络止痛。方药：六味地黄丸加减。方药：熟地20 g，山萸肉15 g，山药15 g，茯苓20 g，泽泻20 g，白术15 g，补骨脂20 g，骨碎补20 g，桑寄生20 g，杜仲20 g，丹皮20 g，牛膝20 g，党参20 g，黄芪30 g。

【治疗绝技】

莫教授治疗骨关节炎还会选择穴位贴敷疗法。中医认为不通则痛，骨关节炎患者有关节疼痛、肿胀、活动受限的临床表现，穴位贴敷可以起到补益正气、驱邪外出、通经活络的作用，因此可以使疼痛、肿胀症状明显改善。祛痹通络膏，是莫教授经过多年临床实践研制出的治疗骨关节炎活动期的有效外敷膏剂，由青风藤、杜仲、姜黄、透骨草、干姜、川乌、生南星、红花等中药组成。临床选择肾俞、腰阳关、命门等穴位进行贴敷可以起到补肾强骨的作用。祛痹通络膏通过贴敷可以长时间刺激患者机体的免疫系统，改善机体的免疫状态，从而有效地控制患者的症状。如果在春分、秋分时进行穴位贴敷，可以预防疾病的复发，减少发作的频次，控制病情，减轻疼痛的程度。

中药外洗法，可用伸筋草20 g、透骨草30 g、红花20 g、木瓜20 g，威灵仙20 g、五加皮20 g、花椒15 g、川乌15 g加水浸泡，煎沸后加醋100 mL慢火煎沸3分钟取下，趁热蒸洗患处，每日2次，10天为1个疗程。外用中药剂量大，药性温热，以温经通络为主，加醋促进肌肤吸收。近年来的药物学研究表明，活血化瘀类药物如丹参、红花、赤芍等具有改善血流动力状态、血液流变性和微循环等作用，可以扩张血管，增加组织血流量，同时能清除氧自由基等代谢物质。补肾类药物如补骨脂、骨碎补、寄生、川续断、杜仲等与神经内分泌系统功能密切相关，作用于下丘脑-垂体-性腺轴，可加强神经内分泌细胞功能，提高下丘脑对激素反馈的反应性。药物如川芎、赤芍、汉防己、秦艽、青风藤等，煎沸后其有效成分溶出形成药物蒸汽，可调节局部血液循环，增强新陈代谢，加速组织细胞的再生和促进炎性介质的吸收，清除致痛生物活性物质。

【验案赏析】

张某，女，58岁，退休工人。主诉：双膝关节及腰疼痛10年，加重1个月。病史：患者10年来天气变化（换季）时出现双膝关节及腰部疼痛，恶风寒，活动受限，活动时疼痛加重。局部无红肿、热痛。未经系统治疗。1个月前膝关节疼痛加重，活动时可闻及有骨摩擦音。舌暗红苔少，脉弦滑数。右膝关节CR片：右膝关节间隙变窄，关节边缘的骨质增生和骨赘形成。诊断：膝骨关节炎。辨证为肝肾亏虚，兼风寒湿邪瘀阻关节。治以补肾祛邪，活血通络。处方为：威灵仙20g，红花15g，赤芍15g，川断20g，甘草10g，补骨脂20g，骨碎补20g，桑寄生20g，透骨草30g，伸筋草30g，淫羊藿20g，杜仲20g，土茯苓30g，穿山甲10g，牛膝20g，陆陆通20g。6剂，水煎服。配合硫酸氨基葡萄糖（维骨力胶囊）500mg，日2次，口服。

二诊：患者自述症状较前好转，疼痛减轻，仍见舌暗红苔少，脉弦滑数。再予上方10剂，水煎服。继续服用维骨力胶囊。

三诊：患者自觉症状较前好转，活动自如，活动时仍有些疼痛。又取药10剂。

患者未再来诊，打电话随访，自述症状已缓解，每当春分、秋分天气变化时症状会加重。嘱春分、秋分前后各服1个月汤药巩固疗效，预防疾病复发和加重。

【按语】

患者病程较长，辨证为肝肾亏虚，兼风寒湿邪瘀阻关节。治以补肾祛邪活血通络。莫教授自拟关节炎三号方，由川断、补骨脂、骨碎补、桑寄生、威灵仙、红花、赤芍、甘草组成。现代药理研究，补肾药具有加快软骨细胞生长、成骨细胞成熟的作用，从而可以促进软骨与骨质侵袭的修复活血药具有增加血流、保护骨质的作用。莫教授认为在大剂量的补肾强骨药中酌加活血化瘀、通经活络之品，不仅可以补肾坚骨，使骨坚邪祛，而且可达到滋而不滞的效果。

参考文献

[1]　洪光. 莫成荣教授治疗骨性关节炎经验拾萃 [D]. 沈阳：辽宁中医药大学，2007.

周仲瑛教授治疗骨关节炎经验

【学术思想】

周老行医 70 余载，对各科疾病皆有独到的见解和深刻认识。纵观他几十年的研究成果，外感热病是重点。外感热病有伤寒、温热病和瘟病之分，从病位上将外感热病分为肺系和胃系两大类。周老总结外感热病五大症为热、痉、厥、闭、脱。

【诊断思路】

周老认为骨关节炎的病机特点为肾虚血亏、经络痹阻。血虚、血瘀是其病理特点，并贯穿于疾病的始终，肝肾精血同源，精不足则血亏虚；血瘀既是病理产物，又是骨痹的致病因素。血虚与血瘀互为因果，血虚则血脉不得充盈，血行涩滞；瘀血不去，则新血无以为生。治疗上重视养血活血，使用鸡血藤、川芎等养血活血，土鳖虫、赤芍等祛瘀生新，黄精、地黄等益精生血。周老强调以病机为主导辨治疾病，治疗骨关节炎主张在平补肝肾的同时，以养血活血法为要。

【治疗方法】

肝肾精血同源，精不足则血亏虚，肾藏精，肝藏血，《张氏医通·诸血门》云："精不泄，归精于肝而化清血"，提出肝血来源于肾中精气的气化，肾精亦离不开肝血的滋养。肝肾同源，精血可相互资生转化，肾精充盛，则肝血充盈；肝血旺盛，则肾精充足。骨痹者肾精亏虚，无以滋养肝血，肝血亏虚，筋骨失于濡养，四肢失于充养，出现肌肉无力、关节痿软等症状。

王清任在《医林改错》中提出"痹证有瘀血说"，明确指出血瘀是骨痹的病理产物。风寒湿等邪气侵袭，经络痹阻，留注肌肉、关节，气血凝滞不行，致血脉瘀阻。叶天士创"通络"说，提出久病入络、久痛入络理论，骨痹证久，络脉不畅，血行瘀滞。血瘀不仅是骨痹的病理产物，也是其致病因素。《素问·调经论》云："……是故血和，则经脉流行，营复阴阳，筋骨强劲，关节清利矣。"瘀血阻滞则气血不行，水谷精微无以充养四末，关节筋骨失于润养，表现出关节痿软乏力。瘀血停滞，脉络不通，津液布散失常，久而化痰；痰浊阻滞，影响血液运行，反而加重血瘀，最终痰瘀互结，胶结难解，表现出关节疼痛、僵硬、麻木、重着、肿胀、屈伸不利。

血虚、血瘀贯穿骨痹证程始终，互为因果。一方面血液亏虚，则血脉不得充盈，血行涩滞。《成方便读》言："血虚多滞，经脉隧道不能滑利通畅。"骨痹者肝肾精血亏虚，脉道失于濡养，血液涩滞难行，易停滞为瘀。另一方面，瘀血不去，则新血无以为生。《血证论·瘀血》曰："瘀血不去，新血且无生机……则新血断无生理，故此时诸虚毕见。"骨痹久病入络，瘀血阻滞，不能濡养脏腑，脏腑功能失常，不能运化水谷精微，新血无以化生。

王清任《医林改错》中指出："治病之要诀，在明白气血。"《叶天士治痹抉要》曰："又有周痹、行痹、胞痹、筋痹，及风寒湿三气杂合之痹，亦不外乎流畅气血，祛邪养正，宣通脉络诸法。"可见治疗骨关节炎的要点在于养血活血。周老临证，针对其发病特点，在平补肝肾的同时，应用养血活血法治疗。养血法，具有补养营血、濡养筋脉的作用；活血法，具有促进血行、消散瘀血、通络止痛的作用。营血亏虚，易受风邪侵扰，痹阻经络，骨痹乃生；骨痹者多为风寒湿邪侵袭人体，阻滞经络气血所致，气血不通，瘀血阻滞，无以化生新血，每多血虚、血瘀，故需兼顾治风与治血。《医学心悟·痹》言："治行痹者……大抵参以补血之剂，所谓治风先治血，血行风自灭也。"周老据此治疗骨关节炎，重视养血活血、祛瘀生新，因风药性燥，易耗伤阴血，应用祛风药时需配合养血活血药，以防血亏、血瘀，加重病情。周老认为，养血活血法是骨关节炎的重要治法：一可使营血调畅，肝肾精血充足，达到固本的目的；二可制约辛香温燥之风药，使其祛风而不伤正，达到治标的效果，因此祛风养血为标本兼治之法。

【治疗绝技】

养血活血药可充养血脉，使气血畅行，筋脉得以濡养。周老临证多使用鸡血藤、川芎等养血活血、通络止痛之药治疗骨关节炎。鸡血藤功擅活血补血、舒筋活络，多用于治疗风湿痹痛。《饮片新参》称鸡血藤可"去瘀血，生新血，流利经脉，治……风血痹证"。川芎功可活血行气，《本草汇言》云："川芎……血中气药。尝为当归所使，非第治血有功，而治气亦神验也……虽入血分，又能去一切风，调一切气。"指出川芎为血中气药，可行气活血、祛风止痛。《日华子本草》称川芎可"补五劳，壮筋骨，调众脉，破癥结宿血，养新血，长肉"，说明川芎亦可补血，是养血活血之要药。

周老运用养血活血法治疗骨关节炎，并非仅用养血活血之品，而是强调审证求机，通过祛瘀生新、填精益髓等法以养血活血。周老临证多采用土鳖虫、赤芍、桃仁、红花等活血化瘀之药祛除瘀血，以生新血。土鳖虫"善化瘀血，最补损伤"，具有抗凝、抗血栓、诱导软骨细胞增殖等作用。赤芍功可活血化瘀止痛，其药效成分赤芍总苷可改善血液流变学指标，降低血液黏稠度。《药鉴》言桃仁"多用逐瘀血……少用生新血……"，功擅活血祛瘀，其有效成分可降低血液黏度，增加血流量。红花有破血、行血、和血、调血之功。

滋养肾精可间接补充肝血，濡养筋脉。周老临证常使用黄精、地黄、牛膝等益精养血。黄精，味甘，性平，《本草备要》曰黄精"平补而润……填精髓，助筋骨，除风湿。"有学者发现黄精的提取物可以显著增加骨髓造血干细胞、造血祖细胞数量，维护正常造血功能，促进骨髓间充质干细胞成骨分化。《神农本草经》云地黄"主折跌绝筋，伤中，逐血痹，填骨髓，长肌肉，作汤，除寒热积聚，除痹"。《名医别录》曰干地黄"补五脏内伤不足，通血脉，益气力"，指出地黄可滋补肝肾、益精养血，对于筋脉、骨髓有荣养作用。怀牛膝有补肝肾、强筋骨、活血化瘀之功，《本草经集注》云牛膝"主治寒湿痿痹，四肢拘挛，膝痛不可屈伸，逐血气……填骨髓……"，可见牛膝有益精养血活血之功。周老指出，对于填精益髓、活血养血之品，应以平补为要，切勿滋腻碍胃，在补益肾精的同时，防止脾胃运化失健，湿邪留恋。

周老临证立法组方以平补肝肾为基础，将养血活血法贯穿始终，根据患者的关节疼痛部位、舌质、舌苔等选药。偏于肩臂等上半身疼痛者，用片姜黄活血止痛；偏于膝部等下半身疼痛者，用牛膝引血下行；一身之关节疼痛明显者，加用土鳖虫等虫类药破血逐瘀。舌质隐紫、瘀血较轻者，每入鸡血藤、川芎等养血活血；舌质紫暗者，则用透骨草等加强活血之力；舌苔黄腻、关节有热感者，多用鬼箭羽、赤芍以清热活血；舌苔白腻、关节怕冷者，多用红花辛温活血化瘀。

【验案赏析】

李某，女，71 岁，2009 年 9 月 10 日就诊。主诉：膝关节疼痛 4～5 年。患者膝痛 4～5 年，右侧为著，近半年加重，行走困难，牵引疼痛，上下楼梯、蹲后起立时均有不适，有时行走突然软弱无力，腰部酸软，双手畏冷，皮温偏低，舌暗紫，苔薄黄、微腻，脉细。26 年前曾因左肾结石行手术，4 年前曾患右侧面瘫，后遗口角歪斜，右目闭合不灵。辅助检查：尿酸 377 μmol/L；X 线片示右膝关节骨性关节炎。西医诊断：骨关节炎、脑梗死、高尿酸血症。中医诊断：骨痹（肝肾下虚、痰瘀痹阻）。治法：补益肝肾、化痰散瘀、通络止痛。方药：桑寄生 15 g，川断 20 g，炒杜仲 12 g，骨碎补 10 g，鸡血藤 15 g，片姜黄 10 g，土鳖虫 5 g，熟地 10 g，仙灵脾 10 g，千年健 15 g，油松节 10 g，制南星 10 g，土茯苓 25 g，豨莶草 15 g。共 14 剂，每日 1 剂，水煎服，早晚餐后半小时服用。

复诊：2009 年 9 月 24 日。药后患者自觉双膝关节疼痛略有减轻，双下肢乏力，时有腰部酸软，双手畏冷感较前减轻，皮温仍偏低，纳食可，大小便调，舌暗紫，苔薄黄、微腻，脉细。原方改桑寄生 25 g、川断 25 g、鸡血藤 25 g、片姜黄 12 g，服法同前。后患者连服中药半年，病情稳定，双膝关节疼痛明显减轻。

【按语】

本案为老年女性，膝关节疼痛近 5 年。患者年七十而天癸竭，肝肾精血亏虚，筋脉骨髓失养，络脉不畅，血瘀阻滞，发为本病；又因卒中病史，痰瘀阻络，兼之久病，血虚、血瘀进一步加重。病机为肝肾下虚、痰瘀痹阻，治以补益肝肾、活血祛瘀、化痰通络。全方在补益肝肾的基础上，以养血活

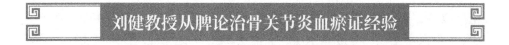

血为要，药用桑寄生、川断、炒杜仲、骨碎补、仙灵脾补肝肾、强筋骨，鸡血藤、片姜黄养血活血，土鳖虫祛瘀生新，熟地益精养血。患者两手清冷，行走软弱无力，乃血虚不能荣养筋骨、血瘀阻滞脉络、四肢不得荣养所致，予鸡血藤养血活血通络，片姜黄破血行气止痛；患者膝痛 5 年，久病肾精亏虚明显，予熟地加强益精养血之功；经络不通，血虚、血瘀明显，见舌质暗紫、脉细，予土鳖虫破血逐瘀，瘀血去则新血自生；另予千年健、油松节加强祛风湿、强筋骨之力。患者有脑梗死、高尿酸血症病史，根据异病同治理论，加用制南星化痰通络，豨莶草祛风湿、利关节，土茯苓利湿化浊。纵观全方，治疗以平补肝肾为本，重在养血活血，精血充、脉络通则骨节得以荣养，四肢得以温煦，症状渐消。

参考文献

[1] 朱红，方樑，周学平. 国医大师周仲瑛养血活血法治疗骨关节炎经验撷菁 [J]. 浙江中医药大学学报，2021，45（11）：1192–1196.

刘健教授从脾论治骨关节炎血瘀证经验

【学术思想】

刘教授临床治疗痹证擅长从整体把握，分析致病的内因外因，在致病内因中尤其注重治脾，外因中则特别注重对瘀血、痰湿等邪的治疗。刘教授继承新安医家治痹思想，在多年临床中不断创新钻研，创立"从脾论治"思想，并将活血化瘀法贯穿治疗痹证始终。

【诊断思路】

基于新安医学痹证理论，刘教授认为，痹证以"脾虚"为发病基础，以"脾胃虚弱，湿浊内生""痰瘀互结、脉络阻滞"为基本病机。刘健教授分析骨关节炎血瘀证的发病与脾胃密切相关，可因脾胃虚弱，化生气血不足，血行艰涩而致瘀成痹；亦可由脾胃虚弱，湿浊内生阻塞脉络而成瘀发为痹证；又可因脾气虚衰，推血摄血无力而成瘀，日久为痹；治疗当补脾、健脾、实脾，故脾旺则气血充足，鼓舞气血运行有力；脾健则痰浊水饮可得运化；脾实则摄血有权，血不妄行。

【治疗方法】

血瘀在骨关节炎过程中既是致病的病因，又作为病机贯穿始终。骨痹多表现为肢体关节的疼痛、肿胀、麻木甚至畸形，基本病理表现为气血运行不利，或与瘀血、痰湿等病理产物互结，阻滞经络。清代王清任在《医林改错》中详论瘀血证，提出"痹证有血瘀"的思想，以活血化瘀之法治疗各种病证，创立多种逐瘀汤，沿用至今且疗效显著。

在骨痹初期经脉受邪，气血津液运行不利，滋润濡养等功能失职，临床症状表现较轻微，此时用药以祛邪为主，且疗效较好；随着疾病发展，正邪相争剧烈，肢体关节症状表现明显，邪气盛正气尚足，此期内外兼顾，若用药及时得法，亦可取得较好疗效。进一步发展气血津液耗伤较重，气无力津不足血少，血行蹇涩、缓慢，甚或停滞，血瘀状态进一步加重，此期宜扶正祛邪，但药效难达，若治不得法，日久缠绵不愈，脏腑阴阳受损，深入骨骱，可导致关节僵硬、屈伸不利等。

【治疗绝技】

刘教授治疗骨关节炎血瘀证，健脾活血化瘀之法贯穿始终。典型的血瘀证常表现为关节疼痛或刺痛，夜间加重，关节局部皮肤干燥、晦暗，肌肤甲错，舌质一般表现为暗红，可伴有瘀斑、瘀点，脉涩或弦。但实际临床辨证复杂多变，表现各异，虽未有血瘀证典型表现，但通过活血化瘀药的运用，可取得较好疗效。刘健教授临床常用活血补血化瘀药物如川芎、桃仁、红花、丹参、牛膝、当归、延胡索、片姜黄、鸡血藤等。现代药理研究表明，川芎的主要有效成分川芎嗪，可改善机体微循环，对脑、心、肾等起保护作用；丹参有改善循环、护肝、抗肿瘤的作用；鸡血藤有改善机体造血、调节机体免疫、抗氧化的作用。刘健教授治疗骨痹，非常重视顾护正气，防因祛邪而损伤人体正气,其扶正首先顾护后天之本,多以补脾、健脾、实脾之法,常使用的健脾益气药物有茯苓、薏苡仁、山药、黄芪、太子参等。现代药理研究表明,健脾益气药物多有调节人体免疫、抗氧化等作用,其提取物被制成多种制剂广泛应用于临床各科。血瘀证常兼有寒热、痰浊水饮等邪,临床常配伍使用祛风散寒、舒筋通络药物如威灵仙、路路通等;常用清热药物如蒲公英、知母、黄柏、白花蛇舌草、青蒿、地骨皮等。刘健教授通过精当配伍,兼顾多方,临床常获得满意疗效。

【验案赏析】

患者,女,59 岁,2017 年 4 月 16 日就诊。患者诉颈肩部、双膝疼痛 10 年余,加重 2 周。患者 10 余年前因提重物后出现颈肩部疼痛,随后出现双膝疼痛,久行及负重后颈肩部及双膝疼痛加重,自行服药止痛,疼痛间歇发作且渐进加重,2 周前患者因劳累后颈肩部及双膝关节疼痛再发,伴头晕、头痛、心慌,至刘健教授门诊就诊,见舌暗红,苔薄白,脉涩。患者自诉有高血压病史,现服药控制不佳;有慢性浅表性胃炎 30 余年,现未服药;有高脂血症病史,未经规范治疗;有脑梗死病史,未治疗及服药;有青霉素过敏史。查体:颈肌紧张,颈椎后伸受限,棘突及椎旁压痛(-);腰椎棘突及椎旁压痛(-),髋关节压痛(-),双膝浮髌试验(-)。实验室检查示红细胞沉降率、类风湿因子、抗"O"、C 反应蛋白均在正常参考范围;抗 CCP 抗体、葡萄糖 -6- 磷酸异构酶、抗角蛋白抗体、血常规均未见明显异常。心脏彩超示左室舒张功能下降。既往查颈椎正侧位片示颈椎退行性病变。双膝关节正侧位片示双侧膝关节间隙变窄,部分关节面骨质增生明显,提示双膝关节退行性病变。西医诊断:骨关节炎。中医诊断:骨痹,瘀血阻络证。治则:健脾祛湿、活血祛瘀。处方:薏苡仁 20 g,陈皮 15 g,茯苓 15 g,淮山药 20 g,桃仁 15 g,红花 15 g,鸡血藤 15 g,天麻 15 g,钩藤 10 g,威灵仙 25 g,白芷 15 g,甘草 5 g。7 剂,水煎服。嘱勿操劳,注意保暖避寒。

二诊:2017 年 4 月 23 日。患者诉纳差、腹胀;守上方加法半夏、川厚朴、炒麦芽、炒谷芽各 15 g,7 剂。考虑患者基础疾病较多,多次于门诊就诊不便,遂收入院综合治疗,症状稍缓解后出院。

三诊:2017 年 5 月 21 日。诉纳差明显,关节疼痛稍缓解,仍伴有头晕头痛,心慌,乏力。守上方加焦山楂 10 g,继服。复诊多次,患者诉疼痛减轻，心慌胸闷症状改善，方药加减 6 个月余，痰湿甚时加瓜蒌皮、薤白理气祛痰；乏力甚时，加黄芪、当归；瘀血痰湿郁久化热，热势明显时，加用金银花、连翘、白花蛇舌草、蒲公英等清热解毒。

四诊：2017 年 11 月 23 日。关节已无明显疼痛，头晕头痛、乏力改善明显，欲继服中药巩固治疗，嘱患者忌劳累，饮食清淡，定期监测血压，定期复查血脂、心脏功能。

【按语】

本例患者病程较长，基础疾病较多，有心脏病、高血压、高脂血症及脑梗死病史。经综合考虑，予住院综合治疗，相关症状稍缓解后，患者要求出院，继续予门诊治疗。患者骨关节炎病程长达 10 年余，兼病较多，常年服用药物，致脾胃亏虚，痰湿内生，瘀血阻络，呈本虚标实之证。病理产物瘀血、痰湿阻于关节经络局部使气血运行迟缓，不仅濡养失职，且可影响全身气血运行，使瘀滞状态更重。病久脾胃亏虚，痰湿内生，选用参苓白术散，方中薏苡仁、陈皮、茯苓、淮山药理气健脾祛湿，治脾虚之本，生痰之源；日久入络，瘀血痰浊互结根深蒂固，非活血通络，祛邪除湿不除，故重用桃仁、红花、鸡血藤补血活血通络，配伍共除经络血瘀之态。痰瘀阻于脑络碍气血上荣则见头晕头痛，以天麻、钩藤祛风通络，现代药理研究表明二者均具有降压、镇静镇痛作用；以白芷祛痰开窍，除头晕头痛之症，且白芷为治头痛之要药，具有改善循环、抗炎、抗菌、增强心肌收缩力的作用。上方加减 6 个月余，患者颈肩部、双膝疼痛明显改善，无特殊明显不适。研究表明，薏苡仁、茯苓、黄芪三者均能够增强机体免疫力，此外薏苡仁有重要的药用和营养价值，尚有抗癌、抗肿瘤的作用，茯苓可抗炎、保肝、抗衰老，黄芪可促进机体代谢，增强心功能。本方配伍合理，兼顾多面且重点突出，疗效较佳。

参考文献

[1] 孙艳秋，文建庭，方妍妍，等 . 刘健教授从脾论治骨关节炎血瘀证学术经验 [J]. 风湿病与关节炎，2018，7（10）：42-44.

第十章 痛 风

【学术思想】

娄老认为，痛风的病因病机为正气亏虚、外邪侵袭、痰瘀气滞，可概括为虚、邪、瘀。如《格致余论》曰："彼痛风者，大率因血受热已自沸腾，其后或涉冷水，或立湿地，或扇取凉，或卧当风，寒凉外搏，热血得寒，污浊凝涩，所以作痛。"针对痛风的"虚邪瘀"病因病机确立扶正、祛邪、活血通络的治则。

【诊断思路】

本病主要由于人体正气不足，阴阳失调，湿热痰瘀等病理产物聚于体内，留滞经络；复因饮食劳倦，房事不节，感受外邪，内外合邪，气血凝滞不通，而发为痛风。临床上痛多呈发作性，多由疲劳、房事不节、厚味多餐或感受风寒湿热等外邪诱发，发作时表现为局部剧烈疼痛，甚则或足不能履地，或手不能举，并且有日轻夜重和转移性疼痛的特点。经休息和治疗后虽可获得好转，但时休时发，日久可致受损部位出现肿胀、畸形，恢复较为困难。总之痛风是正虚为本，邪实、痰瘀为标，全身属虚，局部属实的本虚标实之病证。

【治疗方法】

娄老治疗痛风从虚、邪、瘀辨证论治。

1. 邪实候 ①湿热痹阻型。症见：关节疼痛，扪之发热，甚则红肿热痛，痛不可触，得冷则舒，遇热则剧，屈伸不利；舌质红，苔黄，脉数。②风寒湿痹型。症见：肢体关节疼痛，重着、肿胀、屈伸不利。冬春、阴雨天易作，局部皮色不红，触之不热，遇寒冷痛增，得热痛减，舌质淡，苔白，脉弦。

2. 正虚候 肝肾阴虚型。症见：病久屡发，关节痛如被杖，局部关节变形，昼轻夜重，肌肤麻木不仁，步履艰难，筋脉拘急，屈伸不利，头晕耳鸣，颧红口干；舌红少苔，脉弦细或细数。

3. 痰瘀候 ①瘀血痹阻型。症见：局部有外伤史，疼痛如针刺、刀割样，固定不移，压痛明显，局部皮色紫暗，或顽痹不愈，或关节肿大变形，肌肤甲错；或舌质紫暗有瘀斑，脉弦涩。②痰浊阻滞型。症见：关节肿胀，甚则关节周围漫肿，局部痿麻疼痛，或见"块瘰"硬结不红；伴有目眩，面浮足肿，胸脘痞闷；舌胖质暗，苔白腻，脉缓或弦滑。

【治疗绝技】

①湿热痹阻型。病机：湿热之邪，郁壅脉络。治法：清热利湿，活血通络。方药：清痹汤，忍冬藤60g，败酱草30g，络石藤18g，青风藤60g，土茯苓21g，老鹳草30g，丹参30g，香附15g。

②风寒湿痹型。病机：风寒湿邪，痹阻经络。治法：祛风通络，散寒除湿，活血养血。方药：通痹汤，当归18g，丹参18g，鸡血藤21g，海风藤18g，透骨草21g，独活18g，钻地风18g，香附21g。

③肝肾阴虚型。病机：肝肾阴亏，筋骨失养。治法：补益肝肾，活血通痹。方药：养阴活血汤加减，玄参20g，青蒿20g，白薇15g，知母15g，黄芩15g，牡丹皮15g，生地20g，赤芍15g，川芎10g，连翘15g，鸡血藤20g，丝瓜络15g，银柴胡20g。

④瘀血阻痹型。病机：瘀血痹络，气血阻滞。治法：活血化瘀，行气通络。方药：化瘀通痹汤，当归18g，丹参30g，鸡血藤21g，制乳香9g，制没药9g，延胡索12g，香附12g，透骨草30g。

⑤痰浊阻滞型。病机：痰浊壅滞，痹阻经络。治法：祛湿化痰，通络止痛。方药：二陈汤合身痛逐瘀汤加减，桃仁 10 g，红花 10 g，当归 12 g，川芎 15 g，没药 6 g，陈皮 10 g，五灵脂 10 g，怀牛膝 15 g，地龙 10 g，羌活 10 g，秦艽 15 g，生续断 30 g，土鳖虫 10 g，香附 10 g，半夏 10 g，茯苓 15 g，生地 6 g。

痛风的证型随病情发展而变化，实不止以上所述。娄老强调只要辨证准确，应守方守药，持之以恒，即能获效。

【验案赏析】

患者，男，20 岁，农民，2010 年 3 月 22 日初诊。主诉左足趾、足背肿痛反复发作性 6 年。患者 6 年前 1 次饮酒后突然左足背、大跖趾肿痛，难以入睡，局部灼热红肿。用消炎镇痛药，1 周后病情完全缓解。以后每遇饮酒过量或感冒突然发作，需 2～6 周治疗才能使病情缓解。1 周前又因酒后卧睡受凉，足背肿痛复作。现症见：左足趾、足背红肿热痛，疼痛部位固定于左足背及左跖趾，功能受限。伴火气大，口渴不欲饮水，咽干、大便干、小便黄。舌质偏红，苔黄腻。脉弦滑数。查体：体壮实，面红，跛行；左足背及跖趾红肿，局部发热，压痛，功能受限。实验室检查：WBC 9.2×10^9/L，N 0.77，L 0.22，Hb 125 g/L，ESR 80 mm/h，血尿酸 795.9 μmol/L。X 线：左足第一跖骨头处出现溶骨性缺损，局部软组织肿胀。西医诊断：痛风性关节炎。中医诊断：痛风；证属湿热痹阻。治以清热祛湿，通络止痛。处方：清痹汤加减：忍冬藤 60 g，败酱草 30 g，络石藤 18 g，青风藤 60 g，土茯苓 21 g，丹参 30 g，薏苡仁 20 g，川牛膝 20 g，木瓜 18 g，苍术 9 g，防己 20 g，香附 12 g，白茅根 9 g。10 剂，水煎服。医嘱：少食酒肉厚腻之味；注意休息。

二诊：2010 年 4 月 5 日。服上药 10 剂，症状消失，行走自如，无跛行。舌质淡红，苔薄白。为防止复发服用院内制剂着痹畅片，每服 6～8 片，每日 4 次，连服 3 个月，巩固疗效；慎食酒肉厚腻。随访 3 年，病未复发。

【按语】

本案患者素体壮实，多进厚腻饮食，化湿生热；湿热蕴结，阻滞经脉，出现局部红肿热痛，功能受限。可见本案以邪实（湿热之邪）为主，针对湿热蕴结，阻滞经脉之病机，予以清热祛湿、通络止痛为法，方中忍冬藤、败酱草、络石藤、青风藤、土茯苓、薏苡仁、木瓜、苍术、防己、白茅根清热利湿，治疗邪实为主；丹参、川牛膝、香附活血通络止痛以治瘀；薏苡仁、白茅根调和诸药，兼顾正气，以防虚。本方祛邪为主，兼顾瘀虚。故疗效显著。本病消除急性症状较易，控制反复发作较难。控制其反复发作的关键，因此，除了长期服药以彻底清除体内残留的湿热痰瘀之邪外，更重要的是限制摄入酒肉厚腻之味，以阻断湿热化生之源。

参考文献

[1] 李满意，娄玉钤.娄多峰治疗痛风经验总结[J].中华中医药杂志，2019，34（11）：5238-5240.

刘健教授运用经验方治疗痛风性关节炎经验

【经典名方】

刘教授经验方

组成：白花蛇舌草 20 g，蒲公英 20 g，丹参 20 g，红花 15 g，桃仁 15 g，鸡血藤 20 g，炒山药 20 g，全蝎 5 g，陈皮 15 g，薏苡仁 20 g，茯苓 15 g。

用法：常法煎服。

【学术思想】

刘教授从事临床工作 30 余年，深谙新安医学理论，经过长期临床以及广探痹证理论，提出"脾虚致痹""从脾治痹"的观点，临床中治疗痛风性关节炎以健脾为本，佐以清热活血之品，其健脾化湿、清热通络法。

【诊断思路】

刘教授认为痛风性关节炎隶属中医"痹"，认为"脾""湿""痹"三者关系密切，痛风性关节炎的发病之本在于脾虚湿盛，脾脏亏虚，内生湿邪为本病发生的潜在根本因素。因此，痛风性关节炎患者由于饮食、生活节律失调等原因，导致内虚遇外邪、内邪合外邪，出现关节部位红肿疼痛等表现。脾脏亏虚，湿邪内生，湿蕴不化，聚湿成痰，痰湿互结，气机阻滞，则血不行，血不行，则成瘀，又脾气本虚，后天之本生化失职，机体气的推动功能减弱，痰湿瘀更易形成。痰湿瘀三者交结，流注于关节内，日久化热，邪热内生，终使邪热痰瘀停驻于四肢，经脉不通，发为痛风性关节炎。刘教授认为现代人饮食无节，贪食厚味，脾胃二脏负担加重，邪热痰湿内生，蕴结于内，阻于中焦，伤滞脾胃，外则影响四肢血运，经脉瘀阻，不通则痛，见于痛风。痛风性关节炎患者对外界环境较为敏感，寒热淫邪入体，与患者体内痰湿浊瘀搏结，引动患者体内痰湿浊瘀的活动，故天气骤凉骤热均可能导致关节疼痛发作。

【治疗方法】

刘教授治疗痛风性关节炎原则为急则治其标，用以清热通络。痛风性关节炎患者就诊多在于关节疼痛，为疾病活动期，表现为关节红肿疼痛，晨僵，屈伸不利，局部灼热，小便黄，大便干，舌质红，苔黄腻，脉滑数。刘教授认为此为邪热内蕴、痰瘀互结之证，治疗当以清热解毒、活血化瘀通络为主，佐以健脾化湿祛痰为辅。常投蒲公英、白花蛇舌草相须为用，以行清热解毒而消肿散结之效，蒲公英性苦寒，既清火解毒邪，又降泄通滞，为清热消肿之佳选；白花蛇舌草亦苦寒，具有解毒、清利湿热之功，对肿块灼热疼痛、局部红肿等热毒内盛者尤为适宜。又以桃仁、红花活血化瘀祛痰瘀，桃仁苦泄，擅于祛瘀，主破血，活血通气；红花辛温通行，既可化瘀活血，又能通行经脉而止痛，善治血瘀疼痛者，二者相须为用，具有祛瘀血而生新血之妙用。陈皮、茯苓为健脾要药，既有理气健脾、燥湿化痰之功，又有益气健脾、增强正气之效，体现出刘教授益气健脾、注意顾护后天正气的治痹思想。薏苡仁、车前草利痰湿而通下焦，使痰、热、瘀之邪出之有路，与现代医学所述通过二便排泄痛风性关节炎患者血中过多的尿酸颇为相合。

缓则治其本，治以健脾化湿。痛风性关节炎缓解期患者关节疼痛不甚或无疼痛，但多有关节活动受限或屈伸乏力，纳食少，便稀溏，面唇紫青，舌质淡白，苔薄，脉细涩。刘教授认为痛风性关节炎缓解期以脾虚为主，脾虚则气血生化乏源，筋脉失于濡养，正气亏虚，脏腑功能失调，痰瘀内生。治疗上当以健脾为主，佐以活血化瘀之品，常用陈皮、薏苡仁、山药、茯苓等健脾益气，以资后天，脾旺则痰湿得化，脏腑功能得以顺调；红花、桃仁、鸡血藤、丹参养血活血，寓有"瘀去则痰自消"之意。

【治疗绝技】

方贵配伍，医贵权变，刘教授在治疗痛风性关节炎的过程中所用处方多有加减。热盛者，加石膏、知母；关节灼热胀痛者，加黄柏、紫花地丁；痰多者，加半夏；关节麻木晨僵者，加伸筋草、路路通；肿痛较甚者，加威灵仙、全蝎、鸡血藤；大便不通或大便干硬、次数少者，加大黄；痛风性关节炎累及颈椎而上致头晕、头痛者，加天麻、钩藤；饮食欠佳或服药后胃胀者，加建神曲、炒麦芽、炒谷芽；心烦或夜间盗汗者，加青蒿、地骨皮以清虚热；因外感风寒或天气变化导致关节疼痛复发或加剧者，加金银花、连翘。

痛风性关节炎具有渐进性、反复性的特点，疾病缓解期也易因患者饮食不节、感受风寒等而进一步发展为疾病活动期，故对于患者平素饮食等生活习惯问题，刘健教授尤为重视，常嘱咐患者慎起居、避风寒，平素以清淡饮食为主，多吃水果蔬菜，并应适时适地进行适当活动，避免激烈的运动。刘健教授提出，痛风性关节炎缓解期"三分靠治，七分在养"，多提倡"上古之人，其知道者，法于阴阳，和于术数"的生活习惯，对于痛风性关节炎缓解期的稳定具有重要作用，颇具成效。

【验案赏析】

患者，男，40岁，2018年11月1日初诊。以"右膝关节疼痛1年余，加重3天"为主诉就诊。患者1年前在朋友家喝完酒后，出现右膝关节疼痛，于当地某医院就诊，急查血尿酸，偏高（具体不详），诊断为"痛风性关节炎"，予以别嘌醇、秋水仙碱等药口服治疗，症状有所缓解，后关节疼痛间断发作，每于口服秋水仙碱后，症状得以减轻。3天前夜间长时间开车，于烧烤摊吃烧烤、喝啤酒后右膝关节疼痛再次发作，服药后疼痛未得控制，遂来就诊。刻下症：右膝关节灼热疼痛，双下肢肌肉僵硬，面紫，心慌，乏力，纳可，便干，舌红，苔黄腻，脉滑数。查尿素氮 8.9 mmol/L，血尿酸 582 μmol/L，C 反应蛋白 36 mg/L，甘油三酯 3.4 mmol/L。中医诊断：痹证（湿热瘀阻证）；西医诊断：痛风性关节炎。治法以健脾化湿、清热通络为主。处方：白花蛇舌草 20 g，蒲公英 20 g，丹参 20 g，红花 15 g，桃仁 15 g，鸡血藤 20 g，炒山药 20 g，全蝎 5 g，陈皮 15 g，薏苡仁 20 g，茯苓 15 g，厚朴 15 g，黄芪 20 g，大黄 6 g，当归 15 g，甘草 5 g，路路通 15 g，7 剂，日 2 次，水煎服，同时予以双氯芬酸二乙胺乳胶剂外涂关节，并嘱咐患者禁食油腻辛辣，多吃蔬菜水果等素食，少劳多休，寤寐有时。

二诊：2018 年 11 月 8 日。患者诉关节疼痛较前改善，但仍有乏力、便干，视舌苔仍黄腻，拟上方，炒山药、鸡血藤、蒲公英均增至 30 g，14 剂，水煎服，日 2 次。

三诊：2018 年 11 月 25 日。患者关节疼痛基本消失，下肢僵硬感较前明显改善，面色明润，余症状基本缓解，复查血尿酸 382 μmol/L，C 反应蛋白 12 mg/L，甘油三酯 1.9 mmol/L，拟二诊方去大黄、当归，继用 14 剂后患者诸症状消失，已无明显不适，遂停药，嘱患者适当锻炼，饮食清淡，避免劳累，后随访，患者至今未有复发。

【按语】

患者男性，素喜肥腻酒食，脾胃亏损，痰湿内蕴，浊瘀从生，日久而热化，邪热痰瘀互结，发为痛风性关节炎，虽服药后症状缓解，但患者饮食方面仍未控制，加之长期开夜车，损伤阴血，致脾虚、痰瘀更甚，终是愈演愈烈，达到服药难解的地步。患者首次来诊时，膝关节灼热疼痛难忍，肌肉僵硬，面紫，心慌，乏力，便干，舌红，苔黄腻，脉滑数，此为脾虚湿盛、邪热痰瘀互结之证，刘健教授选用蒲公英、蛇舌草清热解毒，缓关节疼痛之急症；又以桃仁、红花、鸡血藤、全蝎之类活血化瘀，通经活络；薏苡仁、茯苓、陈皮、炒山药健脾益气，化内湿、除痹痛；当归、黄芪补心血、益心气，蠲日久耗伤之虑。二诊时，患者诸症状缓解，但仍尤在，故鸡血藤、炒山药、蒲公英各增至 30 g，增强清热通络之功。三诊时热去症缓，故去大黄，又恐滋腻留邪，亦去当归，加服 2 周后，诸症得消，嘱患者调摄情志饮食，慎起居、避风寒，保持良好的生活习惯，法阴阳、和术数，故停药后而无复发。

参考文献

[1] 张先恒，刘健，周琴，等.刘健教授治疗痛风性关节炎经验抉微 [J]. 时珍国医国药，2021，32（8）：2005-2006.

宋绍亮教授运用经验方治疗痛风性关节炎经验

【名医简介】

宋绍亮，山东中医药大学附属医院风湿免疫科主任，教授，硕士研究生导师，山东省第一批五级中医药师承教育指导老师。北京中医药大学 2012 年中医实验班临床指导教师。2007 年 7 月国家中医药管理局批准为全国 200 名优秀中医临床人才。全国中医风湿病专业委员会委员，山东省中医风湿病专业委员副主委员。发表论文 40 余篇，出版著作共 11 部，其中专著 3 部、主编 4 部、参编 4 部。2 项课题获奖。曾 2 次被山东中医药大学评为十佳优秀教师。2016 年 11 月被评为山东省中医院知名专家，2017 年被评为山东省名中医药专家。

【经典名方】

宋绍亮教授经验方
组成：熟大黄 9 g，萆薢 30 g，虎杖 30 g，水蛭 6 g，大青叶 18 g，土茯苓 30 g，苍术 20 g，黄柏 9 g，生甘草 12 g，薏苡仁 30 g。
用法：常法煎服。

【学术思想】

宋教授通过反复临床实践，在中医病因病机方面提出了"痛风非风"

学说，强调"内毒"致病学说，即"脏腑蕴毒，攻注四肢"才是发病的根本原因。在治疗上，采取清热解毒、燥湿解毒、活血解毒、利湿排毒、清热排毒、益气化毒六法，使内毒有出路，邪去正自安，并在日常生活中强调注意饮食调护以防疾病复发。

【诊断思路】

宋教授强调痛风非风，力倡内毒致病，毒有外在隐性表现。宋教授认为，本病急性发作的基本病机并非外感邪气所致，而是脏腑积热，内伏毒邪，毒热相合，从而出现"热毒气从脏腑出，攻于手足，手足则焮热赤肿疼痛也"。临床中，痛风的急性发作多在饱餐、酗酒、过劳、穿紧鞋、外伤等外因条件下发病，而非受凉或潮湿所致。该病患者大多平素过食醇酒厚味，膏粱辛辣，脾胃失于健运，导致热毒、湿热毒内伏于脏腑。热毒、湿热毒流注于下肢骨节，痹阻于经脉，或者由于肾失开合、三焦不利等原因致使浊毒不能排出体外，气滞血凝，热毒充斥血脉，故骨节疼痛如虎之啮。热毒日久不去，灼津为痰为浊，凝结于肌肤、经络、骨节则为痰核，留于皮下，即巢元方《诸病源候论》所言"热毒气从脏腑出，攻于手足，手足则焮热赤肿疼痛也"，而非《内经》所言之"风寒湿三气杂至合为痹也"。众多医家泥于风寒湿三气杂至之说，沿用祛风除湿散寒的药物来治疗痛风，实乃只治其标实疼痛，而无根治其内毒之本。

此外，内生之毒也有其隐性指标，如西医理化检查的相关结果可认为属于中医的内生之毒。痛风急性发作时，白细胞升高、红细胞沉降率加快、血尿酸升高，同时可伴有肥胖、高甘油三酯血症、高黏滞血症、高血压等。关节穿刺或痛风石内容物检查可见白细胞内或外有双折光细针状尿酸钠结晶，反复发作者受累关节 X 线片示骨质有穿凿样、虫蚀样、蜂窝样或囊样缺损，边界清晰，周围骨密度正常或增生，可以认为升高的血尿酸即为湿热浊毒之源。

【治疗方法】

由于本病的基本病机是脏腑积热，内伏毒邪，因此在治疗疾病时，宋教授反复强调本病的基本治法应着眼于祛毒之法。毒去热清，血脉调和，则病易愈。祛毒之法又分为清热解毒、燥湿解毒、活血解毒、利湿排毒、清热排毒、益气化毒6种。临床实践中宋教授以祛毒六法组方，积累经验方，临床灵活加减。清热解毒是用甘凉、甘寒药物清解和透发毒邪外出，如大青叶；燥湿解毒用苦寒药物攻伐湿毒，有助于截其源流，去除毒邪胶黏之性，如黄柏、苍术；活血解毒即是用活血药物破血解毒，可使毒邪崩解、血脉畅通，有助于祛毒外出，如水蛭、虎杖；利湿排毒即使祛邪有出路，出路之一在于利小便，利小便选用清热利尿药物以利尿排毒，使毒邪从前阴而出，如萆薢、土茯苓；清热排毒即清泻内伏之热毒，通脏腑、泻浊毒，取釜底抽薪之意，使热毒、浊毒从大便而出，如熟大黄；益气化毒用于毒邪日久，正气亏损，深入血脉胶腻之湿瘀毒邪，解毒、排毒之法难以奏效，需用益气健脾之法，缓缓托毒化毒而出，方可使余毒得净，正气得复如生甘草、薏苡仁。

【治疗绝技】

痛风患者应禁食高嘌呤食物，如沙丁鱼、螃蟹等各种海鲜以及黄豆粉、动物内脏及骨髓。如果病情较轻，则可以食用肉类、豌豆、大豆、小豆、菠菜等含嘌呤较少的食物。病情重者只能食用小米、大米、小麦、荞麦、玉米、各种蔬菜、水果、海藻类、蛋类及牛奶。痛风患者还应多饮水，每日最好3000 mL以上，以利于浊毒排出。宋教授认为肥胖患者必须减少热量摄取，降低体重，目的在于减少内毒产生，以绝毒之根源。再次，宋教授提出了本病防止复发的一些有效措施。痛风病的主要矛盾在于复发，复发的主要根源是血尿酸增高，增高的血尿酸从中医角度而言属于"血毒""浊毒"之范畴。临床所见，高尿酸血症的患者多兼有高脂血症、高糖血症、高黏血症及脂肪肝等，可引起多种严重的疾病，如心、脑血管病变等。这类患者多属《金匮要略》中所谓的"骨弱肌肤盛"之体，因此，在相对静止期，即使无明显症状体征，也要长期使用凉血解毒、通腑泄浊、荡涤肠胃的药物，可嘱患者长期服用大黄片、调脂通脉片、番泻叶等。大黄片饭后服用，每次4～6片，每日3次。番泻叶可长期代茶饮。

【验案赏析】

邢某，男，60岁，1993年4月20日初诊。主诉：两足拇趾关节肿胀，剧痛 3 个月，每因劳累后加重，昼轻夜甚，伴口渴心烦，便秘、尿赤。足拇趾关节处皮肤潮红、肿胀，有灼热感，触之痛剧，行走困难，舌质红、苔黄腻，脉弦数。实验室检查：血尿酸 900 μmol/L，红细胞沉降率 40 mm/h。诊断：痛风。辨证为热毒炽盛，攻注骨节。治以清热解毒、凉血活血、消肿止痛。方药五味消毒饮加金银花 24 g，生地 50 g，土茯苓 45 g，夏枯草 20 g，丹皮 15 g，生甘草 6 g。12 剂后，关节肿消痛止，局部均热感亦消失。为巩固疗效，嘱患者改汤剂为大黄片 4 片，每日 3 次，于 1993 年 6 月 18 日复查血尿酸为 190 μmol/L，后坚持服大黄片，至今未复发。

【按语】

此患者病程短，发病急，主清热解毒，消肿止痛。金银花清解和透发毒邪外出；利湿排毒即使祛邪有出路，出路之一在于利小便，利小便选用清热利尿药物以利尿排毒，土茯苓使毒邪从前阴而出。益气化毒用于毒邪日久，正气亏损，深入血脉胶腻之湿瘀毒邪，解毒、排毒之法难以奏效，需用益气健脾之法，缓缓托毒化毒而出，方可使余毒得净，正气得复如生甘草。

参考文献

[1] 考希良 . 宋绍亮教授治疗急性痛风性关节炎经验撷萃 [J]. 中国中医急症，2011，20（5）：733–734.

[2] 宋绍亮，孙秀霞，李嘉庆 . 痛风论治新探 [J]. 山东中医学院学报，1995（4）：244–245.

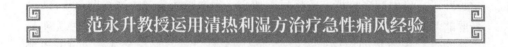

范永升教授运用清热利湿方治疗急性痛风经验

【学术思想】

范永升教授认为，"湿、热"是急性痛风病机中最重要的两点，治疗应该以清热利湿为主；在清热利湿基础上，适时地佐以温阳、活血、通络，有助于更好地清热利湿。运用清热利湿方治疗急性痛风具有明显的疗效。

【诊断思路】

痛风非传统痹证，传统痹证偏重于外感，而痛风则是以内伤为主。根据多年临床经验范教授认为痛风多因先天禀赋有异，后天调养不利，导致脾失健运，升清降浊无权；肝失疏泄，气机流通不畅；肾失气化，分清泌浊失司；肝、脾、肾三脏不和，湿浊内生。湿浊随气血运行，流于经络，注于骨节，波及五脏。初起湿浊较轻，能随气血流通而不沉积，此时尚不至为病。如湿浊不断产生阻碍气血运行或正气亏虚致气血运行迟滞或遇外邪气血凝滞，则湿浊停聚，凝滞筋脉、骨节、脏腑而致病。湿浊停聚又加重了气血痹阻，形成恶性循环。湿浊积聚，受热煎熬，渐成其形，初以痰浊为主，久则可见痛风石。

【治疗方法】

痛风发作期以湿热郁阻为主，缓解期以脾虚、肾亏、肝郁、湿阻为主，涉及肝、脾、肾三脏。病理产物主要为"湿浊"，湿浊贯穿始终，遇诱因如饮酒、恣食膏粱厚味、过度运动、劳累、受寒、手术、药物等，皆可加重湿阻，使湿郁化热，湿、热是病机中最重要的两点。故其肿多因湿浊积聚不散，其痛多因湿郁化火燔灼。

"邪成窠臼、湿郁化热"是张教授对急性痛风病机的总结。湿性趋下，痰易横行，痛风发病多从下肢开始，所以，张教授将病邪定为"湿"，而不是"痰"。痛风石、痛风局部关节肿胀畸形，是湿炼成痰、痰浊聚集的结果，但这种痰核并不作痛，化痰散结并非急性痛风治疗的重点。然痰浊壅阻，气血不畅，容易导致湿气聚集，郁而化热，所以急性痛风经常发生在痰核周围。因此，张教授提出"痛风窠臼说"，认为痛风发作必有窠臼，窠臼是痛风反复发作的基础。无窠臼难成"郁"，湿不郁则不会化热。所以，急性期重点在祛除"郁热"，缓解期重点在防止"湿郁"。急性痛风过程中可能会出现热极生火、火动生风的现象，然"热清则火熄，湿去则痰化"，湿、热仍是治疗的核心。痛风也可以见到瘀血的症状，特别是反复发作的患者，然痛风的血瘀是湿阻热壅所致，清热利湿后经络通畅则气血通利，瘀血自解。急性期加入活血化瘀的药物，是为了更好地清热利湿，但必须在清热利湿的基础上才能加用，否则可能会加重病情。

治急性病当力宏效专，避免药力分散，所以遣方用药要抓住主要矛盾，而张教授认为急性痛风的主要矛盾就是"湿、热"。在反复的临床实践中，张教授总结出由10味中药组成的清热利湿方：忍冬藤30 g，威灵仙15 g，延胡索10 g，土茯苓30 g，绵萆薢15 g，白术12 g，车前草15 g，虎杖15 g，秦艽9 g，萹草15 g。用法：水煎服，日1剂。

【治疗绝技】

临床加减：湿重、血尿酸增高明显加苍术、薏苡仁、泽泻；热重、红细胞沉降率、C反应蛋白增高明显加黄柏、石膏之类；湿热并重者可再加茵陈、积雪草、六月雪等。关节肿甚者重用虎杖，可加络石藤、山慈菇通络散结消肿，使湿热从肠腑而泄。痛甚者重用忍冬藤，痛甚伴阳虚者加制川乌、炮附子。局部紫暗伴瘀血者可加赤芍、桃仁、红花等。皮下结节或关节肿大畸形者可加天南星；久病或关节痛反复发作者可加蕲蛇、乌梢蛇；累及上肢关节者可加姜黄、桑枝；下肢为主加川牛膝、独活。大便稀可加干姜、骨碎补等，伴结石者加车前子、金钱草、鸡内金。

方药分析：方中以忍冬藤清热解毒、疏风通络为君，《履巉岩本草》曰"治筋骨疼痛"，《本草纲目》言"治一切风湿气及诸肿痛……散热解毒"。土茯苓、绵萆薢、白术、车前草四药利湿，为右臣。此四药中以土茯苓为主药，绵萆薢、白术、车前草分别入肝、脾、肾经，佐助土茯苓。现代研究认为，土茯苓能够降低血尿酸，抑制黄嘌呤氧化酶，增强机体抗氧化能力，保护肾脏，减少痛风发作。车前草也有较好的降尿酸作用。虎杖、秦艽、萹草三药清热，为左臣。清热三药，以虎杖清热散瘀为主，萹草清热利尿，秦艽清热舒筋，二药共同佐助虎杖。延胡索辛散、苦泄、温通，在方中为佐药。临床证实本品止痛作用较乳香、没药、五灵脂为强，为中药中的止痛良药。李时珍在《本草纲目》中归纳延胡索有"活血、理气、止痛、通小便"四大功效，并推崇延胡索"能行血中气滞，气中血滞，故专治一身上下诸痛"；威灵仙味辛温，能祛风通络止痛。因其走窜之力强，故可引清热利湿之药入络，直达病所，搜剔经络之湿热，达到治疗筋骨病的目的。其与君臣药性相反，可以防君臣过度寒凉，有反佐之义，所以，威灵仙在方中为佐使药。"以温通解郁热"，即在清热利湿药的基础上加入威灵仙、乌头等具有辛温通络作用的药物，使郁热得以疏散，以助清解，这是张教授治法的一大特点。急性发作期只用清热利湿药，一是药力难达病所，二是恐寒药伤阳，不利于布散湿热，反使疾病难愈。而热药有行药力之功，有温阳化湿之效，有通经达络之能，且急性期局部红肿热痛，与热药同气相求，所以热药还可以引清热药直达病所。可见温阳通络的药物既有反佐之功，又有引经之妙。另外，痛风患者往往是虚寒体质，关节炎只不过是局部郁热，热药可以顾护阳气，可以更好地兼顾局部的热与整体的寒的矛盾，看似相反，实则相成。

【验案赏析】

患者，男，43 岁，2012 年 10 月来诊。患者 2012 年 4 月 30 日首发痛风，以左侧第一跖趾关节为主，2012 年 5 月 2 日于外院就诊时用地塞米松针 5 mg，2 日，继用布洛芬缓释胶囊治疗约 20 日，后因加用别嘌醇复发。复发后予泼尼松 5 mg/d，秋水仙碱片 0.5 mg，日 2 次。泼尼松用 30 日后停用，继续用秋水仙碱片约 20 日，并配合中药口服。用药后症状有所缓解，但跖趾关节僵直未完全消除，停药后又复发。2012 年 7 月 8 日做小针刀，疼痛缓解，不久再发。为控制疼痛，一直服用止痛药，并中药口服及泡脚，但关节痛仍未愈。患者多方求医，尝试各种方法，病情却逐渐加重，严重影响工作生活，此次因停用别嘌醇片痛风再次急性发作来诊，时已不能独立行走，需借助拐杖。患者平素除痛风外尚有前列腺炎、过敏性鼻炎、慢性胃炎、慢性结肠炎、复发性口腔溃疡等。来门诊后查：左侧第一跖趾关节红肿明显，不能碰触，血尿酸 568 μmol/L，肝酶偏高。西医诊断：痛风。中医诊断：痛风，湿热痹阻。予清热利湿方加减：忍冬藤 30 g，威灵仙 15 g，延胡索 10 g，土茯苓 30 g，绵萆薢 15 g，车前草 15 g，虎杖 20 g，秦艽 9 g，萹草 15 g，络石藤 15 g，六月雪 15 g，黄柏 6 g，苍术 9 g，乌梢蛇 9 g。止痛药继续，7 剂后红肿明显消退，但左足触地时仍痛，前方稍作加减续服，止痛药减量。

2 周后脱离拐杖，逐渐停用止痛药，仅用中药维持。3 个月后，患者血尿酸 389 μmol/L，肝酶正常，停用所有药物，病情稳定，稳定持续时间长达近 1 年。

2013 年 12 月 25 日，患者因年底应酬多，加之劳累后痛风再发，左侧第一跖趾关节肿痛明显（此次未用拐杖），伴晨起打喷嚏、流清涕，畏寒，偶口苦,大便稀,夜尿次数多,舌淡红润,中有裂纹,边有齿痕,苔前 1/2 薄白腻,后 1/2 黄厚腻,脉左关尺沉缓有力,右脉沉无力,关尺弱。考虑肝经湿热、脾肾阳虚、肺寒不宣,拟清热利湿、健中温肾宣肺,予清热利湿方合理中丸合麻黄附子细辛汤加减。此时患者情绪比较稳定,已经相信中医疗效,没有加用西药。方如下:忍冬藤 30 g,土茯苓 30 g,车前子(包煎)30 g,绵萆薢 15 g,虎杖 15 g,萹草 15 g,秦艽 9 g,炒苍术 6 g,炒黄柏 6 g,薏苡仁 30 g,生甘草 6 g,生晒参 6 g,炒白术 15 g,茯苓 30 g,干姜 6 g,生麻黄 6 g,黑顺片(先煎)9 g,细辛 3 g,砂仁(后下)12 g,生牡蛎(先煎)30 g,炒防风 9 g,地龙 12 g。水煎服,日 1 剂,共 7 剂。

二诊:2013 年 12 月 31 日。诉服上方后出现腹痛、腹泻,腹泻后第一跖趾关节肿痛明显好转。上方去虎杖 15 g,甘草改为 9 g,再服 1 周。

三诊:2014 年 1 月 8 日。大便正常,偶有关节酸痛,鼻炎好转,无流涕,怕冷好转,夜尿次数减少,再发口腔溃疡 4 日,舌尖红,边有齿痕,舌润,伸舌欲滴,苔后 1/2 仍黄腻,右后侧较厚,右脉仍沉无力。上方去人参,附子改为 6 g。口腔溃疡在右侧舌边,舌侧属肝经,前列腺也是肝经所主,所以加龙胆草 6 g 清泄肝经湿热,加黄连 6 g 清心胃郁热。7 剂,水煎服,日 1 剂。

四诊:2014 年 1 月 15 日。口腔溃疡已愈,无明显关节痛,大便稍稀,血尿酸 397 μmol/L,继续前方加减治疗,目前仍调治中,病情稳定。

【按语】

此患者痛风反复发作的其中一个重要原因就是经常变换药物,来诊后治疗一直都是以清热利湿方为主,其增减变化主要在"量"上,方中涉及的活血、通络、温肾及宣肺等,都是在清热利湿基础上加用,量一般都较轻,目的也是清热利湿。用清热利湿方治疗急性痛风,最关键的一点就是方中清热利湿药的主导地位不能改变,抓住了这一点,就能迅速控制痛风的发作,并能减少痛风的复发。另外,痛风急性期不要急于用补药,因补药会助湿化热,可能导致痛风反复。此患者因为存在怕冷、流涕、腹泻等肺、脾、肾阳虚的症状,故方中加入了人参、附子等温热的药物。初用此类药物阳虚症状有所改善,但后因腹泻,去掉了虎杖,清热利湿力减,失去了主导地位,所以口腔溃疡复发,说明阳药在扶正的同时,易助湿热为患。三诊时加入了龙

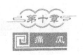

胆草、黄连等清热泻火，火热症状亦随之缓解。

参考文献

[1] 黄继勇，张艳.范永升运用"清热利湿方"治疗急性痛风经验[J].中华中医药杂志，2016，31（1）：135-137.

[2] 卢舒浩，赵婷，张喜召，等.范永升应用四妙散治疗痛风性关节炎经验举隅[J].浙江中医药大学学报，2017，41（10）：806-809.

卢芳教授运用丹溪痛风方治疗痛风病经验

【经典名方】

丹溪痛风方（出自《丹溪心法·卷四·痛风》）

组成：南星（姜制）、苍术（泔浸）、黄柏（酒炒）各60 g，川芎30 g，白芷15 g，神曲（炒）15 g，桃仁15 g，威灵仙（酒拌）9 g，羌活（走骨节）9 g，防己（下行）9 g，桂枝（行臂）9 g，红花（酒洗）4.5 g，草龙胆（下行）9 g。

用法：上为末，曲糊丸，梧子大。每服一百丸，空心白汤下。

原文：痛风方治上中下疼痛。

【学术思想】

卢教授通过长期临床实践发现，湿热是导致肢体关节红肿痛、痛风发作的主要原因，痛风无症状期及间歇期以痰瘀之象多见，故提出痰瘀停滞为痛风之宿根。

【诊断思路】

卢教授秉承古籍经典，结合现代实际情况，认为痛风发病与湿热之邪密不可分。湿热日久蓄积体内，痰、热、瘀互阻于经络，则肢体关节红肿疼痛。湿热之邪一方面外感而来，叶天士《临证指南医案·痹》言："痹证，每以风寒湿之气杂感主治……暑外加之湿热……外来之邪着于经络。"外来湿热之邪困阻肢体经络易致痹证；另一方面，湿热从内化生，这与现代人生活习惯不良关系密切。饮酒是年轻男性常有的饮食习惯，加上食用辛辣、膏粱之物，这些因素都会助湿化热，易致湿热困阻，因此近年来痛风发病年龄趋于年轻化。卢芳教授认为湿邪加重痰浊，热邪炼液为痰，灼血成瘀，湿热正是痰瘀互结之根，并且热邪迫使气血妄行，使原本被痰瘀阻滞的经络更不通畅，故见关节红肿热痛。

【治疗方法】

卢教授分析认为，湿热不祛则无法缓解患者病痛，痰瘀不除则无法达到治病求本，故治疗上应综合运用清热利湿、燥湿化痰、活血化瘀、行气止痛之法。痛风发作期运用清热利湿之法尤为必要，但祛除痰瘀则需燥湿化痰、活血化瘀，故选用丹溪痛风方治疗。

丹溪痛风方出自《丹溪心法·卷四·痛风》："治上中下疼痛。"《医方集解》对此方评价为："此治痛风之通剂也。"运用苦寒之味清热利湿配伍辛温之味，既可行气燥湿化痰，又防止寒凉伤脾胃，加之活血化瘀之品，使瘀血祛而痹痛自除，此方具有清热利湿、燥湿化痰、活血化瘀之功。卢教授切中其湿热、痰瘀互阻的病机，运用此方治疗痛风、五脏痹、燥痹，均有良好疗效。方中黄柏、苍术、南星用量最多，其中黄柏、苍术为清利湿热之要药；龙胆与黄柏性味苦寒，同属肾、膀胱经，龙胆助黄柏清热燥湿之效；苍术与神曲性味辛温，同属脾胃经，神曲助苍术健脾和胃之功；川芎、白芷、威灵仙、羌活、防己、南星、桂枝多数性味辛温，均可祛风除湿、温经通络止痹痛；桃仁、红花活血祛瘀。全方优势在于可以治疗湿热与痰瘀等复杂因素所致的痛风。临证时根据患者情况适当加减：若患者热邪明显，则可加黄柏、龙胆等清热利湿之品用量，酌情减桂枝、白芷、羌活等辛温之品的用量；若患者寒邪明显，则可加桂枝、羌活、姜黄等温经通络之品用量，酌情减黄柏、苍术、龙胆等清热利湿之品用量；痰浊较明显者，可酌情加陈皮、生白术、白芥子、半夏等祛痰化浊之品；瘀血较明显者，可酌情加桃仁、红花等通络止痛之品用量；病在上者，则选用桂枝、羌活、姜黄循经上行；病在下者，则选用防己、龙胆、川牛膝引经下行，威灵仙则上下均可通行。

【治疗绝技】

通过方义分析可知，丹溪痛风方可治湿热、瘀血、痰湿等多种复杂因素导致的痛风，故卢教授治疗时常与其他经典方剂合用。如与吴鞠通的三石汤结合运用，治疗汗出多、口渴、身热、小便短赤、大便稀溏臭秽等湿热症状突出的痛风患者，取三石汤方中的石膏、滑石、寒水石助苍术、黄柏清热利湿、利其小便之效，又避免诸多苦燥之品伤阴。部分瘀血较明显的患者关节刺痛明显，且夜间疼痛较重，痛处皮温不高，观其舌象舌质紫暗或有瘀斑，脉弦涩，亦可与清代王清任之身痛逐瘀汤结合运用，两方共有药物桃仁、红花、羌活、川芎，运用时可增加桃仁、红花的用量，臣以当归、牛膝，起到止痛养血、引血下行之效，加之地龙可通久瘀经络之瘀血，瘀血较重者亦可加入三棱、莪术、水蛭等破血逐瘀之品。部分患者肢体关节水肿明显，有酸重感，舌苔白腻，脉濡，可增加苍术用量，再加入萆薢、土茯苓、泽泻、生薏苡仁、半夏、陈皮、厚朴、白芥子等除湿化痰之品。

卢教授勤研古籍经典又能做到通权达变，自创方剂"四藤二龙汤"，由忍冬藤、络石藤、鸡血藤、雷公藤、穿山龙、地龙组成，具有祛风通络、通痹止痛、清热利湿之功，主要用于治疗类风湿关节炎。痛风虽西医病名不同于类风湿关节炎，但同属风湿免疫性疾病，同归于中医"痹证"的范畴，且都具有关节疼痛症状，中医病因病机都具有湿热、瘀血痰湿合而致病的特点，故卢芳教授治疗痛风时亦常采用四藤二龙汤与丹溪痛风方合方。方中忍冬藤、络石藤可凉血祛风、通利关节；鸡血藤补血活络舒筋；雷公藤可解络中之毒、通络之瘀；穿山龙祛风除湿、活血通络；地龙力专，善走血分，通瘀滞之血脉、透骨搜风剔邪。丹溪痛风方与四藤二龙汤合方，适用于治疗患病日久又处于急性发作期、关节痛甚的痛风患者。丹溪痛风方虽治多种病邪，但其通络效力不够，故卢芳教授治疗久病患者注重通络之法，藤类药物生长四面通达的特性与经络在肢体中四面通达之性相似，故运用藤类药物疏通经络。

【验案赏析】

赵某，男，47岁，2019年8月10日初诊。主诉：间断右膝盖及足跖趾关节肿痛4年余，加重1周。现病史：右膝盖及右足第一跖趾关节肿痛，痛处红肿明显，且夜间疼痛较重，右手腕部肿痛，肩关节时有疼痛，曾口服秋水仙碱1片/次，3次/日，疗效明显。1周前饮酒并食用大量海鲜后症状复发，服用秋水仙碱乏效，遂前来就诊。现纳差，胃脘胀满不舒，易困倦乏力，睡眠尚可，小便色黄，大便时干时稀，一二日一行，气味臭秽。舌质暗，舌上有点刺，色红，苔黄腻，脉濡数。平素身体健康状况良好，有饮酒史10余年。辅助检查：血尿酸688 μmol/L。西医诊断：痛风性关节炎。中医诊断：痹证（湿热蕴结、痰瘀互阻证）。治宜清热利湿，祛痰化瘀。处方：黄柏20 g，苍术20 g，胆南星15 g，桂枝15 g，威灵仙20 g，龙胆草20 g，神曲20 g，虎杖25 g，厚朴30 g，川芎40 g，桃仁20 g，红花10 g，地龙10 g，络石藤15 g，忍冬藤15 g。共14剂，水煎服，每日1剂，早晚分服。

二诊：2019年8月24日。服用上方14剂后，关节红肿疼痛处明显减轻，夜间已无关节疼痛症状，尚感胃脘胀满，小便色淡黄，大便略稀，一日三四次，舌质不紫，舌上点刺颜色变淡，苔白腻，脉濡。原方去地龙，加芡实15 g、茯苓30 g，继服14剂。

2周后症状均消失，嘱其避风寒、调饮食、畅情志以防复发。

【按语】

该患者为中年男性，主因"间断右膝盖及足跖趾关节肿痛4年余，加重1周"前来就诊。湿热之邪滞留局部关节，故关节红肿疼痛明显，且夜间疼痛较重；病程较长，舌质暗，说明瘀血阻络；脾虚不运，痰浊阻滞中焦，则纳差，胃脘胀满不舒，易困倦乏力。四诊合参，辨为湿热蕴结、痰瘀互阻证。治疗选用丹溪痛风方与四藤二龙汤化裁。方中黄柏、苍术、龙胆草、虎杖、川芎、威灵仙、络石藤、忍冬藤清热利湿、通络止痛；厚朴、神曲、胆南星燥湿化痰、行气除满；桃仁、红花、地龙活血祛瘀；桂枝通行一身阳气。全方既可清利湿热又可祛除痰浊瘀血之邪，全身经络畅通则痹痛自除。患者自述服用1周后关节疼痛症状明显缓解，夜间已无关节疼痛症状，且无困倦乏力症状，复诊时舌质不紫，舌上点刺颜色变淡，故去地龙，使地龙之效点到即止。仍有胃脘胀满，大便稀，加芡实、茯苓助脾运湿、行气除胀。2周后患者症状均无，故嘱患者注意饮食，预防复发。

参考文献

[1] 朴勇洙，张京，任慧，等.国医大师卢芳运用丹溪痛风方治疗痛风经验[J].浙江中医药大学学报，2020，44（8）：715-718.

路志正教授运用经验方治疗痛风经验

【学术思想】

路老幼承家学，渊源深厚，熟稔经典，学崇《脾胃论》《慎斋遗书》《临证指南医案》等著作，融会贯通，形成了"持中央，运四旁，怡情志，调升降，顾润燥，纳化常"的调理脾胃十八字心法要诀。路老在风湿病诊治方面造诣颇深，特别是运用五脏动态相关、调理脾胃为核心的学术思想指导辨治疑难风湿病。

【诊断思路】

路老在深入研习古代医籍，并结合多年临床经验的基础上，指出痛风是由人体禀赋不足、脾肾亏虚、饮食失节、酒色过度、七情不和，导致气机失调、湿浊中阻、蕴热酿痰，复受风寒湿热邪气侵扰，湿热流注经络、气血痹阻关节而成。

【治疗方法】

路教授认为，痛风患者临床表现多样，但其急性期主要以足第一跖趾关节突发红肿热痛表现为主。如若迁延不愈，反复发作，则往往骨节畸形，痰核凝聚，伤筋烂骨，一朝肿处溃破则渗膏溢脂，久不收口，形成疮疡之患；若湿热之邪内攻，甚者可见癃闭、关格等危重症状。故临床辨治痛风，多以分期论治为宜。

急性期辨治：痛风急性期患者湿浊与瘀热蕴结于里，致使湿滞因瘀热而愈固，瘀热因湿滞而愈鸱张。路老认为治疗时不可妄用苦寒泻下，又不能使用消导行滞，更不可徒用汗法使邪从表而解，迨其湿浊瘀热下行经络，流注关节，火势虽微，内攻有力，势必伤筋损骨，故此期治疗当以祛邪气为先。急则治其标，宣泄湿热，激浊扬清，使病邪之势得以直挫，迅速缓解患者苦楚。以清肺理脾、祛湿化浊、凉血消肿为主要治则，辅以补肾通络、疏风定痛等法，方用四妙丸合宣痹汤加减。处方：黄柏10 g，炒苍术12 g，粉防己12 g，生薏苡仁30 g，土茯苓30 g，炒杏仁9 g，栀子10 g，虎杖10 g，威灵仙15 g，赤芍15 g，川牛膝12 g，防风12 g等。方中炒苍术燥湿健脾，疏风散寒，开腠理以发汗，除秽浊以悦脾，为君药。炒杏仁，开肺气之先，使肺气清则湿邪易化；黄柏泻火解毒，清下焦湿热相火；栀子泻心肺之邪热，导三焦之郁火从小便而出；重用甘淡而平之土茯苓、生薏苡仁以健脾、清热祛湿、舒筋止挛；粉防己通腠理，开九窍，泄下焦之湿热，此六味共为臣药。辅以赤芍、虎杖清热解毒，活血凉血，散瘀止痛；防风、威灵仙辛散温润疏风通络；川牛膝，引血下行之中兼以补益肝肾。诸药合用，清肺益脾、祛湿利浊、疏风活血止痛，共奏脾胃健、血脉通、湿热除之功。

对于痛风急性期患者，路老还主张在中药内服的基础上，佐以熏洗外治，以迅速缓解局部关节之肿痛，缩短疗程。治以清热活血通络、软坚散结消瘤，常选用生大黄12 g，马鞭草30 g，伸筋草30 g，威灵仙20 g，山慈菇12 g，制乳香12 g，制没药12 g，延胡索15 g，芒硝30 g（后下）等，水煎过滤，取汁，嘱患者俟药液置温，浸洗或外敷患处肿痛之关节，可促使局部之玄府开通，气血周流，除旧布新，此谓"杂合以治"之一端也。

慢性期辨治：对于痛风慢性期，路老以为当从正虚邪实、寒热错杂入手，标本同治，以健脾化湿、补肾通络、疏风定痛为法。路老认为，痛风一病多从脾肾而来，调理自当以脾肾论之。痛风患者在急性期缓解后，手足肿痛虽消，但关节仍遗留不同程度的活动不利、块瘰痰核，此系邪深久恋、戕伐正气、脾肾受损之故，治疗当以扶正不助邪、祛邪不伤正为基本原则，治法当取乎轻灵，即以清补疏通、周流气机为要。

痛风缓解期患者症见局部关节虽无明显红肿，但酸胀碍行，疼痛碍眠，逢阴雨天则加重，伴见喜温恶寒、神疲乏力、纳少脘闷、腰膝酸软等症。此多为脾虚湿盛，中焦湿阻，升降无权，肝肾亏虚所致。凡湿邪从外而受者，皆由地中之气升腾所致；从内而生者，皆由脾阳之气不运所发，故以玉屏风散合防己茯苓汤化裁，治以清补脾肾、宣通气机、活络强筋。药用金雀根30g，炒白术12g，防风9g，粉防己10g，土茯苓15g，赤芍6g，晚蚕沙18g（包煎），鸡血藤12g，泽泻9g，绵萆薢12g，狗脊15g。该方立意扶气阴而健脾胃、理气机而化湿浊、益肝肾而强筋骨为主，撷扶正与淡渗于一方，力戒温燥峻猛之品，和缓而收厥功。

【治疗绝技】

路老认为，痛风证属本虚标实，治疗首要顾护脾胃之气。大多数清利湿热处方含有苦寒败胃之品，故对于脾胃阳虚之人，宜酌增少许干姜、砂仁、益智仁，以助中阳之气化升腾；若患者局部关节肿痛不适较剧，则稍加片姜黄、醋延胡索以行气活血止痛；若患者局部结节、块瘰明显，则加僵蚕、山慈菇、浙贝母等软坚散结之品；若大便黏滞不爽，湿滞大肠，则仿宣清导浊之意，增炙酥皂角子、晚蚕沙、茯苓、滑石等；若酗酒明显，酒毒内积，则常加玉米须、枳椇子、冬瓜皮等以淡渗利湿、解酒毒。

路老认为，痛风一病，服药外治虽能缓解患者苦楚，但其病之根源却在于饮食不节。朱丹溪指出此病"更节厚味自愈矣"。《医学正传》亦指出："若食肉厚味，下有遗溺，上有痞闷，须将鱼腥、面、酱、酒、酢皆断之。"这均与现代医学要求痛风患者避免高嘌呤饮食的思路不谋而合。痛风患者首要节制饮食，味宜清淡，否则易致湿邪复起，病证复发；次要注意运动，调畅情志，运动可使血脉周流而不凝滞，络脉得以宣通；最后还要注意未病先防，在生活起居等方面调养，以方药治病，终不若防病于平时。

【验案赏析】

患者，男，43岁，2019年3月28日初诊。主诉：痛风反复发作10余年，加重3日。现病史：患者10年前因工作繁忙、嗜食辛辣厚味及烟酒之品，频繁发作痛风，以双足跖趾关节肿痛为著，严重时，每月均有发作，现患者右手指间关节及右足关节均可见痛风石，虽予以治疗，但病情呈进行性加重。3 日前饮酒受凉后，痛风再次发作。刻下症：双手指间关节、腕踝关节、肘膝关节均肿胀麻木不舒，伴有红肿热痛表现，不可触碰，口干口苦，腰酸乏力，纳可，大便 1～2 日一行，偶见质黏不爽，小便色黄，睡眠一般。舌胖大，质暗滞，边有齿痕，苔薄微黄润，脉滑。诊断为痛风，证属脾肾不足、湿热痹阻。治宜清化湿热，健脾益肾，疏风止痛。处方：威灵仙 12 g，防风 12 g，粉防己 15 g，绵萆薢 15 g，蚕沙 20 g（包煎），炒杏仁 9 g，生薏苡仁 30 g，泽泻 12 g，土茯苓 20 g，皂角刺 10 g，苍术 12 g，生栀子 10 g，牡丹皮 12 g，盐黄柏 9 g，川牛膝 15 g。另以生姜 2 片为引。14 剂，水煎温服，日 1 剂。外洗处方苦参 12 g，马鞭草 30 g，皂角刺 18 g，芒硝 30 g（后下），防风 15 g，粉防己 15 g，延胡索 15 g。7 剂，水煎外洗，2 日 1 剂。嘱戒烟酒，适当活动，保持心情愉快。

二诊：2019 年 4 月 11 日。服上药后，患者自述关节肿痛明显减轻，唯在久行后稍有乏力不适，二便调畅，纳可寐安。见效当守法再进，微调药物，前方减黄柏、栀子、萆薢、泽泻，加金雀根 30 g、鸡血藤 15 g、僵蚕 8 g、桑寄生 15 g、青风藤 15 g，改蚕沙为 15 g、生姜 1 片。14 剂，煎服法同前。外洗方同前。

半年后随访，患者痛风发作明显减少，痛风石亦较前减小，诸症改善，嘱其守方续服，以收全功。

【按语】

根据此患者临床症状，以清肺理脾、祛湿化浊、凉血消肿为主要治则，辅以补肾通络、疏风定痛等法，方用四妙丸合宣痹汤加减。

参考文献

[1] 赵晓峰，刘签兴，姜泉．路志正从脾肾论治痛风经验总结 [J].北京中医药，2021，40（10）：1092-1094.

[2] 韩曼，姜泉，唐晓颇，等．路志正调理脾胃治疗慢性痛风经验 [J].上海中医药杂志，2017，51（5）：4-6.

吉海旺教授运用息痛散治疗急性发作期痛风经验

【经典名方】

息痛散（吉海旺教授经验方）

组成：生石膏、忍冬藤、苍术、黄柏、全蝎、桃仁、牛膝等。

用法：常法煎服。

【学术思想】

吉教授认为，痛风在临床上可分为3个阶段。无症状高尿酸血症期，脾肾亏虚，饮食不节，化生痰浊，或体质热盛；或日久郁滞化热，痰热互结。痰热之邪长期潜伏体内，因此时正气尚存，邪气不盛，无显著的临床症状，血液检查显示高尿酸，血脂升高，中医病机为湿热内蕴。

【诊断思路】

急性发作期，邪热嚣张，热毒、痰湿凝滞，关节气血不畅，不通则痛，形成病变局部红、肿、灼热，剧痛无比；痰湿之邪，重浊趋下，故发病多从足部关节开始，表现为独足肿大，热灼阴血，邪热入血分，故症状多在夜间发作，入夜疼痛剧烈，证属风湿热痹。慢性发作期、间断发作期，脾肾亏虚，痰浊瘀血凝滞，气血不通，筋肉、关节失养，表现出关节肿胀、破溃、僵硬、结节。本期中医证候主要为肾虚血瘀证。正邪相争贯穿痛风病机演变过程的始终，在不同的病变阶段，又各有特点。急性痛风性关节炎期，以实证为主，病理因素为热毒、风、痰、瘀；慢性期虚实夹杂。虚、痰、瘀为主要病理因素；无症状高尿酸血症期持续时间较长，湿热内蕴，虽正气弱而病邪未盛，是预防疾病发展、"治未病"的最佳阶段。

【治疗方法】

吉教授按照痛风临床表现、病因病机及病程的发展特点，采取病证结合、分期治疗的原则辨证治疗。痛风急性发作期属湿热瘀毒证。起病急，关节红肿疼痛、痛不可近，关节活动受限，发热，烦闷不安，食欲减退，口渴喜饮或不欲饮水，小便黄，舌红苔黄腻，脉滑数。生化检查血、尿酸升高，红细胞沉降率增快，外周血中白细胞升高，C 反应蛋白明显升高等。X 线显示非特异性软组织肿胀，反复发作者，骨皮质下穿凿样透亮缺损，为有痛风性关节炎特征表现。治以泻火解毒、祛风除湿通络。吉教授通过长期总结，自20 世纪 90 年代起制定"息痛散"专方治疗本病，收到了较好的临床疗效。息痛散的主要组成为生石膏、忍冬藤、苍术、黄柏、全蝎、桃仁、牛膝等。方中生石膏，辛甘性寒，质重气浮，独入阳明，清泄实热，又兼有宣泄风热；忍冬藤清热解毒、活血祛风、宣泄风热，两药共为君药。苍术、黄柏既清热解毒助石膏之力，又清热燥湿化痰；全蝎、桃仁化瘀通络止痛，助君药之用合而为臣药。牛膝引热下行为佐药，共奏清热泻火、燥湿化痰、祛风通络之效。寒冷之品大剂量使用，生石膏用量往往在 50～80 g。吉教授认为，本期以实证为主，正气尚存，可耐受攻伐，有急则治标、攻邪存正之意。

痛风间歇发作期多为阴虚血瘀证。因余邪未尽、素体热盛，内外合邪，伤耗津液，致肾阴亏虚。症状特征为反复发作，间断关节局部红肿，屈伸不利。伴腰膝困软，乏力，口微干喜饮，烦热盗汗。舌质暗红、苔少或薄黄，脉沉细、沉涩。尿酸可轻度升高或正常，X 线可有痛风性关节炎特征表现。治法：滋补肝肾、活血通络，自拟解毒化瘀汤，主要药物为生地、玄参、杜仲、生石膏、牡丹皮、黄柏、苍术、鸡血藤、川芎、牛膝、生甘草。方中生地为君，用量多在 20～30 g，石膏用量减为 15～20 g，以防过寒伤正。

痛风慢性稳定期多属脾肾亏虚、痰瘀痹阻证，病情反复，经久不愈，久病伤耗，脾肾阳虚，痰瘀凝滞。临床可见关节肿胀、变形、屈伸不利，酸楚疼痛，入夜加重。或有皮下痛风结节。伴舌体胖，舌色淡或淡暗，有瘀斑，舌苔白滑，脉沉细、沉涩。治法：益肾健脾，活血祛痰。方用经验方风湿 2号，其主要药物为骨碎补、补骨脂、续断、牛膝、熟地、丹参、赤芍、（制）乳香、（制）没药、莪术、牡丹皮、羌活、独活、防风、（制）附子、桂枝、麻黄、苍术、威灵仙、伸筋草等。其方主要功效为温阳益肾，祛风活血，通络止痛。

【治疗绝技】

吉教授非常重视对痛风病的预防。提出痛风病患者的同胞子女是本病的高危人群，肥胖、血脂、血糖异常是痛风发病危险因素。对高危人群，应进行包括常规的饮食、起居的健康教育，要求定期体检，以便及时发现、及时治疗。吉教授认为，痛风发病前期，有较长时期患者处于湿热内蕴的亚临床状态，除健康生活习惯外，可间断性进行干预治疗，治以清热除湿，建议常服健脾化湿方，组成为（炒）白术、苍术、黄柏，水煎，早晚各温服 1 次，15 天为 1 个疗程，间断使用。这种预防为主的理念和做法，充分体现了中医的"治未病"思想。

【验案赏析】

陈某，男，49 岁，2010 年 5 月 8 日初诊。突发性右足跖趾关节肿大、红肿，剧痛、活动受限 2 天。5 天前，患者与朋友结伴外出旅游，过度疲劳，加之饮酒、进食包括海鲜等油腻食品，2 天前夜间突发第一跖趾关节红肿灼热、疼痛剧烈，夜间尤甚，伴烦躁、口干口苦、大便不畅。2 年前体检时曾发现血尿酸 564 μmol/L，血脂高，未遵循医嘱定期复查，饮食未加控制。查体：体温 38.1 ℃，跛行，搀扶就诊，痛苦貌，形体偏胖。右第一跖趾关节红肿，触痛阳性。舌红、苔薄黄腻，脉滑数。实验室检查：白细胞 9.8×10^9/L，红细胞沉降率 25 mm/h，血尿酸 730 μmol/L，C 反应蛋白 25 mg/L。诊断为急性痛风性关节炎（湿热瘀毒证），治以息痛散加味以泻火解毒、祛风除湿通络，处方：生石膏 80 g，忍冬藤 20 g，苍术 10 g，黄柏 12 g，威灵仙 15 g，全蝎 10 g，桃仁 12 g，牛膝 12 g，生大黄 10 g（后下），甘草 6 g。水煎，早晚分服。

2 日后二诊：患者体温正常，病趾红肿疼痛明显减轻；去生大黄，石膏减为 50 g，再守上方服 5 剂。

三诊：患者病趾灼热消失，行走中轻度肿痛。复查白细胞正常，红细胞沉降率 12 mm/h，血尿 430 μmol/L，C 反应蛋白 17 mg/L，继以健脾化湿方健脾化湿，兼清余热，组成为炒白术 15 g、苍术 10 g、黄柏 10 g，水煎，早晚各温服 1 次，服用 30 天。随访 3 个月未见复发。

【按语】

患者处于痛风急性发作期，息痛散治疗，生石膏辛甘性寒，质重气浮，独入阳明，清泄实热，又兼有宣泄风热之功；忍冬藤清热解毒、活血祛风、宣泄风热，两药共为君药。苍术、黄柏可清热解毒助石膏之力，也可清热燥湿化痰；全蝎、桃仁化瘀通络止痛，助君药之用合而为臣药。牛膝引热下行为佐药，共奏清热泻火、燥湿化痰、祛风通络之效。

参考文献

[1] 雷瑷琳，吉海旺 . 吉海旺治疗痛风经验 [J]. 中医杂志，2011，52（12）：1061-1063.

何羿婷教授运用桂枝芍药知母汤加减治疗痛风性关节炎经验

【名医简介】

何羿婷，广东省中医院主任医师，医学博士，博士研究生导师。全国名老中医焦树德教授学术继承人。擅长风湿类疾病的治疗，对类风湿关节炎、强直性脊柱炎、痛风性关节炎、骨关节炎等难治性疾病的诊治有丰富经验。主持包括国家"十五"科技攻关课题"类风湿关节炎治疗方案研究"在内的各级课题多项，发表相关学术论文 30 余篇。

【经典名方】

桂枝芍药知母汤（出自《金匮要略》）

组成：桂枝 12 g，芍药 9 g，甘草 6 g，麻黄 6 g，生姜 15 g，白术 15 g，知母 12 g，防风 12 g，附子 2 枚（炮）（约 10 g）。

用法：上九味，以水七升，煮取二升，温服七合，日三服。

原文：诸肢节疼痛，身体尪羸，脚肿如脱，头眩短气，温温欲吐，桂枝芍药知母汤主之。

【学术思想】

何教授在治疗痛风时，继承焦老关于痛风的学术思想，认为痛风隶属"痹证"范畴，但又有其自身的特点，推崇朱老"浊瘀痹"的理念，认为"湿浊痰瘀内阻、脾肾两虚"为痛风的主要病因病机，并结合岭南地区湿热多见的气候特点辨证施治。何教授在治疗痛风时创新运用合方，并在此基础上重视补益肝肾，顾护中焦脾胃。辨病与辨证相结合，分清标本虚实，以"祛风、散寒、清热、除湿"和"泄浊利湿"为法，固本培元，以脾肾为本，兼顾气候特点，因人、因地制宜。

【诊断思路】

何教授继承焦老关于痛风的学术思想，认为湿浊作祟为本病的重要致病之本，内有脾、肾亏虚，外有风、寒、湿邪等，内外合邪引发本病，治疗上使用淡渗利湿、清热化湿之品以清热祛湿，又常配合健脾化湿、补肾强筋之品以治本；湿浊作祟，日久郁而化热，热炼湿为痰，痰湿阻滞气血，郁而成瘀，故何教授常使用化痰通络、活血化瘀之品。

【治疗方法】

何教授认为，本病多由湿邪作祟，但从湿论治，重视去路，需来路知其然，更需知其所以然。诸湿肿满，皆属于脾，脾胃为后天之本，气血生化之源，为仓廪之官，胃主腐熟水谷，脾主运化，输布水谷精微，升清降浊。若饮食不节，水谷不能化为精微而滞留成湿，湿郁化热，湿热瘀滞关节经脉，形成了痹证的潜在内因。临床上所见，本病患者多见肥胖，而肥胖之起因，正是脾胃之气受损的表现，尤其是脾主运化的功能受损。肾主骨，本病病邪侵犯于骨，尤其是反复发作的患者，往往伴有关节变形，提示病损已及肾。肾者，受五脏六腑之精而藏之，主骨而生髓，若风寒湿热等邪侵于肾，导致肾气亏虚，骨质受损，关节变形。同时，肾主水，三焦水道的通畅有赖于肾的气化，通调水道，下输膀胱的作用依赖于肾中阳气的作用，若肾气失衡，必累及津液运行，清浊不分而见湿浊内生；肾气亏虚，蒸腾化气无力，膀胱不能气化，阴浊不降，滞留体内，变为隐患。

在痛风急性发作时，中药的内服治疗，固然重要，但也可以配合外敷、针灸等方法治疗。因为急性发作时，关节局部红肿热痛明显，湿热蕴积，何教授常会给予四黄散（黄连、大黄、黄芩、黄柏），加蜂蜜，温水调匀外敷于局部，可以起到清热凉血、缓急止痛的效果。何教授治病不拘一格，常常选用民间验方治疗急性痛风，如一方剂，就三味药：百合、车前子、石韦。百合，性微寒平，具有清火、润肺、安神的功效，似与痛风无关，但其中含有秋水仙碱，百合有秋水仙碱的作用，却无其不良反应。车前子，性甘寒，入肾、膀胱、肝、肺经，功能利水通淋、渗湿止泻、清热化痰；石韦，苦平，可利水通淋、清肺泄热。此两药均可利水泄湿浊。

何教授在治疗本病时，一方面，使用淡渗利湿、清热化湿之品，如萆薢、土茯苓、毛冬青、木瓜、泽泻、车前子、薏苡仁等，祛除湿邪；另一方面，配合使用健脾化湿、健运中州之品，如苍术、白术、茯苓等，令湿无来路，若病已损及于肾，则更需加用补肾气、强筋骨之品以治本，如川断、杜仲等，补肾以祛浊。

【治疗绝技】

宣痹汤、四妙散为何教授治疗痛风湿热蕴结证的常用方剂；三仁汤、足脂消肿汤为教授针对关节浮肿明显的痛风患者的常用方剂。由于痛风病理病机复杂多变，何教授也会运用运气方治疗痛风，如附子山萸汤、白术厚朴汤等，体现了何教授临证时用方灵活多变的特点。

临证时，何教授常常根据患者的具体证型，以一个基础方进行加减，或泄浊化瘀方+民间验方，或泄浊化瘀方+民间验方+桂枝芍药知母汤，或宣痹汤+泄浊化瘀方+民间验方等，并在基础方上加上续断、杜仲、川牛膝等补益肝肾之品以强壮筋骨，符合教授治疗痛风强调固本培元、以肾为本的原则。

【验案赏析】

祝某，男，33岁，2010年12月16日初诊。有痛风病史2年，反复发作，尿酸最高800μ/mol/L，每于发作时服用消炎止痛药等治疗，右手第二掌指关节、右足背可见痛风石，现左肘、右踝关节疼痛明显，局部红肿，夜间为甚，影响活动，口干，无口苦，二便正常。舌淡红，苔薄白，脉沉细。辅助检查：尿酸 540 μmol/L，C 反应蛋白 58 mg/L，红细胞沉降率 86 mm /h。脾虚失于健运，升清降浊无权，肾虚气化乏力，分清泌浊失司，痰湿内生，日久瘀滞胶着于关节，故见痛风石，痹阻不通故痛，脾虚津液不能上承故口干，结合舌脉，四诊合参，辨证属于脾肾两虚，湿浊瘀阻。治法：健脾补肾，化湿泄浊，活血通痹。以桂枝芍药知母汤加减，处方：桂枝、白芍、知母、独活、川牛膝、防风、羌活各 15 g，车前子、石韦、百合、络石藤、威灵仙、炒薏苡仁、老桑枝、鸡血藤、续断、杜仲、泽泻各 30 g，苍术、姜黄、僵蚕各 20 g，炙麻黄、穿山甲（冲服）各 5 g。7 剂，每日 1 剂，水煎服。并嘱患者多饮水，低嘌呤饮食。服药后，关节疼痛明显减轻。

1 周后复诊，患者右手第二掌指关节、右足背仍可见痛风石，左肘、右踝关节疼痛明显减轻，局部无红肿，活动基本正常，无明显口干口苦，小便正常，大便偏稀，每日 2 次。舌淡红，苔薄白，脉沉细。效不更方，予上方加减调理 1 个月，诸症消失。复查尿酸 420 μmol/L，C 反应蛋白 9 mg/L，红细胞沉降率 44 mm/h。

【按语】

何教授认为，本例患者乃因脾肾两虚，湿浊内生，日久胶着，瘀阻关节而成痛风石，治疗时重视健脾补肾。何教授没有见热即用寒凉，虽局部有热象，但不可过用寒凉，以防寒凉药物凝涩之弊，邪气愈加痹阻难去。遣方用药方面，以经方桂枝芍药知母汤为底方祛风除湿、散寒清热，以车前子、石韦、百合加强利湿泄浊、化瘀解毒，络石藤、鸡血藤、僵蚕、穿山甲化瘀通痹，续断、杜仲、牛膝调补肝肾，薏苡仁、苍术健脾祛湿，共奏健脾补肾、化湿泄浊、活血通痹之功。

参考文献

[1] 徐侦雄，何晓红，何羿婷. 何羿婷治疗痛风性关节炎经验介绍 [J]. 新中医，2016，48（11）：161-162.

[2] 陈嘉杰. 何羿婷教授治疗痛风性关节炎的临床经验研究 [D]. 广州：广州中医药大学，2021.

第十一章　骨质疏松症

韩明向教授运用经验方治疗骨质疏松症临床经验

【名医简介】

韩明向，教授，主任医师，香港大学荣誉教授，第四批全国老中医药专家学术经验继承工作指导老师，享受国务院政府特殊津贴。中华中医药学会理事，中华中医药学会内科分会常务理事、延缓衰老专业委员会主任委员、肺系病分会副主任委员、心病分会常务理事，安徽省中医药学会荣誉副理事长、内科学会理事长。先后任安徽省中医内科重点学科带头人，国家中医药管理局肺病学科、老年学科、中药学科学术带头人。

【学术思想】

韩教授在研究古今文献和继承古今医家经验的基础上，认为"肾虚血瘀"是骨质疏松症的主要病机。肾虚是骨质疏松症患病的基础，瘀血是在肾虚的前提下产生的重要病理产物，两者共同作用加速了骨质疏松症的发生。

【诊断思路】

骨质疏松症是本虚标实之证，血瘀的产生主要是因虚致瘀。肾虚元气不足，血液运行无力，虚而成滞；肾阳不足，不能温养血脉，寒而血凝；肾阴不足，虚火炼液，热煎血瘀。瘀则不通，不通则痛，精微不布，骨失所养，而见疼痛痿软诸症。

【治疗方法】

韩教授根据多年临床经验，以甘咸味补肾精中药为主。方以淫羊藿味甘，入肾经，益精气，坚筋骨，使肾有所主。川牛膝，味甘，入肾经，补髓填精，益阴活血，除腰背痛。瘀血除，则夜间痛，黄芪味甘，可补诸虚不足，生气养血，使肾精、肾气充足，缓解神疲乏力等诸症。牡蛎味咸，入肾经，《神农本草经》谓其"久服强骨节"；同时，其作为引经药，能引诸药同归肾经，达到强肾健骨之功。白芍味酸，入肝经，缓急止痛。夜交藤味甘，入肾经，行经络，通血脉，养心神，治劳伤。方中牡蛎、白芍性微寒，又可防性温之淫羊藿、黄芪等，寒温并用，阴阳并调。且用药精而少，然剂量稍显较大，以求重剂起沉疴。配伍法度紧扣肾虚血瘀的病机，为临床防治骨质疏松症的良方，值得推广。

【治疗绝技】

韩教授基于骨质疏松症中医基本病机特点，博采众方，并结合现代中药药理的研究成果制定了具有补肾活血功效的中药复方。中药复方所选药物以甘咸味为主，以期发挥补益、调和诸药之功；《素问·宣明五气》曰："酸入肝，苦入心，甘入脾，辛入肺，咸入肾。"《本草备要》中总结甘味中药的功效为"能补能缓"，补先天之脾，益后天之肾，同时缓解筋骨之急而止痛，延长中药在机体内的作用时间，提高临床疗效。咸味药归经为肾，滋补肾脏。又《本草经疏》云："咸主消，散瘀血，生新血之要药。"可见咸味中药不仅入肾，还可入血，发挥活血通络之功。且所选药材虽有寒温之别，但并用可使肾虚得补、瘀血可祛，故而选择补肾活血法切中病机，收效甚捷。

【验案赏析】

李某，女，53岁，2015年11月16日初诊。主诉：腰背部反复疼痛2年余，加重伴下肢胀痛1月余。刻下症：面色萎黄，易疲乏，腰背部间断疼痛，双下肢胀痛，无明显压痛点，无四肢麻木，夜间疼痛加重，睡眠欠佳，饮食可，二便调，无多汗，时有怕冷。患者48岁停经，现身高无缩短，脊柱无后凸畸形，否认痛风、类风湿关节炎病史。曾服钙片、维生素D等改善不明显。骨骼 X 线表现常有边缘清晰的脱钙，多次检查骨密度提示骨量减少。血钙、红细胞沉降率正常，类风湿因子阴性。舌红、苔薄白，脉沉细。综合脉证，系下元不足、瘀血阻络之征，治宜补肾填精，活血通络。处方：淫羊藿 20 g，川牛膝 15 g，黄芪 18 g，牡蛎 10 g，白芍 20 g，夜交藤 25 g。14 剂，水煎温服，早晚各 1 次。

二诊：药后诸症缓解，腰背部疼痛明显减轻，双下肢活动自如，面色渐红润，临床有效，效不更方，再服 20 剂。

三诊：药后腰痛基本消失，其他症状亦有改善，借制作膏方之际，以此方为基作膏缓图，以求长期疗效。嘱平时户外练习八段锦，加强营养，调节情志等。

【按语】

患者年过五旬，为绝经期妇女，冲任之脉渐衰，肾阴阳失调，肾精、肾气亦衰。腰为肾之府，腰酸背痛多与肾虚有关，又腰部为机体上下之枢纽，平日之机体活动离不开腰之参与，日久极易损伤，血脉阻滞，经络不通，不通则痛，而生诸病。

参考文献

[1] 赵进东，牛云飞，李中南，等 . 韩明向论治骨质疏松症临床经验浅析 [J]. 中医药临床杂志，2017，29（5）：629–630.

仇湘中运用"三期三型"辨治老年性骨质疏松症经验

【名医简介】

仇湘中，湖南省中西医结合医院脊柱、骨关节病科主任医师、教授。中华中医药学会骨伤科分会委员，湖南省中医药学会理事，湖南省中医骨伤科专业委员会副主任委员，湖南省中西医结合骨伤科专业委员会副主任委员。

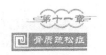

【诊断思路】

仇教授认为，骨质疏松症是人体在正常衰老的基础上经历五脏渐亏、寒邪凝滞、瘀血阻络的病理过程。疾病初期仅表现为阴阳、气血、脏腑、形体的功能下降，先天温煦无力，后天运化呆钝，生机由日益消索而渐趋绝灭。随着五脏亏虚的加重，肾阳温煦无力而生内寒，肺卫不足以抵挡外邪则易被外寒侵袭。寒邪或客于腰背部、肌表，或客于关节，表现出骨质疏松症患者特有的腰背及周身疼痛。疾病后期，因气血不足、寒邪凝滞、血行脉外的共同作用，导致瘀血的产生。故虚、寒、瘀是老年骨质疏松病因病机的核心部分。

【治疗方法】

仇教授根据临床所见，并集百家所长，大致将原发性骨质疏松症分为肾阳虚、肾阴虚、肾精不足、脾肾阳虚、肝肾阴虚、瘀血阻络六大证型，并确定了温补肾阳、滋补肾阴、益精填髓、温肾壮脾、滋水涵木、活血化瘀等治法。仇教授认为原发性骨质疏松症为慢性疾病，日久必多虚、多瘀，甚则阴阳两虚。在同一患者可兼有两种以上的证型。因此，临证需灵活辨证遣药。

【治疗绝技】

仇教授治疗骨质疏松症强调"治未病"思想，同时善用虫药、藤类药物，善补后天以助先天，临床疗效满意。

强调治未病思想。仇教授根据患者疼痛特点、舌脉、症状等，灵活辨证施治，将《内经》治未病的思想应用于骨质疏松症的治疗中。对于未病的患者强调生活方式的调整，提高峰值骨量，寓意未病先防。提倡"三期"治疗：早期重在补益五脏，延缓骨量的丢失，强调有病早治；中期在补益的基础上重温中散寒，稍加活血化瘀之品，意在既病防变；晚期则以活血化瘀为中心，但仍注重补益与祛寒，同时强调功能锻炼，预防骨质疏松骨折的发生，旨在病盛防危。

仇教授善用虫药、藤药。老年性骨质疏松症患者病久多瘀，周身疼痛明显。《本草便读》云："凡藤类之属，皆可通经入络。"仇教授善用取类比象原则，取藤类缠绕蔓延，纵横交错，形如经络之意，对久病不愈、邪气入络、络脉瘀阻者，加藤类药物以理气活血、散结通络，如忍冬藤、伸筋草、青风藤、鸡血藤等。同时佐以搜风、通络、化瘀的虫类药物，如全蝎、蜈蚣、地龙、僵蚕等，其能深入筋骨络脉，有攻剔痼结、瘀痰之功效，在病情顽固的骨伤科疾病中可起到化瘀、搜风、通络、止痛的作用。

仇教授善补后天以助先天。脾胃运化水谷精微的功能起着濡养骨骼的重要作用，故仇教授重视顾护后天。常用白术、黄芪、党参等培补脾胃，以利气血化生。白术补脾胃，黄芪益气固表、行血通痹，党参补中益气、和脾胃。三者补益脾胃，以后天养先天。脾胃为气血生化之源，脾胃健运可使气血得以充盛，又能培土生金，肺气充盛则输布气血有力，筋骨得以充养；肺卫气足，则肌肉腠理得以温养，便可御寒于外。同时补益脾胃还能资助先天，直接营养骨骼。

【验案赏析】

患者，女，54岁，2016年12月15日就诊，全身疼痛4年余。患者诉4年前无明显诱因开始出现全身长骨及关节疼痛，行走困难，行关节CT、脊柱MRI、风湿全套等检查，均未见异常，一直未明确诊断，经口服非甾体类抗炎药（塞来昔布胶囊）、外敷膏药（狗皮膏）、针灸理疗等治疗措施，效果当时较好，但时好时坏，常反复发作，严重影响生活，为求中西结合系统治疗，遂前来就诊。既往体健，已绝经3年。现症见：全身关节疼痛明显，肌肉酸软、乏力，尤以腰背部直腰困难，行走需扶拐进行，双下肢夜间偶发抽搐，怕冷；平素饮食乏味，大便稀溏不成形，日1～2次，偶发腹痛，喜温喜按；睡眠不佳，辗转反侧，难以入睡，多梦，夜间最多可睡2～3小时；小便正常。查体：全身骨关节及长骨轻压痛，各关节活动度尚可；脊柱无明显侧弯及后凸畸形，棘突叩击痛（+），头顶叩击试验（±），四肢肌张力正常，肌力4级，生理反射较弱，病理反射未引出。舌质暗淡，苔薄白，脉细涩。双下肢X线片（含膝关节）：双下肢骨皮质较常人变薄，胫骨两端骨小梁稀疏，膝关节骨质增生明显，骨节间隙变窄。腰椎骨密度测定：T值=-3.2；髋关节骨密度测定：T值=-3.5。西医诊断：原发性骨质疏松症（重度）。中医诊断：骨痿；辨证：肾阴阳两虚，脾阳不足，瘀血阻络。治法：补肾健脾，强筋健骨，化瘀通络。拟方补肾强骨汤加减。处方：黄芪25g，

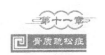

白术 15 g，熟地 25 g，淫羊藿 10 g，补骨脂 15 g，三七 10 g，丹参 15 g，党参 15 g，白芍 25 g，当归 10 g，柴胡 10 g，酸枣仁 15 g，杜仲 15 g，菟丝子 10 g，珍珠母 30 g，甘草 5 g。30 剂，日 1 剂，水煎服，分 2 次口服。

二诊：2017 年 1 月 20 日。全身疼痛、乏力症状明显好转，现已能脱拐行走；睡眠质量显著提高，可熟睡 5 小时左右；大便溏泄次数渐少，食纳较前明显变佳。拟原方加减。处方：黄芪 15 g，丹参 15 g，三七 10 g，全蝎 4 g，牛膝 15 g，薏苡仁 25 g，白芍 25 g，白芷 10 g，白术 15 g，补骨脂 12 g，党参 15 g，枸杞子 12 g，杜仲 12 g，泽泻 10 g，木香 10 g。15 剂，水煎服，日 1 剂，水煎服，分 2 次口服。

【按语】

患者天癸竭，肾精亏空，化髓不足，骨骼失充，故全身关节、长骨酸痛；脾肾两虚，故见饮食乏味、便溏、肢冷等症；肾阴不足，致心肾不交，肾水不能上济于心，再加之脾虚气血不足，心神失养，故可出现失眠，难以入睡，多梦；肾虚日久，阴阳两虚，久病必瘀，不通则痛，不荣则痛，故见周身反复疼痛，难以痊愈；再结合舌质暗淡，脉细涩，可辨为"肾阴阳两虚，脾阳不足，瘀血痹阻"之本虚标实证。补肾强骨汤中重用熟地、黄芪共为君药，具有益精填髓、健脾益气升阳之功，此两药相配，有"先后天同治"相得益彰之妙用。淫羊藿、杜仲、菟丝子、补骨脂补肾阳，强筋骨，同时还能温脾止泻；党参、白术增强君药黄芪健脾之功；丹参、三七活血化瘀，祛血中之瘀滞，共为臣药。柴胡、当归、白芍入肝经，养血柔肝疏肝，一散一收，取肝"体阴而用阳"之用意，另外肝血充沛，筋脉得养，达到"筋骨并重"之目的；珍珠母、酸枣仁相配重着降逆、养心安神，以上共为佐药。甘草为使，调和诸药。纵观全方，标本兼治，配伍灵活，主次分明，最终达到补肾健脾、化瘀通络之目的。

参考文献

[1] 仇杰，仇湘中，谭旭仪，等 . 仇湘中教授治疗原发性骨质疏松症经验 [J]. 中医药导报，2018，24（3）：47-49.

[2] 张信成，仇湘中，尹晨东，等 . 仇湘中运用"三期三型"辨治老年性骨质疏松症经验 [J]. 湖南中医杂志，2020，36（3）：23-24.

第十二章　产后风湿病

胡荫奇教授运用扶正蠲痹汤治疗产后痹证经验

【经典名方】

扶正蠲痹汤（胡荫奇教授经验方）

组成：鹿角胶（烊化）12 g，熟地 30 g，炙黄芪 15 g，当归 10 g，川芎 10 g，白芍 30 g，威灵仙 15 g，鸡血藤 30 g，穿山龙 15 g，徐长卿 15 g，鬼箭羽 10 g。

用法：常法煎服，汤剂内服，药渣外敷。

【学术思想】

产后痹证是妇人产后正气虚弱之时外感风寒湿所致四肢关节疼痛、筋脉拘挛的一种病证，当属痹证范畴，治疗上胡教授强调在补肝肾、益气血的基础上祛邪除痹，体现了胡教授治疗痹证"病证结合、以病统证"的学术思想。

【诊断思路】

产后痹证内因是气血不足，脏脏俱虚，卫外不固；加之外因感受风、寒、湿、热之邪，邪气痹阻经络而发病。产后痹的病机是正虚邪侵、痹阻经络、经脉筋骨失养，病性属本虚标实，病证属虚实夹杂。

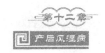

【治疗方法】

胡教授尤其强调，肝肾亏虚、气血不足是此类疾病发生的根本，加之感邪而获病。虽见痰浊瘀血互结、阻滞经络、郁而化热等实证之象，但不能忘记气血已伤，元气已损。《女科切要》有云："或欲祛邪，必兼补剂，殊为切当。若以峻剂攻之，再损气血，危可立待。或恶露当去者，亦须急去，故生新温养为主，斯得其正也。"临床治疗上宜在补肝肾、益气血的基础上祛邪除痹，依据产后痹的病因病机，胡教授制定了治疗产后痹的专病专方——扶正蠲痹汤，以益气养血、补益肝肾、活血通络。

此方源自四物汤合阳和汤，四物汤是中医补血、养血的经典药方，阳和汤为温里剂，具有温阳补血、散寒通滞之功效。扶正蠲痹汤方中鹿角胶、熟地为君药，熟地滋补阴血、填精益髓，配以血肉有情之鹿角胶，补肾助阳、益精养血，两者合用，共奏温阳养血之功效。炙黄芪、当归、川芎、白芍为臣药，白芍养血敛阴、柔肝止痛、平肝阳、补血敛阴和营；当归补血和血、调经止痛；川芎疏风止痛、活血行气开郁；黄芪为阳中之阳，专补气，用之于当归之中，自能助之以生血也。炙黄芪、当归、川芎、白芍四药共用，共奏益气养血、活血之功效。威灵仙、鸡血藤、穿山龙、徐长卿、鬼箭羽共为佐使，发挥调和诸药、合力祛邪、通络止痛之作用。鸡血藤色赤入血，质润行散，具有活血舒筋、养血调经的功效；穿山龙祛风除湿、舒筋活络；徐长卿祛风化湿、止痛止痒；鬼箭羽破血通经、解毒消肿；威灵仙可宣通十二经络，主治风、湿、痰、壅滞经络中，具有祛风除湿、通络止痛、消痰涎、散瘀积之功效。胡教授方中鸡血藤为佐助之品，用量通常在 30～45 g，尽显其甘补温通、活血补血、舒筋活络之功效，是治疗产后风湿的一味要药。

【治疗绝技】

胡教授治疗产后痹证在用扶正蠲痹汤的基础上，依据证候的不同，随证加减。①风寒湿痹阻证：扶正蠲痹汤加羌活胜湿汤加减，可配伍伸筋草、青风藤等祛风湿通经络。风邪偏盛者，加防风、羌活、天麻等；寒邪偏盛者，加白芥子、炙麻黄、炮姜等；湿邪偏盛者，加用木瓜、海桐皮等。②湿热痹阻证：扶正蠲痹汤加宣痹汤加减，依据湿邪与热邪偏重不同，灵活配伍用药。湿重于热者，加用苍术、白术、防己、薏苡仁、木瓜、泽泻、半夏等；

热重于湿者，多选用虎杖、忍冬藤、茵陈、滑石、黄柏、知母、秦艽等。湿热之邪停滞于经脉，黏腻难祛者，常配伍片姜黄、路路通、豨莶草、络石藤、鹿衔草、穿山龙等加强清热通络、除痹止痛之功效。③瘀血痹阻证：予扶正蠲痹汤加温经汤加减，临床药用三七粉、桃仁、红花、益母草、川牛膝等养血活血祛瘀。

胡教授常以对药相伍为用。徐长卿与穿山龙，两药配伍辛开苦泄温通相须为用，共奏祛风除湿、祛瘀通络、祛风止痛之功。威灵仙与鸡血藤，二药合用，威灵仙辛散温通，性急善走，作用颇为快利，且能走表又通经络，既可祛在表风湿，又可化在里之湿，通行经络以止痛，鸡血藤补血养血，两药一补一通，相须为用，补肾祛风湿通经络作用更强。

胡教授治疗产后痹证的同时注重调理脾胃功能。脾胃为后天之本，气血生化之源，若脾胃健旺，水谷受纳运化正常，气血生化充足，肌肤得养，卫外得固，正气充沛，邪气则退。胡教授方中常用茯苓、白术、砂仁健脾化湿之品，防止方中补益气血之品滋腻碍胃，并强调补益勿过于温燥，亦不可过于滋腻，以防有碍脾胃运化，注意调护后天之本。余邪未尽之际，更要防止闭门留寇；祛除外邪，不可过用辛燥之品，防止耗伤津液，加重病情。

中医外治法是也临床常用方法之一，产后痹证具有缠绵难愈的特点，临床表现以手、足关节疼痛的患者，胡教授常在内服中药汤剂的同时，嘱患者用药渣外敷，使药效增加，提高临床疗效。

【验案赏析】

患者，女，29 岁，2015 年 4 月 17 日初诊。患者 2014 年 11 月 19 日生产后 3 个月受凉后出现全身多关节疼痛，疼痛呈游走性，于当地医院就诊，未明确诊断，给予口服风湿骨痛胶囊，外用狗皮膏治疗，效果不明显，后疼痛反复，并逐渐加重。来本院就诊时患者全身多关节游走性疼痛，以膝关节、踝关节、双手背、双足跟疼痛明显，腰膝酸软无力，畏风喜暖，遇冷后疼痛加重。乏力明显，白天活动后易出汗，纳差，小便如常、大便溏，日一行。查体：全身各关节无肿胀、压痛，皮色、皮温正常，各关节活动度正常。舌质淡红，边见齿痕，苔白腻，脉沉细。类风湿因子 < 20 IU/mL，红细胞沉降率 11 mm/h，抗链球菌溶血素 < 200 IU/mL。患者既往体健，否认高血压、糖尿病、冠心病等慢性疾病病史。西医诊断：产后关节痛。中医诊断：产后

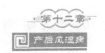

痹；辨证：肝肾亏虚，脾阳不足，风寒湿痹阻证。治法：滋补肝肾，温阳健脾，祛风除湿通络。处方：鹿角胶12g，熟地30g，炙黄芪15g，当归10g，川芎10g，白芍30g，威灵仙15g，鸡血藤30g，白术15g，防风10g，桂枝10g，7剂。日1剂，水煎服。

二诊：2015年4月24日。药后全身关节疼痛明显缓解，腰膝酸软无力减轻，但仍感畏风怕冷，背部、双侧膝关节、踝关节、足跟部受冷后自觉疼痛，汗出较前少，仍有体倦乏力，纳呆，小便畅、大便溏，日一行。舌质淡，边有齿痕，苔白腻，脉沉细。患者肝肾亏虚症状得减，脾肾阳虚症状仍在，前方加巴戟天10g、赤茯苓15g，治以温补肾阳、健脾利湿，继服14剂。

三诊：2015年5月15日。药后诸症减轻，双侧膝关节、踝关节、足跟部疼痛较前明显减轻，仍有畏风怕冷，遇寒后关节症状加重，胃纳可，小便可、大便成形，夜寐可。舌质淡，边有齿痕，苔白腻，脉沉细。患者疼痛减轻，经络渐通，寒湿仍在，前方加仙灵脾12g，桂枝加量至12g以加强温补肾阳之力。

四诊：2015年6月5日。患者病情平稳，腰部、双侧膝关节、踝关节偶有畏风怕冷，受凉后或接触凉水后会出现上述关节疼痛，余无明显不适。纳眠可，二便调。查：舌质淡，边有齿痕，苔白腻，脉沉细。患者寒湿痹阻症状仍见，上方加独活12g、千年健10g，加强祛风除湿、通络止痛之作用，继服14剂。

随访半年，患者病情平稳，全身关节疼痛症状消失，已无腰膝酸软，无恶风、乏力等症。

【按语】

患者为青年女性，妊娠期间气血下注冲任以养胎元，致机体气血不足，又因产后气血耗伤，百节开张，气血流散，致使肌肤、筋脉、关节、脏腑等失于濡养，不荣则痛；同时由于气血不足，营卫失和，风寒湿等外邪更易乘虚入侵，内外相引而发病。病久与痰瘀相合，留于筋脉关节；病邪深入，损及脏腑阴阳而生变证。治疗以扶正为主，兼以祛邪通络，治以补益肝肾、祛风除湿、活络止痛为法，本案治疗应用扶正蠲痹汤并随证加减，效果显著。

参考文献

[1] 王绍华，胡悦，唐先平 . 胡荫奇病证结合治疗产后痹经验 [J]. 中华中医药杂志，2017，32（9）：4053-4055.

[2] 夏淑洁，王义军，胡荫奇 . 胡荫奇虚实兼顾治疗产后风湿经验 [J]. 北京中医药，2017，36（9）：810-812.

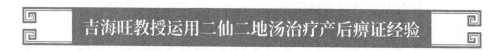

吉海旺教授运用二仙二地汤治疗产后痹证经验

【经典名方】

二仙二地汤（吉海旺教授经验方）

组成：仙茅、仙灵脾、巴戟天、当归、生地、地骨皮、山萸肉、女贞子。

用法：常法煎服。

【学术思想】

产后痹证起病缓慢，临床辨证需准确定夺，同时兼顾发病之本，或为感染外邪，或为素体虚弱，或为气血不调，或为肝气不调，诊治务必探究其因，加之本病临床症状表现多样，常有肢体关节疼痛等风湿病的症状，病程较长，时轻时重。因此，扶正祛邪并重，标本兼治是关键。在治疗产后痹证时除了要对患者本身病证做出准确评估，更应该根据疾病发生时的季节、环境、生活习惯等灵活用药，秉承"三因制宜"思想。在临床中还发现心理疏导对于有焦虑抑郁情绪的产后痹患者可以起到增加疗效的作用，利于预后转归。

【诊断思路】

吉教授认为，产后冲任虚损为产后痹发生的关键，妇人生产时元气受损，或因耗气，或因失血，气血两虚，最终导致冲任虚损。机体防御、抗病、调节能力下降，而易感邪治痹。冲任二脉为奇经八脉，与女性生理病理

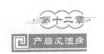

息息相关。女性的经、带、胎、产、乳、孕 等功能与冲任二脉有着密切的关系。妇女正常生理功能的发挥有赖于"任通冲盛",并有"冲为血海""任主胞胎"之说。冲任调和则妇人安;相反若冲任虚损,则妇科诸症发病。

【治疗方法】

吉教授在治疗产后痹时,特别重视调理冲任二脉,并自拟二仙二地汤,组方为仙茅、仙灵脾、巴戟天、当归、生地、地骨皮、山萸肉、女贞子。方中仙茅、仙灵脾、巴戟天能温肾阳,调冲任;当归、生地扶正补虚;山萸肉、女贞子固虚脱,补肝肾。诸药合用起到温肾阳、滋肾阴、补肾精、温润养血、调理冲任的作用。结合临床随证加减应用,收效甚佳。

【治疗绝技】

产后痹证调补冲任与祛邪并重,多用于平素体质健壮的产妇,生产过程中产程过长,耗气伤血严重,产后调摄不当,感邪而发。临床症状可见全身筋骨、肌肉疼痛,四肢关节尤甚,呈游走性,畏寒肢冷,疼痛剧烈,遇寒加重,得温痛减,天气变化时症状明显加重,舌苔白滑,脉沉紧。治疗以调理冲任、温经散寒、通络止痛。方选二仙二地汤合桂枝附子汤加减。痛在上肢者加羌活、姜黄;痛在下肢者加独活、牛膝、木瓜、伸筋草;腰痛者加杜仲、续断、金毛狗脊。

产后痹证调补冲任与固本并举,多用于平素体质虚弱的产妇。临床症状可见全身肌肉关节疼痛,四肢屈伸不利,腰膝酸软,汗多怕风,畏寒喜暖,舌淡或暗淡体胖,舌苔薄或腻,脉沉细。以调理冲任、温阳补肾、祛风通络兼顾。方选二仙二地汤合独活寄生汤加减。偏于肾阴虚者,症见五心烦热,舌红少苔,脉细数者,加二至丸;潮热盗汗者加浮小麦、黄芪;失眠者加酸枣仁、茯神、夜交藤。

产后痹证调补冲任与补虚并行,多用于素体气血不调的产妇。临床症状可见全身肌肉、关节疼痛、酸楚、麻木、倦怠乏力、面色无华、神疲纳差,舌淡苔薄白,脉沉细。治疗以调理冲任、补肾健脾、养血通络兼顾。方选二仙二地汤合当归补血汤加减。体虚易感冒者合玉屏风散;恶露不尽者加丹参、红花、益母草、泽兰;瘀血者加桃仁、红花、乳香、没药;脾虚湿盛者加山药、薏苡仁、炒白术、砂仁；汗多者加五味子、浮小麦、黄芪；失眠多梦者加珍珠母、酸枣仁；肝气不舒者加柴胡、香附、枳壳；便秘者加郁李仁、火麻仁。

产后痹证调理冲任不忘疏肝，多用于平素敏感多疑的产妇。"十妇九郁""妇人以肝为本"，肝经气滞进一步加重冲任郁滞，相互影响。临床症状可见产褥期出现全身肌肉关节疼痛，伴有情绪抑郁，易悲易惊，对疼痛及异常感觉的描述过于夸大；伴有失眠、怕风、多汗、乏力、胸闷等，舌淡苔薄白，脉弦细。治疗以调理冲任、调气和血、疏肝解郁为要。方选二仙二地汤合柴胡疏肝散，或逍遥散，或甘麦大枣汤加减。烦躁、情绪抑郁、易悲易惊严重者加珍珠母、胆南星，镇静安神，清肝热；口干口苦、纳差者加黄芩、广木香、蒲公英。

【验案赏析】

曹某，女，36岁，2018年12月19日初诊。患者3个月前顺产一女婴，自诉2个月前不慎受凉后出现全身肌肉关节疼痛，痛无定处，怕风怕冷，自汗明显，睡眠不好，情绪烦躁易悲，后在当地医院查红细胞沉降率及风湿系列均未见异常，诊为"产后抑郁症"，因哺乳期未予抗焦虑治疗。近2周来全身肌肉关节游走性疼痛，手足不温，怕风怕冷加重，情绪不稳定，睡眠差，纳食尚可，二便调，舌淡苔白滑，脉沉紧。证属冲任虚损、外感寒邪。治宜调理冲任、散寒通络。方用二仙二地汤加味：仙茅20g，仙灵脾20g，巴戟天10g，生地12g，女贞子20g，当归10g，川芎10g，羌活12g，独活20g，杜仲12g，盐续断10g，伸筋草30g，金毛狗脊20g，炒白术15g，防风10g，桂枝12g，7剂，水煎，分早晚热服。

二诊：2018年12月26日。患者自诉关节疼痛较前明显减轻，怕风怕冷好转，手足觉温，睡眠改善，出汗减少，现情绪仍有烦躁不稳，继上方加鸡血藤20g、香附10g，7剂，水煎，分早晚热服。

三诊：2019年1月10日。患者四肢疼痛基本消失，怕冷情况明显好转，偶有恶风，手足亦觉温，情绪舒畅，睡眠可。继续上方7剂内服。四诊来诉其病若失，患者病愈，停药。

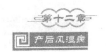

【按语】

患者产后，肾精大耗，精血大伤，加之产后气血亏虚，肾精损，气血耗，则营卫不固，腠理疏松，玄府开合失司，风寒湿邪乘虚而入所致。类似于现代医学所说的女性激素水平的下降，身体一时不能适应而出现的自汗、烘热、情绪烦躁、敏感、焦虑等类似更年期症状。与类风湿关节炎也有许多相似之处，但本病特点为风湿系列检查均无阳性发现。吉海旺教授认为，体质敏感、素体虚弱之人易感本病。二仙二地汤中仙茅、仙灵脾、巴戟天温肾壮阳、祛风除湿、调经暖宫，生地养阴止痛，女贞子补气疏肝，当归补血祛寒、活血化瘀。诸药合用达到调理冲任、散寒通络的目的。治疗以此为基础辨证并着情予以鸡血藤、香附、川芎、伸筋草、羌活、独活、杜仲、盐续断、金毛狗脊、桂枝、炒白术、防风等祛风通络、活血定痛、健脾益气、疏肝养血、安神定志、解郁除烦，标本兼顾，收效甚佳。

参考文献

[1] 张艳萍，衣蕾，王清峰. 吉海旺教授调补冲任法治疗产后痹的临证体会 [J]. 临床医学研究与实践，2020，5（15）：108–109.

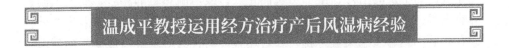

温成平教授运用经方治疗产后风湿病经验

【学术思想】

妇人产后气血双亏，百脉空虚，风邪易率寒湿邪气从皮毛侵袭，初在肌腠，久则入筋骨，甚至影响脏腑。故温教授认为，产后风湿属于正虚邪侵之本虚标实证，可分为轻重两类。温教授认为临床所见产后风湿虽以轻者为多，轻、重二者中医辨证论治的思路也基本相同，但是，对于产后风湿的诊疗必须将西医诊疗技术与中医辨证论治紧密结合，辨病与辨证共举，防止病情发展成为现代医学之风湿免疫疾病。而对于已确诊之风湿免疫病，需予以中西医结合治疗，方可奏效。

【诊断思路】

温教授在产后风湿治疗方面积累了丰富经验，遵循六大治疗法则：衷中参西，病证共审；调和营卫，解表透邪；行气通络，疏郁达邪；荣通兼顾，扶正祛邪；药性平和，勿忘产后；调摄形神，重视调护。

【治疗方法】

温教授认为，产后风湿患者虽多见畏寒肢冷症状，但患者毕竟年纪尚轻，很多并非阳虚所致，实为营卫不和之故，不可拘泥于温阳助阳，而应准确辨证。治疗上，温教授遵仲景之法，常用桂枝汤、黄芪桂枝五物汤、防己黄芪汤等经方加味，重用黄芪甘温益气，芍药和营理血，桂枝通阳行痹。湿邪明显者，以防己逐一身之表湿，用白术健脾以运湿，再配伍生姜、大枣调和营卫，共奏益气通阳、和营行痹之效。畏寒肢冷、脉迟之寒象明显者，酌加附子、细辛，以辛热之性开腠理、祛风湿、暖下元。温教授认为，湿邪难祛为产后风湿难愈的重要原因。因湿为阴邪，其性黏滞，不易速除。初起风湿在表，如不及时治疗，湿邪可蕴而化热，或与温热之邪相合，而成风温、湿热之候，证候更为复杂。温师指出，产后风湿发病原因除体虚邪侵之外，亦有起居不当、寒温失宜之扰。如暑热天产褥，为追求舒适或防气随汗泄，过度使用空调降温，使欲出之汗淤积皮肤腠理，久则蕴为湿毒，流注关节、骨骼，而发为风湿痹证。《金匮要略·痉湿暍病脉证治》谓："风湿相搏，一身尽疼痛，法当汗出而解。"并强调："若治风湿者，但微微似欲出汗者，风湿俱去也。"温教授治疗产后风湿常以桂枝汤、黄芪桂枝五物汤、防己黄芪汤等方加味，方中桂枝、生姜即取微微发汗之意，使周身阳气流通，缓缓蒸发，营卫通畅，则风、寒、湿邪同时随汗排出体外。

【治疗绝技】

温教授治疗产后风湿重视情志调畅，运用疏肝理气之品以助疏通经络，解郁达邪，常常加用柴胡、郁金、薄荷、佛手、香橼等疏肝理气之品，或逍

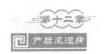

遥散以疏肝柔肝。温教授尤擅运用薄荷理气解郁，其认为薄荷药性轻清，气味芳香，比柴胡更适合产妇之阴血亏虚体质，比香附更善解忧郁。同时，薄荷味辛能散，性凉而清，既能疏肝郁，又可透表邪，正如《药品化义》所述："薄荷……散肌热，除背痛，引表药入营卫以疏结滞之气。"《药性论》云其"去愤气，发毒汗……通利关节"，适用于治疗产后风湿。

温教授认为产后风湿宜早诊断、早治疗，并且治疗时应辨证准确，详细辨明标本、虚实及轻重，"荣""通"兼顾，方能奏效。"荣"即补虚，常用当归补血汤以益气养血，芍药甘草汤养肝敛阴、缓急止痛，若见腰膝酸软、眩晕耳鸣、月经不调等肾虚之象，则可酌加鹿角霜、淫羊藿、杜仲、桑寄生以补益肝肾、强壮筋骨。"通"即祛邪以疏通经络，常选用通经活络、化瘀祛湿之品，如鸡血藤、青风藤、桂枝、防风、乌梢蛇。再根据不同症状灵活变通，疼痛以身体上部为重者配伍羌活、川芎；下部痛显者加独活、牛膝；胸胁刺痛、舌暗脉涩者为病久入络，加桃仁、红花、没药。

在产后风湿的治疗中不宜一味投以辛燥，因辛可耗散气血，香燥能损伤阴津，使用不当，不但会加重本已衰少之气血，更可伤阴动血，出现变证。因此，温教授治疗产后风湿用药考究，一是选用的辛温香燥之品多兼甘味，如桂枝、防风、生姜、炙麻黄，以其甘温益气，气旺则血生，气血充足方可御邪外出，即"阴阳行气俱不足，而调以甘药"之义；且甘味缓之，可制约辛散太过。二是除注意从表散湿外，更应健脾以运湿，常用薏苡仁、茯苓、苍术、白术、砂仁。总之，温教授治疗产后风湿遵循解表不可过于发散、补益不可过于壅塞、祛湿不可过于辛燥、清热不可过于寒凉的原则。另外，在产后风湿治疗中，桂枝、附子为常用药，取其温经散寒、通阳除痹之效。但桂枝、附子之性燥热，易伤阴动血，故需加生地、白芍，既制约其燥热之性，又养阴柔肝，避免使产后亏虚之阴血更伤。如病程日久，病邪入里化热，或肝郁化火，则酌加石斛、知母等养阴清热之品，寒温并用，相得益彰。

除药物治疗外，温教授特别重视产妇的调护，做到未病先防，既病早治。产妇应注意适寒温、慎起居，避免感受风寒湿热外邪。适当活动，以促进气血通畅，提高正气。温教授强调情志因素在本病发生发展过程中的重要作用，除在用药中注重疏肝解郁，在诊疗过程中常开解患者，对患者进行有效的心理疏导。为保证药效，温教授亦重视服药调护，以"药后温覆，遍身漐漐微似有汗"为佳，避免过汗，亦不可无汗。患者产后体虚，中焦运化功能相对较弱，故忌空腹服药，以饭后半小时服药为宜。

【验案赏析】

患者，女，33 岁，2013 年 1 月 30 日初诊。患者 2009 年 6 月行剖宫产术后逐渐出现畏寒肢冷，下肢为甚，有冷风透骨感，周身酸楚，不易出汗，情绪抑郁，自诉病情时数次欲哭，月经尚准，纳食可，二便调，夜寐不佳，舌质暗红，苔白微腻，脉细涩。曾断续服温阳中药，效果不佳。类风湿因子＜ 20 IU/mL，红细胞沉降率 9 mm/h，抗 "O" ＜ 200 IU/mL。中医诊断为产后风湿病；证属营卫失调，肝郁血滞，治法为疏郁化瘀通络、温经养血和营。处方：葛根 30 g，附子、夜交藤、鹿角霜各 20 g，薏苡仁 18 g，炒白芍、淫羊藿各 12 g；桂枝、炙麻黄、川芎、桃仁、红花、没药各 10 g，柴胡 9 g，炙甘草 6 g，细辛 4 g，7 剂。

二诊：服上药 7 剂后自觉微微出汗，畏寒怕冷明显好转，仍觉周身酸痛，夜寐易醒，醒后心中烦乱，舌质暗，苔白微腻，脉细略涩。调整处方：煅龙骨（先煎）、青风藤各 30 g，山药、鸡血藤、鹿角霜各 20 g，薏苡仁 18 g，炒白芍、杜仲、合欢皮、茯神各 12 g，桂枝、薄荷（后下）、瓜蒌皮、乌梢蛇、桃仁各 10 g，柴胡 9 g，砂仁（后下）8 g，炙甘草 6 g，14 剂。服上方 14 剂后诸症缓解，继服 14 剂后未再就诊。

【按语】

本案患者产后气虚血弱、卫气不固，则风湿邪气相合乘虚而入，营卫失和，气血痹阻不通，发为产后风湿。加之情志抑郁，肝气郁结明显，气血瘀滞更甚。患者畏寒肢冷是营卫失调，卫阳被遏及经脉瘀滞，阳气不通所致，且病程日久，阳气亦有损伤，但非单纯之阳虚证，故服用温阳中药效果不佳。温教授谨守病机，以疏郁化瘀通络、温经养血和营为法，以《金匮要略》葛根汤为基础方加减。"太阳病，项背强几几，无汗恶风，葛根汤主之。"本案下肢酸痛同"项背强几"类似，均由足太阳膀胱经脉经气不通导致，故可用葛根汤治疗。在此基础上，加桃仁、红花、附子、淫羊藿、细辛、没药，以加强温经活血作用，加柴胡、川芎疏肝理气行瘀。服药后，患者自觉微微汗出，营卫已调，经脉渐通，而湿邪、瘀滞尚未尽除，并且邪气久郁，有化热之象，故出现夜寐易醒、醒后心中烦乱之症。二诊以煅龙骨、薄荷、合欢皮、柴胡疏肝解郁、宁心安神，加青风藤、鸡血藤、乌梢蛇舒经络、祛风

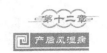

湿，服药近 1 个月，诸症得解。

参考文献

[1]　肖雯晖 . 温成平治疗产后风湿经验 [J]. 安徽中医药大学学报，2014，33（1）：38-40.

周仲瑛教授治疗产后风湿病经验

【学术思想】

周老行医 70 余载，对各科疾病皆有独到的见解和深刻认识。纵观他几十年的研究成果，外感热病是重点。外感热病有伤寒、温热病和瘟病之分，从病位上将外感热病分为肺系和胃系两大类。周老总结外感热病五大症为热、痉、厥、闭、脱。

【诊断思路】

周老认为气血亏虚是产后风湿发病的基础，产后风湿的核心病机为气血亏虚，表卫不固，风湿痹阻，肝肾下虚。周老认为本病病理性质总属本虚标实，尤以本虚为主。本虚是指气血亏虚、肝肾不足，其中以气血亏虚为主；标实是指风寒湿外邪、瘀血、肝郁。妇人素体本无他病，产后气血大亏，则脏腑、筋脉、肌肉失于濡养，营卫失和，腠理开泄，此为发病之根本。风寒湿邪、瘀血、肝郁，皆可阻滞气机，影响气血津液的输布运行，此皆为腠理经络间之实邪。然虚实之间又可相互影响，气血亏虚，表卫不固，较之常人易受风湿之邪侵袭；气虚推动乏力，离经之血变为瘀血；精血耗伤，血不养肝，则木失调达。而外邪、瘀血、肝郁，又会进一步阻碍气机的升降出入，影响脏腑功能，加重正气的亏虚。

本病以气血亏虚为本。气血不足，肌表失于温煦濡养，可见表卫不固之证；腠理开泄，风寒湿邪侵袭肌表，可见风湿痹阻之证；产后失血，血不养肝，加之情志易郁，可见肝郁不畅之证；气血不荣脏腑，中焦生化乏源，阳气无法输布，可见脾肾阳虚之证；气虚气滞，加之恶露不尽，离经之血即为瘀血，可见气虚血瘀之证；汗出不止，或妄投温燥之药，耗气伤阴，可见气阴两虚之证；久病不愈，耗伤气血，下及肝肾，可见肝肾下虚之证。

【治疗方法】

1.气血亏虚证　症见：关节疼痛，肌肉酸麻，面色无华，心悸气短，皮肤干燥无光泽，皮肤瘙痒；肢体麻木，筋脉挛急，肌肉𬌗动，头晕，纳差，夜寐不安，汗，月经色淡、量少或延期。相关舌脉：舌质淡，苔薄白，脉细无力。治法：补益气血，调和营卫。黄芪桂枝五物汤加减。常用药：炙桂枝温阳通脉，炒白芍养血敛阴，两者配伍，外可解肌和营卫，内可化气调阴阳；生黄芪、党参、炙甘草补中益气，以资生化之源，当归、鸡血藤养血活血通络；桑寄生、鹿衔草祛风除湿，强筋健骨；生姜、大枣调和营卫。

临证加减：恶露不尽，肌肤甲错，肢体麻木刺痛，舌色紫暗，证属血瘀者，加川芎、益母草、赤芍活血化瘀，或方选四乌贼骨一芦茹丸，药用制乌贼骨、茜草根，益精补血，止血化瘀。胸胁闷痛，叹息时作，心情抑郁，证属血不养肝、肝郁气滞者，加百合、香附、白蒺藜、佛手、合欢皮等药养血疏肝。

2.表卫不固证　症见：肢体酸楚，骨节疼痛，怕风多汗，吹风不舒，自汗盗汗，疲劳乏力，怕风畏寒，容易感冒，纳差，大便稀溏。相关舌脉：舌质淡，苔薄白或白腻，脉浮缓。治法：益气固表止汗。玉屏风散加减。常用药：生黄芪甘温益气固表；防风走表而散风邪；生白术、炙甘草健脾益气，助芪、防固表止汗；炙桂枝、炒白芍调和营卫，煅龙骨、煅牡蛎收敛固涩止汗；当归、鸡血藤养血通络；桑寄生、鹿衔草祛风湿兼而补虚。

临证加减：腠理疏松，汗出明显者加麻黄根、瘪桃干、五味子加强收敛固涩。便溏乏力，证属脾气虚者，加党参、茯苓、芡实、山药补脾止泻。畏寒明显者，加仙灵脾、制附片温阳散寒。虚热盛，盗汗自汗，证属气阴两虚者，可以太子参易生黄芪，并加糯稻根、浮小麦。

3.风湿痹阻证　症见：关节疼痛走窜无定，肢体酸楚沉重，关节僵硬，天阴雨加重；痛处游走不定，恶风，畏寒、得温则减，腰背重着。相关舌脉：舌质暗，苔白腻，脉沉紧。治法：祛风除湿，通络止痛。蠲痹汤加减。

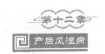

常用药：羌活、独活、防风、秦艽、桑枝、老鹳草祛风除湿，蠲痹止痛；桑寄生、鹿衔草、石楠藤既可祛风湿，又可补肝肾、强筋骨；片姜黄、川芎行血散瘀止痛；炙桂枝、炒白芍调和营卫；生黄芪、当归、鸡血藤益气养血；炙甘草调和诸药。

临证加减：疼痛呈游走性，怕风明显，证属行痹者，加寻骨风、海风藤等祛风除湿。关节冷痛，痛感明显，遇寒加重，属痛痹者，加白芥子、麻黄、附子、细辛等温散寒湿。关节红肿热痛，属热痹者，加黄柏、土茯苓、豨莶草、萆薢、络石藤、忍冬藤清热利湿宣痹。关节肿胀，肢体沉重酸楚，属着痹者，加木瓜、薏苡仁、防己、晚蚕沙、路路通利湿通络。此外，凡关节疼痛顽固，他药无效者，无论寒热，皆可加入延胡索、乌梢蛇、青风藤加强通络痛。

4.肝肾下虚证　症见：骨节隐痛，腰膝酸软，足跟痛，手足心热，头晕耳鸣，脱发健忘；腰痛绵绵，乏力疲劳，口干，目睛干涩，口疮，咽痛，盗汗，经期腰腹酸困，月经量少。相关舌脉：舌质偏红，苔薄或少苔，脉沉细。治法：补益肝肾。独活寄生汤加减。常用药：熟地、续断、怀牛膝、鹿衔草、桑寄生补益肝肾；独活、秦艽、防风祛风胜湿；当归、鸡血藤、炙桂枝、炒白芍养血和营通络；生黄芪、炙甘草益气健脾。

临证加减：腰酸腰痛明显者，加杜仲、狗脊等补肾强腰。骨节疼痛，腿软乏力者，加千年健、骨碎补、石楠藤补虚通络。烘热汗出，口舌干燥，证属阴虚火旺者，加百合、知母、黄柏、功劳叶、生地滋阴降火。手足清冷，畏寒喜暖，证属阳虚者，加制附片、肉桂、巴戟天、仙灵脾、鹿角片等温补命门之火。

【治疗绝技】

产后气血大亏，筋肉筋骨失于濡养温煦，不荣则痛，这是产后风湿发病的根本病机。因亡血失精，正气短时间内无法恢复，以致外邪乘虚侵入，留滞骨节，痹阻经络。此时虽可见到关节疼痛僵硬、肌肉酸楚等邪实表现，却不可以实证论治。产后正气亏虚，邪气初犯肌表，未及脏腑，只需使气血充盈，鼓舞正气，则邪去正安，痹痛自除。若妄投风药，恐进一步耗伤气血，导致病情加剧。遣方用药上多以扶正补虚药为主，稍佐宣络通痹之品。周老常以黄芪桂枝五物汤、玉屏风散、独活寄生汤为基本方加减，旨在补益气血，培补先后天之本。方中补虚重用生黄芪、当归、熟地、鸡血藤、杜仲、党参、白术、炙甘草等药；宣络通痹亦多选用祛风湿强筋骨类药物，而非单纯攻邪之品，如桑寄生、鹿衔草、石楠藤、续断、千年健等。周老临床辨治本病讲求"圆机活法"，通常情况下，处方中扶正补虚药在药味及药量上均明显多于祛邪药，但若患者风寒湿痹程度较重，症状明显者，周老常以蠲痹汤加减治疗，药用羌活、独活、秦艽、桑枝、防风、鹿衔草、石楠藤、川芎、片姜黄等祛风胜湿，宣痹通络，在此基础上，再配伍生黄芪、当归等补益气血之品以扶助正气祛邪外出，做到"勿拘于产后，亦勿忘于产后"。

孟河医家费伯雄曾言："平淡之极，乃为神奇。"周老治疗产后风湿用药平和，却疗效显著。其遣方用药大都以炙桂枝、炒白芍二味起首，两者相配，可调和营卫阴阳。周老治疗产后风湿主张调和营卫为先，而非一味使用大剂量补药。俾营卫调和，再进他法则事半功倍。若一味补益，但营卫不和，汗出而泄，则所治徒劳，反致壅滞。方中皆用炙桂枝而不用生桂枝，因生桂枝辛散之力更强，偏于走表发汗，有亡血伤津之弊；而蜜炙后偏于甘温，有温养血脉之利，看似寻常，实则蕴含深意。对于产后虚体、兼有风湿者，周老擅用桑寄生、鹿衔草、石楠藤、功劳叶、千年健、狗脊、防风、秦艽等药祛风湿、除痹痛，其中桑寄生、鹿衔草、石楠藤、功劳叶、千年健、狗脊皆可强筋健骨，其除痹止痛功效虽不及独活、威灵仙、川乌、草乌、青风藤等其他祛风湿药，却有补益肝肾的作用；而防风、秦艽为风药中之润剂，性味平和，润而不燥，无论寒证、热证均可使用。对于产后风湿手足肢冷、阳虚明显者，周老多用仙灵脾、巴戟天、续断、杜仲、鹿角片、补骨脂等温润之品，配以熟地、当归等滋阴养血药，阴中求阳，温而不燥。总而言之，周老认为产后虚不受补，故不可峻投大剂补益药，而当先调营卫、运中焦，再徐徐进补，则补而不滞，用药宜轻灵平和，则无迟重之虞。此外，女子以血为本，产后大量失血，故用药忌用辛温燥烈之品，以防耗伤气血，而当以温润之剂平补，功在缓图。

产后恶露不尽，留滞胞宫，离经之血，方为瘀血；或产后情志抑郁，肝气不舒，气滞血瘀；或产后气虚，无力推动血液运行，气虚血瘀，皆可见血瘀证。瘀血既可以作为病理产物，又可以作为病理因素影响人体。瘀血内停，则新血不生；瘀血痹阻经络，不通则痛，故产后风湿的治疗当重视活血化瘀。而在活血化瘀药的使用上，周老喜用片姜黄、川芎、当归、鸡血藤、鬼箭羽、益母草。这些药往往在活血化瘀之外还有别的作用，可一药多用。

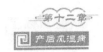

如片姜黄、川芎均既入血分，又入气分，故可行气活血、化瘀止痛，与黄芪、熟地等补益药相配，又可散气血之壅滞，防止滋腻；当归、鸡血藤活血养血，化瘀生新，温通止痛；鬼箭羽、益母草均可调经活血，适合产妇恶露难下者。

【验案赏析】

张某某，女，38 岁，2010 年 3 月 17 日初诊。产后失眠经月不愈，左侧尾骶、臀部怕冷，腰冷膝痛，渐至周身怕冷畏风，关节僵硬不舒，刺痛，健忘，心情不宁，时有惊惕肉瞤，易汗，便意急迫，时偏稀，经潮 2～3 日净，量少不多。舌暗红，苔薄黄腻，脉细。病机：表卫不固，风湿痹阻，肝肾下虚，心神失养。处方：炙桂枝 9 g、炒白芍 10 g、炙甘草 3 g、煅龙骨 20 g、煅牡蛎 25 g、生黄芪 15 g、炒白术 10 g、防风 6 g、怀山药 10 g、仙灵脾 10 g、当归 10 g、鸡血藤 15 g、鹿角片 10 g、山萸肉 10 g、菟丝子 10 g、石楠藤 20 g。

二诊：2010 年 4 月 7 日。身楚多汗减轻，仍然怕冷，汗出恶风，右胁肋间有隐痛，尿急量少不多，纳食可，夜寐安，二便调。舌偏红，苔薄黄，脉细。守法观察，处方：炙桂枝 9 g、炒白芍 10 g、炙甘草 3 g、煅龙骨 20 g、煅牡蛎 25 g、生黄芪 15 g、炒白术 10 g、防风 6 g、怀山药 15 g、仙灵脾 10 g、当归 10 g、鸡血藤 15 g、山萸肉 10 g、菟丝子 10 g、石楠藤 20 g、鹿衔草 15 g、熟地 10 g、巴戟天 10 g。

三诊：2010 年 5 月 5 日。近来怕冷减轻，睡眠时好时坏，汗出畏风，臀部疼痛减轻，纳食可，二便调，夜寐安。舌偏红，苔薄黄，脉细。2010 年 4 月 7 日方加片姜黄 10 g、夜交藤 20 g、穿山龙 15 g、浮小麦 30 g。嗣后坚持中药调治，病情逐渐缓解。

【按语】

分析本案患者诸多症状，周身怕冷、恶风，易汗，为气虚表卫不固之象；尾骶、臀部怕冷以及关节僵硬不舒、刺痛，皆为风湿痹阻的表现；腰膝冷痛，健忘，为肝肾下虚之征。至于产后失眠，心情不宁，时有惊惕肉瞤，此皆产后气血亏虚、心神失养所致。故拟玉屏风散合桂枝甘草龙骨牡蛎汤加减。方中炙桂枝温补心阳，配以煅龙骨、煅牡蛎重镇安神，以潜敛浮越之心神，炙甘草培补中焦，调和诸药，与炙桂枝相配可辛甘化阳，与炒白芍相配则酸甘化阴，阴平阳秘，则失眠、汗出皆可平矣。生黄芪、炒白术、怀山药、防风合用，外可益气固表，内可健脾祛湿，治疗气虚自汗、便溏效如桴鼓，又配以煅龙牡、山萸肉等收涩之品，则敛汗固表之力更强。当归、鸡血藤养血活血，温通血脉。石楠藤祛风除湿，兼补肝肾。鹿角片、仙灵脾、山萸肉、菟丝子共用，温补肝肾，润而不燥。三诊加入夜交藤、浮小麦，一药多用，构思精巧，夜交藤养心安神，又可祛风通络；浮小麦补心除烦，兼敛汗清热。全方旨在温补肝肾气血，调摄阴阳，用药平和却不失精妙。

参考文献

[1] 邓彦之. 国医大师周仲瑛教授治疗产后风湿病案的回顾性研究及临证经验探讨 [D]. 南京：南京中医药大学，2019.

第十三章 成人斯蒂尔病

【学术思想】

胡教授认为斯蒂尔病的基本病机为正气不足、邪气痹阻，将该病分为进展期与缓解期，强调辨病与辨证相结合，分期制宜。治疗上擅长在辨证论治的基础上加用现代药理学研究证实的具有类激素作用及能减轻激素不良反应的中药。

【诊断思路】

胡教授结合疾病发病过程及具体临床表现，认为该病是由人体正气不足，复感风湿热邪、时疫毒邪，邪气潜伏于体内日久化热、生痰、成瘀、日久耗气伤阴，在劳累、七情内伤、饮食失调或感受外邪后，引动伏邪，邪气痹阻经络、肌肉、骨节，热毒充斥卫、气、营、血而发病。所谓"邪之所凑，其气必虚"，风湿热毒之邪侵袭，潜伏体内，日久耗气伤阴，从阳而热化，传变迅速，形成热入卫、气、营、血之象。初起风热之邪侵袭，正邪交争于卫表，则形成一派卫分证的表现。若初起即感湿热毒邪，邪气壅盛，痹阻于经络、肌肉、骨节，形成湿热蕴结之证，则见发热、日晡热甚，口苦，纳呆等症状。邪气入里，痹阻于少阳、交于半表半里之间，则形成热郁少阳之证，故见寒热往来、汗出热减、心烦、干呕、脉弦等。若治疗不当或邪气亢盛，进一步内传，导致气营两燔之证，则见高热持续不退、烦躁不安、口渴、咽痛甚、皮疹色红等症状。邪气潜伏日久化热，热伤阴津，而成阴虚内热、余邪未尽之证；而后阴液耗伤日益加剧，血脉瘀滞，易致阴虚血瘀之证，故常出现热势已减而仍有低热不退、五心烦热、皮疹不消、结节不散等症状；病邪日久，耗损甚剧，最终易致气血两伤，故见低热绵绵、头晕眼花、身倦乏力之象。

胡教授认为疾病进展期邪气盛，当以祛邪为主。初起邪犯肺卫，治当宣肺解表，使邪从卫表而解；若正邪斗争剧烈，交争于半表半里之间，形成热郁少阳之证，则当和解少阳、透泄热邪；甚或形成湿热蕴结之象，当清热解毒、利湿通络。继而正不敌邪或治疗不当，邪气直入气、营，导致气营两燔之象，则当清热解毒、透泄热邪。缓解期发热不著，正邪交争不剧，正气虚，邪气尚存，当以扶正为则或扶正兼祛邪。缓解期以阴虚内热、余邪未尽证，阴虚血瘀证和气血两虚证多见，故治以养阴清热、活血化瘀和甘温除热为法。

【治疗方法】

胡教授论成人斯蒂尔病的辨证分型中进展期有4型。①邪犯肺卫证：以发热，微恶风寒，口干微渴，咽红肿痛，舌边尖红，苔薄白或薄黄，脉浮数为主要表现。治以宣肺解表，方用银翘散加减。若关节疼痛较剧，加忍冬藤、威灵仙、豨莶草祛风除湿、通络止痛。②热郁少阳证：以寒热往来，汗出热减，咽干或咽痛，心烦易怒，舌质红，苔薄白或薄黄，脉弦为主要表现。治以和解少阳，方用小柴胡汤加减。怕风怕冷明显者，酌加生黄芪、羌活以益气固表散寒；关节红肿热痛明显酌加忍冬藤、蒲公英清热解毒。③湿热蕴结证：以全身困乏，发热、日晡热甚，口苦，纳呆或恶心，下肢沉重酸胀疼痛，舌质红，苔黄腻，脉象滑数为主要表现。治以清热解毒、除湿通络，方用三仁汤合宣痹汤加减。关节明显红肿热痛，甚或浑身壮热，须酌增清热解毒药如金银花、蒲公英、板蓝根、苦参等。④邪炽气营证：以高热持续不退，烦躁不安，汗出，口干渴，咽痛甚，关节肌肉疼痛较剧，多发红色皮疹，小便黄赤，大便干结，舌质红或绛，苔黄燥少津，脉洪数为主要表现。治以清热解毒、凉血泻火，方用清瘟败毒饮加减。关节痛甚者加徐长卿，口渴甚剧者加天花粉、麦冬、石斛。

缓解期有3型。①阴虚内热、余邪未尽证。以低热、昼轻夜重，或午

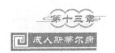
后潮热，五心烦热，面色潮红，盗汗，筋骨痿软，关节隐痛，口干咽燥，心烦失眠，舌红苔薄白或薄黄而干，脉细数为主要表现，治以养阴清热，方用青蒿鳖甲汤加减。②阴虚血瘀证：以热势减缓但反复低热不退，手足心热，盗汗，两颧潮红，乏力，皮疹隐隐未净，关节酸痛而胀，口干，舌质嫩红或兼瘀斑，苔薄白或薄黄而干，脉细微数为主要表现。治以养阴清热、活血化瘀，方用增液汤合血府逐瘀汤加减。③气血两虚证：以劳累后发热或热势加剧，自汗，易感冒，头晕眼花，身倦乏力，气短懒言，面色少华，唇甲色淡，舌质淡，苔薄白，脉细弱为主要表现。治以甘温除热，方用补中益气汤加味。

【治疗绝技】

以往医家通常将该病分为风热犯肺证、气营两燔证、湿热内蕴证和阴虚血瘀证。胡教授考虑到少数患者有寒热往来症状，故创立热郁少阳证；又根据患者缓解期每一阶段临床表现，将缓解期划分为三个阶段，即阴虚内热、余邪未尽证，阴虚血瘀证和气血两虚证。李东垣在《内外伤辨·饮食劳倦论》中说："《内经》曰'劳者温之''损者温之'（原文为损者益之），盖温能除大热。"胡教授将李东垣所创"甘温除热法"运用于成人斯蒂尔病后期元气耗损所致气血两虚证，疗效显著。

胡教授提出在辨证与辨病相结合的基础上加用现代药理学研究证实的具有类激素样作用及能减轻激素不良反应的中药。他在长期临床实践中总结出了独具特色的针对成人斯蒂尔病的经验药对：第一，发挥类激素样作用。免疫抑制：如穿山龙与萆薢。退热：如穿山龙与知母、巴戟天与知母等。第二，帮助撤减激素，减少激素的撤减反应，如秦艽与知母。

【验案赏析】

患者，女，42岁，2014年7月27日初诊。主诉：间断发热伴皮疹、咽痛、关节疼痛2年余。间断服用激素及免疫抑制剂治疗，症状反复。20天前外感风寒后诸证加重，自行将甲泼尼龙加量至20 mg，每天2次，症状控制欠佳。刻下症：反复低热，乏力，左踝关节轻度肿胀，双下肢关节肌肉酸痛，双上臂少量皮疹，心烦，纳寐可，二便调。舌暗红，苔白腻花剥，脉细弱。中医诊断为痹证，辨为阴虚内热、余热未尽之证。治以益气养阴，清热利湿。方用青蒿鳖甲汤加减，处方：青蒿 20 g，生地 20 g，地骨皮 20 g，白薇 20 g，知母 10 g，生甘草 6 g，半枝莲 15 g，丹皮 12 g，生黄芪 20 g，积雪草 30 g，肿节风 15 g，当归 10 g，葛根 30 g，佛手 12 g，百合 20 g，淡竹叶 10 g，栀子 10 g，淡豆豉 10 g。7 剂，水煎服，每天 1 剂。

二诊：2014 年 8 月 3 日。左踝关节肿胀消失，无发热。乏力，舌暗红，苔白腻花剥，脉细弱。守一诊方，减肿节风、淡豆豉，加党参 15 g，7 剂。

三诊：2014 年 8 月 10 日。疼痛缓解，皮疹渐消，轻度乏力，心烦，糖皮质激素量未减，故继续来诊。舌暗红，苔白腻花剥，脉细弱。上方加白豆蔻 10 g、佩兰 10 g、淡豆豉 10 g，14 剂。

四诊：2014 年 8 月 24 日。乏力减轻，皮疹已消，口微渴。甲泼尼龙片减至 12 mg，每天 1 次。舌暗红，苔薄白微腻，脉细弱。上方去知母、生甘草、半枝莲、丹皮，加玉竹 10 g、麦冬 10 g，14 剂。

五诊：2014 年 9 月 9 日。诸症缓解。现服用甲泼尼龙片 6 mg，每天 1 次。舌淡红，苔薄白腻，脉细弱。上方加太子参 10 g，14 剂。守方加减变化 28 剂，停服甲泼尼龙，随访半年，未复发。

【按语】

本案例以青蒿鳖甲汤为基础方治以养阴透热、凉血解毒。加用半枝莲、肿节风、积雪草、白薇配伍使用，共奏清热解毒、活血散瘀、消肿止痛之功。又以生黄芪益气扶正，当归补血活血，两药合用使正气复而驱邪外出；淡豆豉、栀子、百合三药配伍，共奏除烦安神兼养阴清热之功。后患者来诊，关节肿胀消失则减肿节风；发热及关节肿痛缓解则去知母、生甘草、半枝莲、丹皮；舌苔腻则加白豆蔻、佩兰以化湿；乏力则加党参、太子参补气生津；口渴则加玉竹、麦冬养阴生津。

参考文献

[1] 曾真，王义军. 胡荫奇中医辨证治疗成人斯蒂尔病经验 [J]. 环球中医药，2015，8（8）：981-983.

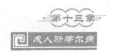

刘健教授运用经方治疗成人斯蒂尔病经验

【学术思想】

刘教授根据多年临床诊疗实践及文献古籍记载，认为素体禀赋不足、阴血亏虚为发病的内因，而湿热、痰瘀是其病理关键，引起疾病迁延不愈，反复发作。

【诊断思路】

刘教授认为成人斯蒂尔病的病因病机有以下三点：①禀赋不足，阴血亏虚是发病基础。中医学认为，外感风湿热邪或感受风寒湿邪后从热而化，或感受时行疫毒、暑湿之邪，致卫表不和，渐及经络、关节、脏腑而致本病。刘健教授在临床诊疗过程中观察到，成人斯蒂尔病患者起病虽然常有感受风寒湿热毒邪气病史，还有先天禀赋不足、阴血亏虚的特点。②湿热伏邪、痰瘀痹阻是病理关键。禀赋不足、阴血亏虚是成人斯蒂尔病的发病基础，可引起气血津液代谢失调、脏腑功能异常等病理变化，产生痰湿瘀血等病理产物，所以湿热伏邪、痰瘀痹阻是本病病理关键。③正虚邪实、湿热痰瘀互结是复发根源。

【治疗方法】

刘健教授将成人斯蒂尔病的中医治疗辨证分为4型。

1.阴虚内热证　症状：全身关节肌肉疼痛，灼热红肿，甚则屈伸不利，筋肉挛缩，皮疹隐隐，时有低热，午后潮热，心悸，烦躁易怒，两颧潮红，口干渴饮，大便干，小便短赤。舌质红，少苔或剥苔，脉细数。

2.湿热痹阻证　症状：高热起伏，四肢沉重酸胀，关节疼痛，灼热红肿，皮疹隐隐，肌肉酸痛，纳呆食少，口臭，渴不多饮，小便热赤，大便或坚或溏，舌红苔黄腻，脉滑数。多见于以关节炎为突出表现者。

3.痰热瘀结证　症状：手足可见大量瘀斑，色暗红。关节红肿疼痛，痛如针刺，肌肉灼热，小便短赤，高热，烦躁不安，口干，但欲漱不欲咽。舌红苔少或苔薄，舌有瘀斑，舌下络脉粗努，脉弦细数。

4.气阴两虚证　症状：疾病后期，症见关节红肿疼痛不适，皮疹隐隐，口唇干燥，声音嘶哑，双目干痒，鼻干不适，面色无华，少气乏力。舌淡红，苔少质干，脉细数。

【治疗绝技】

1.阴虚内热证　治法：养阴清热，通络凉血。方药：青蒿鳖甲汤（《温病条辨》）加减。常用药物：青蒿、炙鳖甲、知母、生地、牡丹皮、玄参、麦冬、地骨皮、豨莶草、生甘草等。炙鳖甲直入阴分，滋阴退热，入络搜邪；青蒿清通络；生地滋阴润燥；牡丹皮泻血中伏火，活血化瘀；知母滋阴降火。加减：关节灼热，盗汗明显者，加黄柏、知母、地骨皮、银柴胡养阴清热；心烦不寐者，加酸枣仁、夜交藤；斑疹明显者，加紫草、玄参、茜草凉血止血。

2.湿热痹阻证　治法：清热利湿解毒，祛风通络。方药：白虎加桂枝汤合宣痹汤（《温病条辨》）加减。常用药物：知母、生石膏、黄柏、桂枝、防己、薏苡仁、泽泻、蒲公英、白花蛇舌草、玄参、牡丹皮、生地、赤芍、甘草等。知母、生石膏、黄柏清热；桂枝疏风解肌通络；防己、薏苡仁、泽泻清利湿热，通络宣痹。加减：皮肤有红斑者，加牡丹皮、赤芍、生地清热凉血，活血化瘀；发热、咽痛者，加荆芥、薄荷、桔梗疏风清热、解毒利咽；热盛伤阴证见口渴心烦者，加玄参、麦冬、生地清热滋阴生津。

3.痰热瘀结证　治法：清热化痰，活血化瘀通络。方药：双合汤（《回春》）加减。常用药物：桃仁、红花、当归、川芎、白芍、茯苓、半夏、陈皮、竹沥、延胡索、鸡血藤、甘草等。桃仁、红花、当归、川芎、白芍活血化瘀，通络止痛；茯苓、半夏、陈皮健脾化痰；竹沥清热化痰；延胡索、鸡血藤活血化瘀止痛。加减：瘀血明显，关节疼痛、肿大、僵直、畸形，活动不利者，加丹参、姜黄；痰瘀交结，疼痛不已者，加全蝎、地龙、僵蚕搜剔络道。

4.气阴两虚证　治法：益气养阴。方药：知柏地黄丸（《小儿药证直诀》）加减。常用药物：知母、黄柏、熟地、山药、山茱萸、茯苓、银柴胡、

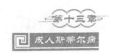

青蒿、地骨皮、白术、甘草等。知母、黄柏滋阴清热；熟地、山茱萸填精血补肝肾；山药健脾益气；泽泻利湿泄肾浊；茯苓淡渗脾湿，并助山药之健运，与泽泻共泄肾浊；牡丹皮清泄虚热。加减：症见低热持续不退者，加银柴胡、鳖甲、青蒿、胡黄连、地骨皮等清退虚热；气血亏虚尤甚者，加鸡血藤养血通络，白术、甘草健脾益气；胃脘不适，饮食欠佳者，加炒麦芽、炒谷芽、焦山楂、鸡内金等和胃消食之品。

【验案赏析】

患者，男，29岁，2013年6月30日初诊。主诉：反复发热、皮疹、关节痛18年，再发加重2周。患者在1995年无明确诱因出现反复发热，体温最高达40℃，发热时伴有咽痛、全身多发淡红色风疹、右腕及双膝关节疼痛，至安徽省某医院就诊，诊断考虑为变异性败血症，予以布洛芬缓释胶囊口服，反复发热近2个月体温逐渐正常。2010年6月上症再次发作，仍以发热、全身多发淡红色风疹、关节痛为主要表现，累及双膝关节红肿疼痛，至安徽省某医院诊断为成人斯蒂尔病，予甲泼尼龙40 mg/d口服，联合环磷酰胺0.4 g静脉滴注，每月2次冲击治疗，甲氨蝶呤每周10 mg、硫唑嘌呤50 mg/d口服。治疗3个月余，症状逐渐缓解，患者自行停药。2012年上述症状再次发作，患者口服泼尼松20 mg/d，症状缓解后停药。近2周来，患者再次出现发热、散在红色皮疹、关节疼痛，自服泼尼松10 mg/d，服用1周，效果不佳，遂来诊，舌质红，苔黄腻，脉细数。实验室检查：白细胞27.57×10^9/L，红细胞3.93×10^{12}/L，ESR 98 mm/h，RF 19.5 U/mL，hs-CRP 269.04 mg/L，血清铁蛋白3506.46 ng/mL。西医诊断：成人斯蒂尔病。中医诊断：痹证（湿热痹阻证）。治法滋阴清热解毒，健脾化湿通络。处方：蒲公英10 g，白花蛇舌草15 g，紫花地丁10 g，薏苡仁15 g，茯苓10 g，陈皮6 g，丹参10 g，泽泻10 g，知母10 g，黄柏6 g，生地10 g，青蒿10 g，地骨皮10 g，垂盆草15 g，豨莶草10 g，炒麦芽15 g，甘草3 g。7剂，水煎服，每日1剂，早晚分服。同时口服泼尼松10 mg/d。

二诊：2013年7月7日。患者诉诸症皆减，腕关节时有不适，活动不利，偶感心慌，乏力，拟上方去知母、黄柏，加黄芪15 g、桂枝10 g、鸡血藤15 g，同时口服泼尼松，剂量不减。

三诊：2013年7月21日。患者诉皮疹明显减退，关节疼痛减轻，精神明显改善，诉夜寐差，烦躁不安，拟上方加酸枣仁 30 g、远志 30 g、夜交藤 15 g，泼尼松剂量同前。随证辨治 5 周后，患者发热、皮疹及关节痛症状明显消退。近 2 年来，患者坚持服用中药治疗，泼尼松已减至 6 mg/d，现已无特殊不适，病情稳定。

【按语】

本例患者为青年男性，发病急骤，初诊时见反复高热、皮疹不退及关节疼痛，舌质红，苔黄腻，脉细数，口服大量激素病情控制不佳。刘教授详细询问病史，结合脉象，四诊合参，考虑为湿热痹阻证。患者多为感受湿热毒之邪，蕴结筋骨肌肉关节所致。热为阳邪，热盛则见发热、红肿热痛、舌红之象；湿为阴邪，重着黏腻，湿盛则周身困重，湿邪留滞经络关节则感重着湿热毒邪交阻于经络、关节、肌肉等处，故关节肌肉局部红肿灼热，或变生结节，或见身肿湿邪重浊下行则易见足肿气血阻滞不通，故关节疼痛；气血瘀滞则斑疹显现；舌红、苔黄腻、脉细数均为湿热之象。刘教授认为，治疗应当抓住本病基本病机，以滋阴清热解毒为主，又佐以健脾利湿、活血化瘀之品宣痹通络。治疗常用苦寒之蒲公英、白花蛇舌草、紫花地丁行清热解毒凉血之功。知母性辛苦寒，下则润肾燥而滋阴，上则清肺金泻火，乃二经气分药也，为养阴清热之良药。青蒿解湿热，退虚热，其味苦而不伤阳，寒而不碍湿，气芳香而化浊，质轻清而透邪，具有清热除湿之功。薏苡仁、茯苓、泽泻清利湿热。豨莶草通络除痹止痛。丹参活血化瘀。垂盆草保肝降酶，缓解肝功能损伤，以防长期服用非甾体类抗炎药或慢作用抗风湿药引起肝功能损伤。因长期服用糖皮质激素或苦寒之剂，胃肠道多有不适，酌加陈皮、炒麦芽、甘草健脾和胃。热毒炽盛者，可加生大黄、生石膏清热解毒泻火。

参考文献

[1] 周巧，刘健，宋倩，等 . 刘健教授治疗成人斯蒂尔病经验 [J]. 风湿病与关节炎，2015，4（12）：40-42.
[2] 郭锦晨，刘健，汪元 . 刘健运用清热利湿法治疗成人 still 病的经验 [J]. 中国临床保健杂志，2015，18（6）：652-654.

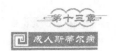

卢芳教授运用化斑汤治疗成人斯蒂尔病经验

【经典名方】

化斑汤（出自《温病条辨》）

组成：石膏30g，知母12g，生甘草9g，元参9g，犀角6g，白粳米1合。

用法：水八杯，煮取三杯，日三服。滓再煮一盅，夜一服。

原文：太阴温病，不可发汗，发汗而汗不出，反发斑疹者，化斑汤主之。

【学术思想】

卢教授认为治疗成人斯蒂尔病必须抓住热毒这一关键病因，以清利热毒为主，辅以燥湿、祛瘀、调和阴阳等方法对症治疗，临证之时应注意整体观念，抓住主症，辨证施治，灵活选方用药。

【诊断思路】

卢教授认为成人斯蒂尔病多发于青壮年群体，患者机体正值盛壮，素体阳盛，脏腑积热蕴毒，感邪而发，正邪交争激烈，阳气浮于肌表则出现高热、斑疹，热毒上蒸咽喉则咽痛，攻于关节留滞筋脉则四肢关节肿痛，蕴于脏腑则扰心神、烦渴，甚则神昏惊厥。而成人斯蒂尔病发病日久，热毒煎灼营阴，炼液为痰，灼伤脉络，又会产生痰浊、瘀血这样的病理产物，痰瘀又可与热毒胶着，导致成人斯蒂尔病程延长，症状变化多端，缠绵难愈。

【治疗方法】

卢教授经过多年的临床总结发现以化斑汤为基础方治疗成人斯蒂尔病有明显的疗效。化斑汤出自《温病条辨》"太阴温病，不可发汗……发斑者，化斑汤主之"。查阅文献发现，化斑汤治疗黄褐斑、玫瑰糠疹等皮肤病变较为常见，少数文献认为化斑汤能够清气分实热，对阳明热盛之证引起的斑疹亦有佳效，故在此研究基础上发现化斑汤对过敏性紫癜和系统性红斑狼疮引起的皮损效果显著。成人斯蒂尔病患者往往发病猛烈，体温在短时间内迅速升高，伴随皮疹随热而出，热退皮疹减轻或消失，符合化斑汤之证。卢教授结合中医理论及疾病发病特点创新选方用药，认为化斑汤不仅可以治疗皮肤病，也可运用于成人斯蒂尔病等发热性疾病。该方由生石膏、知母、生甘草、玄参、水牛角、白粳米组成，由此可知化斑汤是由白虎汤加玄参、甘草化裁而来，取白虎汤清气分热盛之意。生石膏辛甘大寒，入肺、胃、三焦经，寒能清热，辛能发汗，甘能调和，专治热病发斑；知母苦寒质润，清热同时又能养阴，助生石膏清泻火热而救已伤之津液，对热扰心神引起的烦躁不安亦有佳效。叶天士《温热论》曾言："入营犹可透热转气……入血就恐耗血动血，直须凉血散血。"现犀牛角多用水牛角代替，而运用玄参、水牛角清热解毒凉血之功，又防热病伤阴劫液，治疗成人斯蒂尔病高热入营血发斑之证正是直达病所。《景岳全书》中记载玄参不仅入肾经能治无根浮越之火，更能入肺经，散周身热痛，清咽喉痹毒；水牛角味咸性寒，清热凉血效果尤甚；生甘草、白粳米善和脾胃，调和金石重坠之性，防药性大寒伤中。诸药配伍，共奏清利热毒、凉血消斑之功。

【治疗绝技】

卢教授认为临床须灵活选方用药，源于经典却又不拘泥于经典，因人制宜，因病制宜，在经典的基础上调整用药使方药更加切合疾病变证。成人斯蒂尔病患者临床表现个体差异较大，侧重点也各不相同。如患者主要表现为高热烦渴、舌尖红赤则加莲子心、淡竹叶清泻心火；四肢关节红肿疼痛、屈伸不利可加用苍术、黄柏、川牛膝、生薏苡仁，取四妙散之意；若伴咽喉疼痛可配伍马勃、木蝴蝶；若斑疹大片分布可酌情加大青叶、板蓝根、白花蛇舌草，患者高热且热势不退可重用石膏、水牛角，必要之时加用羚羊角以凉血退热。必须注意的是，脾胃乃人体后天之本，脾属土，为万物之母。脾胃强则能食而不伤，过食而不饥，脾胃之气旺盛则能令五脏和，故方中须投麦芽、鸡内金、神曲等健脾之品。

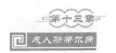

【验案赏析】

患者,女,35岁,反复发热伴皮疹发作7年余。患者2012年因反复发热(体温39～40℃)、全身皮疹入当地医院,行常规退热治疗病情无改善,后发高热伴急性肝脏衰竭,行激素冲击治疗,症状缓解后出院。同年于北京确诊为成人斯蒂尔病,并长期口服激素维持治疗,最高达每日40 mg,每次撤减激素至20 mg病情即反复发作,出现高热、周身皮疹,先后于多家医院住院治疗乏效。后经人介绍来诊。现激素醋酸泼尼松片减至15 mg/d,夜间发热明显,温度在38.6～40℃,伴全身深红色皮疹随热而出,瘙痒难耐,需口服尼美舒利分散片0.1 g方可退热,咽痛、口干口渴,食欲不佳,入睡困难,大便干结不下、3～4日一行,小便黄,舌质红绛、苔黄厚腻,脉滑数。白细胞计数16.0×10⁹/L,血清铁蛋白1141.0 ng/mL。中医诊断:热痹。处方用药以化斑汤加减:生石膏50 g,知母20 g,生甘草10 g,玄参10 g,水牛角40 g,白粳米20 g,芦根10 g,牡丹皮10 g,大青叶10 g,酒大黄10 g,决明子30 g,鸡内金10 g,神曲10 g。3剂,水煎服,每日1剂,分早晚饭后温服。

二诊:热势减轻,不服退热药的情况下温度可降至38℃以下,皮疹面积明显消退,咽痛、口渴症状均有缓解。白细胞计数12.5×10⁹/L。加羚羊角1 g,滑石40 g,3剂,水煎服。

三诊:高热症状好转,虽偶有低热,但可自行消退,皮疹几乎消失。病情基本稳定,连续口服3个月汤药后,激素已全部撤减完毕,白细胞计数8.9×10⁹/L,血清铁蛋白95.0 ng/mL。转为水丸每次3 g,日3次,口服,继续巩固治疗。随诊半年,现病情无发作,已恢复正常生活。

【按语】

此患者患病7年间持续口服激素,前来就诊时已经出现满月脸、水牛背、皮肤紫纹的表现,血清学检测同样显示脂质代谢紊乱。患者尚年轻,若继续口服如此剂量激素则无法保证后续几十年的生活质量。患者就诊的主症辨为热毒炽盛,遂以化斑汤为主方对症治疗。患者有便秘现象,卢教授认为热毒炽盛耗伤津液则大便必难,可采用通腑泄热之法采用苦寒泄下之药以通利大便,泻下热结,使邪热从下而去,并加用鸡内金、神曲运脾健胃,振奋胃气。二诊时患者热势虽退,但每日体温仍有超38℃之时,遂加滑石、羚羊角，羚羊角功效较水牛角更甚，加强化斑汤清热凉血之力。服药 3 个月后患者病情稳定，改为疗效缓和的水丸巩固治疗。

参考文献

[1] 朴勇洙，任慧，李倜，等 . 国医大师卢芳运用化斑汤治疗成人斯蒂尔病 [J]. 吉林中医药，2021，41（5）：591–593.

范永升教授运用经方治疗成人斯蒂尔病经验

【学术思想】

范教授认为，本病的发病与感受风热、时行疫毒、湿热毒邪等邪气有关。风热之邪，熏蒸清道，则出现咽喉或瘰疬肿痛；时行疫毒，极易出现热毒炽盛，流连气分，则见高热、汗出；风湿热毒，痹阻关节经络，引起关节灼热肿痛，甚或屈伸不利；热毒深入营血，可出现斑疹隐隐等症状。本病的基本病机为风湿热毒，痹阻气血。初期以邪实为主，多为风、湿、热、毒；后期伤及正气，出现阴虚内热、气阴亏虚之证候，久病出现瘀血阻络之征象。

【诊断思路】

本病初期邪犯肺卫，应疏风清热、解肌透邪；进展期湿热毒蕴，应清热祛湿、解毒通络；甚或邪入气营，当清营凉血、透热转气；恢复期当养阴清热、散瘀通络。本病演变符合温病卫气营血传变规律，故治疗以清热解毒治法贯穿始终，同时应注意热毒易伤津液，须时时顾护津液。

【治疗方法】

范教授认为，本病治疗可参照温病卫气营血和三焦辨证治疗。临床常见

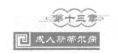

以下证型。

1. **风热犯卫证** 见于疾病的初期。发热恶风或伴恶寒，汗出，头痛，四肢关节肌肉酸痛，咽痛，口干微渴，舌边尖红，苔薄白或薄黄，脉浮数。治法：疏风清热、解肌透邪。方药：柴葛解肌汤合银翘散加减：柴胡12g，葛根15g，黄芩12g，羌活12g，川芎12g，银花15g，连翘15g，板蓝根30g，淡竹叶12g，薄荷（后下）6g，牛蒡子9g，荆芥9g，芦根30g，桔梗6g，生甘草9g。加减：关节疼痛较剧，加忍冬藤、威灵仙、豨莶草祛风湿清热；咽痛甚加玄参、胖大海解毒利咽；瘰疬肿痛加夏枯草、玄参、浙贝清热化痰；口干甚加北沙参、麦冬养阴生津；皮疹隐隐加生地、丹皮、赤芍清热凉血。

2. **邪入气营证** 多见于疾病活动期。高热起伏，汗出，不恶寒，口渴喜冷饮，烦躁不安，肢体红斑皮疹随热而出，瘰疬肿痛，关节疼痛较剧，尿黄，便干，舌红苔黄燥或红绛少苔，脉滑数或洪数。治法：清热泻火、清营凉血。方药：柴胡桂枝石膏知母汤（范永升教授经验方）合犀角地黄汤加减：柴胡12g，桂枝10g，石膏（先煎）30g，知母12g，水牛角（先煎）30g，生地15g，丹皮12g，赤芍18g，凌霄花9g，大青叶12g，玄参15g，银花20g，连翘20g。加减：高热不退，神昏谵语加羚羊角粉0.6g；口渴明显加天花粉、麦冬清热养阴；烦躁不安加栀子、淡豆豉清热除烦；便秘加生大黄、芒硝急下存阴。

3. **湿热蕴毒证** 可见于疾病活动期或缠绵不愈者。日晡潮热，四肢沉重酸胀，关节肿胀、重着，以下肢为重，全身困乏，口苦咽干，恶心纳呆，尿黄赤，大便黏滞不爽，舌质红，苔白厚或黄腻，脉滑数。治法：清热祛湿、解毒通络。方药：四妙散合宣痹汤加减：黄柏9g，苍术12g，川牛膝12g，生米仁15g，汉防己12g，滑石24g，生甘草6g，连翘15g，山栀9g，半夏9g，晚蚕沙（包煎）12g，木瓜12g，鬼箭羽30g，土茯苓30g，车前子包煎15g。加减：全身壮热、关节热痛甚，加石膏、知母、桂枝清热通络；瘰疬肿痛，烦躁，舌苔黄腻甚，加龙胆草、黄芩、柴胡、泽泻清肝胆湿热；纳呆恶心，舌苔白厚加石菖蒲、厚朴、砂仁和胃化湿；大便黏滞不爽加神曲、枳壳理气通便。

4. **阴虚血瘀证** 多见于慢性迁延期。低热昼轻夜重，盗汗，口干咽燥，手足心热，皮疹隐隐，面色潮红，关节隐痛，心悸失眠，小便短少，大便干结，舌红苔薄白或薄黄而干，脉细数。治法：养阴清热、散瘀通络。方药：

青蒿鳖甲汤合增液汤加减：青青 30 g，炙鳖甲（先煎）12 g，生地 15 g，丹皮 12 g，赤芍 15 g，知母 9 g，玄参 15 g，麦冬 20 g，地骨皮 9 g，银柴胡 12 g，秦艽 12 g，天花粉 30 g，北沙参 30 g。加减：伴有神疲乏力加生黄芪、太子参益气养阴；盗汗明显加稽豆衣、浮小麦敛阴止汗；失眠加酸枣仁、夜交藤养阴安神；心悸合加减复脉汤滋阴养血。

【治疗绝技】

范教授强调治疗成人斯蒂尔证重在清热解毒，本病传变迅速，极易由气分入营血，故及早应用清热解毒药有利于疾病的转归。法取吴又可《温疫论》"客邪贵于早逐""邪不去则病不愈"的思想。范教授常用白虎汤清气分热、犀角地黄汤清营凉血。对于阳明热结证，则用承气汤急下存阴。

范教授注重祛除湿邪，本病湿邪为患，病程缠绵，故范教授注重湿邪的祛除，临床用药除了应用黄柏、黄芩、土茯苓、滑石等寒凉药以清热燥湿外，亦常用苍术、半夏、石菖蒲、厚朴、砂仁等温药以温燥化湿。同时，范教授认为湿邪弥漫，阻滞气机，易致阳气不通，进而化热，故通阳化气亦是祛湿热之法。而通阳贵在利小便，法取叶天士《温热论》中"湿热病救阴犹易，通阳最难……通阳不在温，而在利小便"。吴鞠通《温病条辨》亦言："治湿不利小便，非其治也。"故范教授治疗本病，常用薏苡仁、车前子、泽泻等药利尿通阳，使小便得疏，湿从水化，邪有出路。

范教授善用和解之法，本病有"往来寒热和壮热"的特点，邪气往往在半表半里以及气分流连，故范教授常常应用经验方柴胡桂枝石膏知母汤和解清气，该方法取柴胡桂枝汤和白虎汤之意。柴胡桂枝汤出自《伤寒论》"伤寒六七日，发热微恶寒，支节烦痛，微呕，心下支结，外证未去者"，是桂枝汤和小柴胡汤的合方，用于治疗太阳少阳合病。

【验案赏析】

患者，女，45 岁，因"反复发热、皮疹、关节痛伴咽痛 1 年，再发 2 天"，于 2011 年 4 月 18 日入住我院风湿科。1 年前无明显诱因出现发热，体温在 39～40 ℃，发热时有四肢及躯干部红色斑丘疹，热退后皮疹逐渐消退，伴四肢关节游走性疼痛和咽痛。抗感染治疗无效。予糖皮质激素和甲

氨蝶呤治疗后病情逐渐缓解。2 天前劳累后再发，遂至我院。入院查体：体温 39.2 ℃，脉搏 90 次 / 分，四肢及躯干可见散在红色斑丘疹，右踝关节略肿，压痛阳性。舌红苔薄腻，脉数。辅检：白细胞 16.5×10^9/L，中性粒细胞 89.4%，C 反应蛋白 122.6 mg/L，红细胞沉降率 90 mm/h，铁蛋白 1103 ng/mL，抗核抗体阴性。血培养阴性。中医诊断：热疹痹（邪入气营证）。西医诊断：成人斯蒂尔病。西医治疗予以甲泼尼龙针 40 mg/d、甲氨蝶呤片 10 mg/d、羟氯喹片 0.2 g/d 抗炎免疫抑制治疗。现症见：高热，汗出，肢体皮疹随热而出，踝关节疼痛，咽痛，纳寐可，二便调，舌红苔薄腻，脉数。治法：清热凉营、除湿透热。方药：柴胡桂枝石膏知母汤合青蒿鳖甲汤加减：柴胡 10 g，桂枝 6 g，石膏（先煎）30 g，知母 12 g，青蒿 30 g，丹皮 12 g，赤芍 20 g，升麻 9 g，黄芩 12 g，姜半夏 9 g，滑石（包煎）24 g，生甘草 9 g，白僵蚕 9 g，蝉衣 6 g，防风 9 g，独活 10 g，佛手 9 g。7 剂，水煎服，日 1 剂。

二诊：药后发热、皮疹逐渐消退，仍有下肢关节隐隐作痛，诉口干，舌红苔薄白，脉数。前方去石膏、滑石，加威灵仙 30 g、徐长卿 30 g 祛风除湿，加麦冬 20 g 滋阴润燥。再进 7 剂，水煎服，日 1 剂，温服。

三诊：药后皮疹隐隐，下肢关节时有疼痛，感有口干，舌红苔薄白，脉细数。前方去黄芩、升麻，加生地 15 g 滋阴养血，独活 9 g、川牛膝 12 g 祛风湿通络。续进 7 剂，水煎服，日 1 剂，温服。

如此治疗 3 周后患者发热、皮疹、关节痛及咽痛症状消退。门诊继续予以中西医结合治疗 3 个月后复查：白细胞 12×10^9/L，中性粒细胞 81.1%，血小板 255×10^9/L，C 反应蛋白 27 mg/L，红细胞沉降率 30 mm/h，激素逐渐减至泼尼松 10 mg/d，再以甲氨蝶呤片 12.5 mg/d，羟氯喹片 0.2 g/d 口服治疗。病情得到明显改善。

【按语】

本案患者初诊时高热起伏，汗出，肢体皮疹随热而出，踝关节疼痛，咽痛，舌红苔薄腻，脉数，属"热痹证"邪入气营之表现。范教授认为，此时治则当清热凉营、除湿透热，药用辛微寒之柴胡、升麻，合辛温之桂枝，取柴胡桂枝汤之义，共奏和解通阳之效；石膏、知母甘寒以清热泻火，青蒿、丹皮、赤芍苦寒以清热凉血；再添苦寒之黄芩、辛温之姜半夏及佛手燥湿，寒热并用以祛湿邪；滑石甘寒利尿通阳，蝉衣利咽透疹，白僵蚕、防风、独活通络止痛，辅以生甘草调和诸药。药后发热、皮疹逐渐消退，下肢关节仍隐隐作痛，故去石膏、滑石之寒凉药，加用威灵仙、徐长卿以祛风除湿、通络止痛，患者又诉口干，此乃热后津伤之征，故用麦冬滋阴润燥。三诊时，热已消，唯皮疹隐隐，口干，下肢关节时有疼痛，原方去黄芩、升麻，加用独活、川牛膝益祛风通络之效，合生地以养阴生津。范教授辨证用药准确，故疗效显著。

参考文献

[1] 包洁，李正富，王新昌，等.范永升教授成人斯蒂尔病中医诊治特色探析 [J].浙江中医药大学学报，2013，37（3）：261-263.

第十四章　白塞病

【经典名方】

甘草泻心汤（出自《伤寒论》）

组成：甘草（炙）12 g，黄芩 9 g，干姜 9 g，半夏（洗）9 g，大枣（擘）12 枚，黄连 3 g。

用法：以水一斗，煮取六升，去滓，再煎取三升。温服一升，一日三次。

原文：伤寒中风，医反下之，以致胃气虚弱，其人下利日数十行，完谷不化，腹中雷鸣，心下痞硬而满，干呕，心烦不得安。

【学术思想】

张教授认为湿毒血瘀对白塞病的发病亦起主要作用。湿与热合，内蕴成毒，流注经络，著而成瘀。湿热毒滞，气机不畅，血滞为瘀；瘀血内阻，津液不布，湿热毒更甚，久之气血耗伤，正虚邪更甚，邪甚正更虚，以此形成恶性循环。

【诊断思路】

张教授认为白塞病的病因为外感湿热、产后郁热、情志不遂、饮食不节、嗜食辛辣刺激之品、个体体质弱等，致使脏腑功能紊乱，滋生湿热浊瘀，着于各肌窍或蕴结于关节而发为此病。基本病机是湿热、热毒、血瘀、体虚，热毒是其病机关键。本病病位在肝、脾、肾，重点在脾胃，脾胃是生湿之源。湿热贯穿本病始终，根据三焦理论，上、中、下三焦皆有湿热的临床症状，但以中焦湿热症状最为突出。脾胃是生湿之源，中焦湿热熏蒸，上行引导肝火上炎，侵犯上焦脏腑、经络、腠理皮肤，出现眼部虹膜炎，口腔、食管溃疡，上肢关节疼痛，上焦皮肤红斑等临床表现；湿热下注侵犯下焦脏腑、腠理皮肤，出现下焦的红斑、溃疡、关节疼痛等表现。

【治疗方法】

张教授治疗白塞病辨证论治：《金匮要略·百合狐惑阴阳毒病脉证并治》："（狐惑）状如伤寒，默默欲眠，目不得闭，卧起不安，蚀于喉为惑，蚀于阴为狐，不欲饮食，恶闻食臭，其面目乍赤、乍黑、乍白。蚀于上部则声嘎，甘草泻心汤主之；蚀于下部则咽干，苦参汤洗之；蚀于肛者，雄黄熏之。"张教授在临床上以辨证论治作为治疗疾病的重点。湿热比较明显者，清热解毒，健脾化湿，方以甘草泻心汤加减，口腔、外阴溃疡久不愈合者加栀子、白蔹、白及，药后便溏者加干姜；肝失疏泄，肝火上炎证型，治以清热解毒、疏肝明目，方用龙胆泻肝汤加减，口腔溃疡仍有反复者加生石膏；肠道溃疡比较明显，肠道蚀烂证型，治以清热化湿、生肌敛疮、解痉止痛，方用甘草泻心汤合乌贝散加减，有便血发生时加茜草、生地炭、地榆炭。腹痛明显者白芍 30 g；热毒较重，瘀血症状明显者，治以清热解毒、凉血活血，方用清瘟败毒散合大黄䗪虫丸加减，口腔溃疡反复者加栀子、黄芩，红斑结节反复发生者加青黛、山慈菇。

【治疗绝技】

张教授治疗白塞病善用甘草和大黄。药理研究发现，甘草有抗溃疡、抑制胃酸分泌、缓解胃肠平滑肌痉挛及镇痛作用，同时有抗炎、抗过敏、类似肾上腺皮质激素样作用。甘草的适量应用可以减少激素的应用，从而减少激素的不良反应。对于甘草的用量，张教授认为，若只采用甘草调和药性的作用来说，5 g 即可；若采用甘草益气补中、泻火解毒之意，则重用。张教授巧用生、炙甘草用量为 10 ～ 30 g，认为生、炙甘草在性味、功效、主治上各有优势。生甘草，性微寒，偏向于清热解毒，蜜制后性微温，偏向于补益心脾之气。张教授依据白塞病本虚标实的特性，一般在初期采用生、炙甘草各15 g，标本兼治，既清热解毒，同时顾护脾胃，脾健湿自化。炙甘草有黏腻之性，长期服用会导致痞满纳呆，在后期治疗中，张教授主张继续用生甘草的同时，停用炙甘草，以免影响脾胃。对于大量应用甘草会导致水钠潴留，引起水肿的说法，在临床上还未出现这种症状，可以放心使用。

现代药理研究表明，大黄具有抗感染、镇痛、抗炎作用，对多种革兰阴性菌、革兰阳性菌均有抑制作用，对于口腔溃疡炎性渗出和组织坏死情况的发生，酒大黄具有更显著的治疗作用。张教授指出，既然邪犯肌体，引发本病，要想治愈，就要给邪以出路，驱邪外出。张教授巧用酒大黄，一方面清解肌体内部热毒，疏通肠道，引热下行，通过大便排出体内热毒；另一方面酒大黄活血化瘀，祛湿于无形之中。

以下是张教授治疗白塞病的经验总结。白塞病的病机关键是热毒，湿热内蕴，郁久化毒，上蒸下熏，侵袭四肢筋脉、腠理、皮肤，因此祛湿清热解毒是治疗本病的核心。湿热同时致病，首要的是分清湿热孰轻孰重，张教授认为在临床上白塞病多为热多湿少，比较多见的是实热壮火，所以清热解毒是治疗本病的重点。张教授指出，临床治疗疾病，辨证论治固然重要，但是也要辨证、辨病、辨症相结合。譬如，同是清热解毒，依据症状表现轻重的不同，用药各有不同：若口腔溃疡反复发作，张教授善于清阳明气分热毒，常用金银花、四季青、大青叶、板蓝根、黄芩、黄连、栀子、大黄、生石膏等；若外阴溃疡比较严重，则采用清除下焦热毒，常用合成方，如甘草泻心汤、苦参汤、雄黄散加减。若结节性红斑比较严重，张教授善于清血分热毒，常用药物如侧柏叶、青黛、茜草、连翘、白花蛇舌草、夏枯草、牡丹皮、紫草、半枝莲、栀子、地榆等，临床效果很好。

临床治疗白塞病时，清热解毒贯穿始终，用药时难免会使用大量大寒、大辛、大热之品，因此治疗本病的同时难免会损伤脾胃，加上患者饮食不节、情绪不畅等因素也会加重脾胃受损，张教授指出在临床治疗白塞病时一定要顾护脾胃，临床用药常用党参、白术、茯苓，祛湿健脾，杜绝生湿之源，吴茱萸、荜澄茄反佐以顾护胃气。

白塞病虽然症状容易改善，但易反复发作，难于治愈。即使症状完全消失，骤然停药，也很容易复发，甚至迁延不愈。张教授认为即使症状缓解，中药也要维持一定剂量。临床上，若症状完全消失，张教授主张把中药汤剂从每日 1 剂改为隔日 1 剂，若 2 周无复发，再改为每周 2 剂，若 2 个月无复发，则可以改为中药水丸，依个人情况继续服用，坚持用药至少 1 年。

【验案赏析】

患者，女，35 岁，口腔及外阴反复溃疡 2 年。双下肢皮肤反复红斑结节，四肢大关节痛，经期加重，曾多次出现眼炎症状。西医诊断为白塞病，使用泼尼松、羟氯喹治疗有短暂疗效。现仍服用泼尼松 15 mg/d。初诊：2013 年 4 月 20 日。查体：形体消瘦，舌体及口颊黏膜有多处溃疡；外阴亦有直径约 0.5 cm 溃疡一处。双下肢可见多处红斑结节，约如蚕豆大小，有压痛；针刺反应阳性。舌质红，苔薄白，脉沉细数。实验室检查：Hb 116 g/L，RBC 3.64×10^{12}/L，WBC 4.80×10^9/L，ESR 42 mm/h，ANA、抗 ENA 抗体、抗 ds-DNA 抗体均为（－）。西医诊断为白塞病。中医诊断：狐惑病，治以清热燥湿、活血化瘀。方药：苍术 12 g，黄连 10 g，黄柏 12 g，金银花 20 g，连翘 20 g，牡丹皮 20 g，土茯苓 20 g，赤芍 20 g，桃仁 10 g，红花 10 g，莪术 15 g，吴茱萸 6 g，甘草 10 g。水煎服，每日 1 剂，连服 6 日，停药 1 日。

二诊：2013 年 8 月 12 日。初诊后连续服药 2 个月，症状全部消失，自动停服药物。近 1 周来口腔又出现多处溃疡，灼痛难以进食。舌尖红，苔薄白，脉弦细。改用清热化湿、益气活血法。处方：黄芩 15 g，黄连 10 g，黄柏 12 g，熟大黄 10 g，党参 20 g，苏木 10 g，红花 10 g，荜澄茄 12 g，吴茱萸 6 g，甘草 15 g。每周 6 剂，未再服用任何西药。

三诊：2013 年 10 月 8 日。二诊后坚持服用 2 周，口腔溃疡完全消退，又断续服药 2 周后停药。近日口腔溃疡再度复发，伴有低热，且右眼出现红肿灼痛，眶周出现多个小疖肿，疼痛难忍。舌质红，苔白稍腻，脉弦数。改以清热解毒、清肝化湿为法。处方：金银花 20 g，蒲公英 20 g，紫花地丁 20 g，黄连 10 g，茵陈 15 g，黄柏 12 g，龙胆草 12 g，熟大黄 10 g，野菊花 10 g，荜澄茄 12 g，吴茱萸 6 g，甘草 15 g。

四诊：2014 年 1 月 17 日。三诊后服药 1 个月症状完全消退，又按原方隔日服用 1 剂，至今病情稳定无复发，仍按原方改制成中药水丸，继续服用，以巩固疗效。

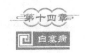

【按语】

患者双下肢可见多处红斑结节，舌质红，苔薄白，脉沉细数，为湿热阻滞证，治以清热燥湿、活血化瘀，清瘟败毒散佐活血药加减。口腔溃疡反复发作，清阳明气分热毒，用金银花、黄芩、黄连、栀子、熟大黄、生石膏。桃仁、红花活血化瘀，甘草标本兼治，既清热解毒，同时顾护脾胃，脾健湿自化。

参考文献

[1] 孙亚楠，付新利.张鸣鹤治疗白塞病临床经验[J].山东中医杂志，2017，36（6）：489-490，497.

[2] 康成辰，刘昆仑，张立亭.张鸣鹤教授治疗白塞病中甘草的应用[J].四川中医，2014，32（4）：18-19.

[3] 娄俊东，梁辉，张立亭.张鸣鹤教授治疗白塞病的经验[J].风湿病与关节炎，2013，2（1）：50-51.

周翠英教授运用白塞方治疗白塞病经验

【经典名方】

白塞方（周翠英教授经验方）

组成：白花蛇舌草24g，金银花24g，生甘草9g，炙甘草9g，黄连9g，干姜6g，柴胡18g，刘寄奴15g，王不留行15g，当归12g，川芎12g，赤芍18g，白芍18g，白及12g。

用法：常法煎服。

【学术思想】

对于白塞病的认识首见于《金匮要略》所载狐惑病，其中关于狐惑病的治疗书中亦有较详尽的记载，且后世医家运用之取得良好的疗效。周教授在古人研究的基础上，总结出治疗白塞病采用辨病与辨证相结合的治法，从狐惑病论治、从湿热毒瘀损络论治。病期侧重，调量选药。

【诊断思路】

周教授认为白塞病的病因为湿热蕴毒，白塞病发病迁延难愈、愈而易复发，与湿性为病起病隐缓、病程绵长、反复发病或缠绵不愈的特点息息相关；白塞病的首发症状是复发性口腔溃疡，《内经》中提到"诸痛痒疮皆属于心"，心对应六气中热（火），疮疡的成因与火热之邪息息相关，湿热互结，蕴久为毒。周教授认为白塞病的病位在络脉，病机关键在于湿热蕴结、毒瘀损络。外感湿热之邪郁于肌表久而化毒，损伤体表阳络；或内生的湿邪热毒沿经传变至阳络。阳络受损则络脉输布气血津液功能失司，导致阳络瘀滞，伤及皮肤、表浅黏膜以及关节，导致皮肤、黏膜溃烂溢血及双眼病变和肢节的病变。内生毒邪传变有道：脾胃、心之经络循行于口窍之处；肝之经络上循至睛目、下达阴部。湿热之邪留注于肝之经络，沿肝经上害睛之络脉而目赤，下注于外阴之络脉，蚀皮腐肉而出现外阴皮肤黏膜溃烂出血；传入脾胃之经则达舌口之络脉，现口腔黏膜及舌糜烂发疮。或湿热毒邪沿心经窜行，上达喉咙、眼之络，下达与膀胱经络齐行到溲尿处，所过之处皆损伤络脉，阻滞脉络，腐化气血，腐烂为脓，因此可出现喉咙干痛、舌口疮疡、目赤、眵多、外阴溃疡等。

【治疗方法】

（一）急性发作期

1. 热毒炽盛，血脉失和　主症：高热持续不退，或反复高热。舌面及口腔多处溃疡，生殖器或肛周溃疡，疡面红肿疼痛，目赤，面部潮红，皮肤斑疹，烦躁不安，关节肿痛，溲赤便干，舌红苔黄或少苔，脉象弦数。治法：清热解毒，滋阴凉血。方药：清瘟败毒饮。加减：若伴有结节性红斑，可加入穿山甲、王不留行、赤芍、丹参等软坚散结、活血通络；若关节肿痛或积液，加川牛膝、防己、车前草等清热利湿通络；若两目红赤、怕光流泪、视物模糊症状较重，则加龙胆草、菊花、栀子等以清热泻火明目。

2.湿热蕴结，血脉阻滞　主症：溃疡红肿，疡面脓苔，下肢常起结节红斑，关节肿痛，眼红目眵增多。可伴有低热心烦，口苦黏腻，纳呆脘闷，胸胁胀满。女子带下黄臭，小便黄赤，大便不爽或大便干燥，舌质红，苔黄腻，脉象弦滑或弦数。治法：清热解毒，利湿活血。方药：龙胆泻肝汤合身痛逐瘀汤。加减：若阴部溃疡加重，加土茯苓、黄柏、苦参以清下焦湿热。大便干结、苔黄燥加芦荟、大黄或当归龙荟丸釜底抽薪，泄热通腑。目睛红肿甚者，加菊花、夏枯草、青葙子、茺蔚子。湿邪偏盛，腹胀苔腻者加土茯苓、滑石。若胸胁胀闷明显，妇女乳房作胀，月经不调加香附、枳壳疏肝理气。若口腔溃疡明显，可用玉女煎合清胃散加减。

（二）慢性缓解期

1.阴虚内热，邪阻血络　主症：口腔、外阴部溃烂灼痛，溃疡红润。午后低热，五心烦热，口干尿赤，便干或秘。或见精神恍惚，失眠多梦，腰膝酸痛，头目眩晕，女子月经不调，男子遗精。舌质红，苔干黄或光红无苔，脉弦数或细数。治法：滋补肝肾，养阴清热。方药：知柏地黄汤合增液汤。临证加减：若目赤肿痛较甚，加青葙子、菊花；咽喉溃疡较重者，加黄连、板蓝根、马勃、青蒿、地骨皮、鳖甲、黄芩；夹湿者，加薏苡仁、草薢、茯苓；关节疼者，加忍冬藤、海风藤、川牛膝；失眠多梦者，加酸枣仁、夜交藤；气阴两虚者，可用甘草泻心汤合养胃汤为主，常用生甘草、炙甘草、太子参、生黄芪。石斛、玄参、生地、牡丹皮、麦冬、金银花、连翘、黄芩、黄连、陈皮等药，视其侧重，选择用药，并根据具体病情，灵活加减。

2.脾虚湿滞　主症：常有低热，倦怠乏力，头昏头重，饮食减少，口干不欲饮，腹痛绵绵，腹胀纳呆，大便稀溏，或干溏不一，或先干后溏，口、咽、外阴溃疡久不敛口，患处色淡而多呈平塌或凹陷状，舌质淡有齿痕，舌苔薄白，脉细缓或沉迟。治法：健脾益气，除湿解毒。方药：补中益气汤合甘草泻心汤。临证加减：脘腹胀者，加木香、川厚朴；大便溏薄明显者，加山药、芡实、补骨脂；大便夹有黏液者，加白头翁、马齿苋；眼底渗出物多者，加胆南星、车前子、茺蔚子；湿盛痰多者，加半夏；疡面久不收敛，加马勃、木蝴蝶。

3.脾肾阳虚，余邪未尽　主症：口、眼、外阴溃疡久不敛口，溃疡色淡，呈平塌凹陷状，伴有面色㿠白、纳呆乏力，便溏或五更泻，腰酸耳鸣，畏寒肢冷，舌质淡白或舌紫暗，脉弦细。治法：健脾益肾，补阴益阳。方药：金匮肾气丸合甘草泻心汤。临证加减：大便次数多者，加芡实、石榴皮；大便脓血者，加地榆、白头翁；蛋白血尿者，加六月雪、接骨木；贫血者，加黄芪、当归；白细胞减少者，加黄芪、白术、补骨脂；阳痿性欲减退者，加鹿角片、龟板、仙灵脾；下肢栓塞性静脉炎、结节性红斑、舌质紫暗者，加赤芍、归尾、红花。

【治疗绝技】

近年来，周教授通过研习古方并根据多年临床用药经验，在辨病与辨证的基础上结合络脉思想，制定出协定方白塞方治疗本病，疗效颇为显著。白花蛇舌草与金银花清热解毒共为君药；刘寄奴、王不留行、当归、川芎、赤白芍活血通络，生甘草清热解毒、炙甘草补中益气、黄连清热燥湿，共为臣药；白及生肌敛疮为佐助药；柴胡引药入经直达病所为使药；干姜辛温调畅气机为佐使药。白塞方为周教授治疗白塞病的基本方，当临床上出现更复杂的症状（如神经、血管、胃肠受累等）时，灵活化裁原方或联合西药共同施治。

如白塞病出现胃肠道受累，其症状主要为腹痛、下痢便脓血或吐血等。周教授认为白塞病胃肠型受累的发病机制为热毒入络迫血外溢或久病致气血两虚、气不摄血。血溢脉外出现消化道出血，离经之血瘀滞于肠道，则腹痛连连。因此治则应以"清热解毒、活血化瘀通络"为基础，同时注重补益气血、凉血止血、活血止血。临床上在白塞方基础上加黄芪、生地、槐花、血箭草、蒲黄、茜草。如白塞病出现神经受累时，其症状为头痛、头晕、偏瘫、癫痫、四肢麻木无力等。其主要病机为湿热蕴毒，毒瘀损络，络脉受损则血瘀，久病亦会耗伤气血，出现"虚""瘀"，血虚不能濡养形体、官窍，导致头晕、四肢麻木无力、偏瘫等；或瘀血阻滞，不通则痛，出现头痛，瘀血阻窍，脑络闭塞，脑神失养而风动出现癫痫等。若出现头痛、癫痫等，可用白塞方和通窍活血汤加减；若出现头晕等兼见气血虚证，可用白塞方和四物、四君子加减。

如白塞病出现血管受累时，与中医学中经脉关系更为密切，"经脉为气血运行的通道"，因此可从经络来论治白塞病血管受累，经络以血液充盈、血运畅通为要。湿热毒邪循经流窜，损伤经络，或者湿热在经络中日久，经血瘀滞，造成经络功能障碍，或热毒灼伤脉管，出现血栓、血管壁病变。治疗应以清热解毒、活血通经、化瘀通络为主。此3种病变，病情较严重，若中药效果不佳，可选用中药联合西药（糖皮质激素、免疫抑制剂等）治疗。

【验案赏析】

李某，男，51 岁，体力劳动者。2014 年 11 月 15 日初诊。主诉：口腔溃疡反复发作 1 年，再发伴右膝红肿疼痛 3 天。现病史：患者 1 年前无明显诱因出现口腔溃疡，1 年内复发 6 次以上，半年前曾出现过阴囊部溃疡，现已愈合，6 周前出现右膝关节红肿热痛并且伴有发热（体温 39.6 ℃），双下肢结节性红斑，于山东某医院诊断为"滑膜炎"，治疗后好转，3 天前再次出现发热，右膝关节肿痛。现症见：口腔黏膜 3 处溃疡，疼痛，边缘红基底略黄，右膝关节肿痛，双下肢散在结节性红斑。无阴囊及阴茎溃疡，无眼部不适，体温 37.1 ℃，纳眠可，二便调，舌质红，苔薄黄，脉滑数。中医诊断：狐惑病。西医诊断：白塞病。治法：清热解毒，活血通络。方药：白塞方去柴胡、王不留行、刘寄奴，改干姜为 3 g，加穿山甲 6 g、肿节风 12 g。

二诊：2014 年 11 月 29 日。患者口腔溃疡痊愈，右膝关节肿痛缓解、皮温略高，双下肢结节性红斑部分消退，遗留浅褐色色素沉着，体温正常。处方：上方去白及。

三诊：2014 年 12 月 13 日。患者双下肢结节性红斑已消退，无新起口腔溃疡，右膝关节无肿胀，偶有关节疼痛。处方：上方去肿节风，改穿山甲为 3 g。

四诊：2014 年 12 月 27 日。患者无关节疼痛，无新起口腔溃疡及双下肢结节性红斑，无外阴溃疡，无眼部不适。处方：上方去穿山甲，加焦三仙各 9 g。

【按语】

本病例发病时间尚短，络脉受损部位较浅，主要为阳络受损，湿热毒邪侵袭阳络，损伤阳络，导致络脉瘀滞，出现口腔溃疡、关节疼痛、双下肢红斑。方中蛇舌草、金银花、生甘草、炙甘草、黄连清解热毒燥湿；当归、川芎、赤芍、白芍活血通络；干姜性热以佐制苦寒之药，防寒凉太过；同时与活血药相辅，以达温通之功，使祛瘀而不留邪；穿山甲既可疏通经络、活血化瘀，又可消肿疮毒、瘰疬，同时可透达关节，治疗关节疼、活动不利。此患者发病时间短，病情较轻，活血化瘀通络之品可酌情减量，且正气未虚，尚可托毒外出，加入敛疮之品，足以使溃疡收敛。因此在疾病初期应以祛邪通络为要，不可加入补益滋腻之品，以防补之太过，内蕴化生湿热。

参考文献

[1] 王盼盼.周翠英教授治疗白塞病的经验[D].济南：山东中医药大学，2015.

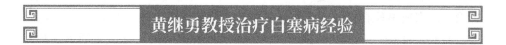

黄继勇教授治疗白塞病经验

【名医简介】

黄继勇，风湿免疫科主任中医师，副教授，医学博士，硕士研究生导师。第五批全国老中医药专家范永升教授学术经验继承人。临床擅长治疗痛风、类风湿关节炎、强直性脊柱炎、银屑病关节炎、骨关节炎等各类关节炎、关节痛，以及系统性红斑狼疮、干燥综合征等各类风湿病。

【学术思想】

黄教授主张治病先治人，通过综合调理，使机体内环境达到协调平衡，而使疾病自愈。白塞病临床表现主要是肿痛疮疡，心属火，主血脉，火热之邪与肿痛疮疡的发作密切相关。热微末则作痒，热极化火则为痛，故临床所表现的口腔、外阴疮疡伴痛甚，皆是火邪伤及血脉所致。论其湿火，乃湿久化热、热极化火之所成，兼具湿与火邪的特性。本病病位在肝、脾、肺，病久迁延难愈，则可累及肾，病机以湿火壅遏肝脾肺为主。

【诊断思路】

脾失健运是白塞病基础。其人或先天禀赋不足，或劳倦过度而损伤正气，正虚邪凑，外感湿邪，邪郁肺卫，化生火热；或饮食不节而损伤脾胃，湿邪内蕴，久而化热化火；或长期情志不畅，肝失疏泄，横克脾土而火气内郁，上述原因导致湿火合邪，最终发为本病。脾开窍于口，其经连舌本而散舌下，湿火蕴炽于脾而炎于口舌，则见口舌溃疡；脾主四肢肌肉，湿火流注四肢，气血运行不利，则多成痹证。湿火侵于大肠而灼蚀血肉，则产生肠部病变。肝开窍于目，循经环绕口唇、阴器，湿火壅遏肝脉，循经上炎则致口眼病变，下注而可使外阴受累。湿火犯肺，侵阻血络，伤及皮肉，可致肺血管病变、肺实质病变等肺部损害；喉为肺之门户，湿火上攻喉咽，熏蒸血肉，则易生口疮、口糜；肺主皮毛，湿火之邪蕴郁皮肤，则成斑疹结节。后期湿火耗炽肝肾之阴，则导致肝肾阴虚，日久津熬血滞，瘀浊由生，而碍生新血，周身皮肉筋脉失其濡养，可致躯体麻木无力、感觉异常等诸多症状。

【治疗方法】

黄教授认为白塞病有以下 3 种证型：①风毒湿火证，多见口、舌、咽溃疡，或有双目红赤疼痛、眵多、流泪，或见皮肤红斑结节，或伴发热胸痛、喘息咯血，或有腹痛、腹泻和便血，或伴关节疼痛等表现。②肝郁湿火证，多见眼炎、外阴溃疡、皮肤结节红斑，烦躁易怒，两胁疼痛，女性多有白带异常，男性可见阴囊红肿等表现。③阴虚湿火证，多见口舌生疮、口咽干燥、双目干涩、舌红少苔、潮热盗汗、五心烦热、小便短赤等表现。

【治疗绝技】

黄教授治疗风毒湿火证治以疏风解毒、散火祛湿，以甘草泻心汤为基础方加减。甘草泻心汤是治本病之要方，古今医家多强调重用甘草以行清热解毒、甘缓补中之效，然湿重者不宜用甘草。因本病之始，由于太阴湿气之胜，病必缠绵，长期重用甘草，甘缓太过，恐有碍运化、助湿生、延长病程的弊端，患者久服会有痞满、腹胀、水肿等诸多不良表现，因此在遣方用药时，不能强调大剂量使用甘草，而应主取其调和诸药的作用。另以黄芩、黄连苦寒之品，保泻火祛湿之效，同时加茯苓健脾利湿兼补正气而杜生湿之源。《六因条辨》言及："殊不知斑、痧、疹、瘰，皆由风热湿火蕴郁而成，非发不愈，故用疏投。"故加金银花、薄荷、僵蚕、蝉蜕等诸多风药，以行搜风透邪之效，使外感风毒还由表出。僵蚕轻浮，可升阳中之阳而发散火郁；蝉蜕升浮宣透，可宣毒而透达火郁，两药相伍能升清阳而透散火郁，且薄荷、蝉蜕有明目之功效，可治疗眼炎。此外，《药性赋·药性歌括》中记载地肤子"利膀胱，可洗皮肤之风"，故可用于皮肤红斑结节的治疗；皂角刺可托毒去脓，以防疮疡化脓，两者联合应用能够缩短病程。湿火日久多郁滞血脉，可加大青叶、紫草以凉血活血消斑。另外，方中可加姜半夏行燥湿化痰、散结消肿、和胃降逆之效，干姜反佐以温阳，防诸药过于寒冷。

肝郁湿火证治疗上当清肝降火、祛湿解郁，方选龙胆泻肝汤合加味逍遥散加减。临床实践证明，龙胆泻肝汤治疗皮疹、眼炎等疗效肯定。然《本草求真》记载："龙胆大苦大寒，苟非气壮实热之证，不能率尔轻投。"黄教授认为龙胆草久用过伤胃气，反助火邪，遂以合欢皮、黄柏相伍，代之解郁清肝，并将本方运用于白塞病的治疗，解郁疏肝以清肝火之源，泻火祛湿而祛邪下行。《医林纂要》道明了车前子和泽泻功效的异同："车前子，功用似泽泻，但彼专去肾之邪水，此则兼去脾之积湿。"车前子既可清肝明目，合泽泻又可渗湿降火，引火下行，再予加味逍遥散增疏解木郁之效。茯苓、白术合用加强健脾祛湿，以补益正气、杜生湿之源。白芍养血柔肝，味酸敛阴而去水气，防诸药过燥伤阴而无碍湿之弊，且现代研究发现从白芍根部提取的白芍总苷可作为一种新型免疫调节剂，具有抗炎、镇痛及免疫调节的作用。两方合用，使肝郁得消，脾湿得运，火郁可除，疾病得以治疗。

阴虚湿火证治以知柏地黄汤合沙参麦冬汤加减。本证多见于病程后期，肝肾之阴耗伤，遂以知柏地黄汤行补肝肾、清虚火、利湿热之功效。加入女贞子有养阴气、平阴火、解烦热骨蒸的作用，又可清肝明目；并加墨旱莲补肾、退火，两药合用，加强补益肝肾之效，却无滋腻而碍湿化热的弊端。合沙参麦冬汤兼顾肺胃之阴，玉竹、桑叶养阴润燥，且玉竹有调节免疫、抑制血栓形成的作用。同时为防诸药滋腻生湿，可以茯苓、扁豆健脾渗湿；为除久病之瘀滞，可加玄参、丹皮活血凉血。两方合用，滋阴而不碍湿，行血而不留瘀。

治火之法，随病机不同而各有所异。风毒化火为主，宜疏风解毒散火；肝郁化火为主，宜疏肝解郁、清肝降火；阴虚生火为主，宜补肾水而平阴火。临床用药，紧扣病机，随证治之。

【验案赏析】

患者，男，29岁，2018年9月29日初诊。患者因"反复口腔溃疡9

年，伴外阴溃疡2年"就诊。现病史：患者9年前开始反复出现口腔溃疡，大于3次/年，当时未予重视。2年前出现阴囊溃疡，未予治疗而自行好转。1年前无明显诱因下出现晨起后视物模糊、视力减退等不适，于2018年2月住院，结合反复口腔溃疡、外阴溃疡、眼炎及皮疹病史，考虑为白塞病，予泼尼松等药治疗2个月后停药，口腔、外阴溃疡仍有发作，遂前来就诊。刻诊：口腔、外阴反复溃疡，舌溃疡不明显，皮肤见皮疹伴瘙痒，咳嗽少痰，感鼻塞、咽痛，舌淡红润，苔薄黄腻，脉浮弦细。西医诊断：白塞病。中医诊断：狐惑病（风毒湿火证）。治法：疏风解毒、散火祛湿，方选甘草泻心汤加减：炒黄连6g，姜半夏9g，干姜6g，金银花6g，薄荷（后下）6g，皂角刺9g，地肤子15g，蜜麸僵蚕6g，蝉蜕3g，炒黄芩12g，大青叶9g，生甘草9g，紫草9g，茯苓12g。共14剂，每日1剂，水煎至约400mL，分早晚2次温服。

二诊：2018年10月13日。服上方后无明显不适，无明显咳嗽、鼻塞、咽痛，外阴、口腔溃疡较前好转，上方加炒荆芥9g。拟方如下：炒黄连6g，姜半夏9g，干姜6g，金银花6g，薄荷（后下）6g，皂角刺9g，地肤子15g，蜜麸僵蚕6g，蝉蜕3g，炒黄芩12g，大青叶9g，生甘草9g，紫草9g，茯苓12g，炒荆芥9g。共14剂，每日1剂，水煎至约400mL，分早晚2次温服。

三诊：2018年10月27日。服上方后无明显不适，外阴、口腔溃疡较前好转，皮疹较前减少，瘙痒较前缓解，因近日夜寐不佳，上方加煅龙骨15g安神敛疮。拟方如下：炒黄连6g，姜半夏9g，干姜6g，金银花6g，薄荷（后下）6g，皂角刺9g，地肤子15g，蜜麸僵蚕6g，蝉蜕3g，炒黄芩12g，大青叶9g，生甘草9g，紫草9g，茯苓12g，炒荆芥9g，煅龙骨（先煎）15g。共14剂，每日1剂，水煎至约400mL，分早晚2次温服。后患者以上方为主治疗，病情稳定，现口腔溃疡偶见发作，其余症状不显。

【按语】

患者辨证当属风毒湿火证，风毒湿火犯肺，可见咳嗽、鼻塞、咽痛等症状；喉为肺之门户，风毒湿火上攻喉咽，熏蒸血肉，则生口疮、口糜；肺主皮毛，邪郁皮肤，则成斑疹结节；湿火下注阴部，腐蚀皮肉，导致阴部溃疡。方选用甘草泻心汤加减，行疏风解毒、散火祛湿之功效。炒黄连、炒

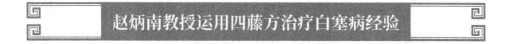

黄芩泻火燥湿，大青叶、紫草清热凉血，金银花、薄荷、蜜麸僵蚕、地肤子、蝉蜕等搜风透邪，僵蚕伍蝉蜕又可升阳散火，透邪外达而火郁发散，姜半夏、皂角刺散结消肿，再以干姜、茯苓护胃利湿，甘草调和诸药，使本方泻火而不伤胃气，和中而不助湿邪，湿除而火郁得消。二诊时溃疡及皮疹均较前明显好转，予加炒荆芥以行助疏风、促透疹之功效。后患者自诉夜寐不佳，遂予煅龙骨安神兼敛疮。除却中药等药物治疗，同时嘱患者及时疏导生活压力，注意情志调畅，规避外邪，保持居住环境干燥，保证健康饮食和规律作息等，病情至今稳定控制。

参考文献

[1] 罗慧佳，刘靖晗，王伟杰，等.白塞病的辨治思路探析[J].浙江中医药大学学报，2021，45（5）：518-520，564.

赵炳南教授运用四藤方治疗白塞病经验

【名医简介】

赵炳南，曾担任北京中医医院皮外科主任、副院长、名誉院长，曾任中华医学会及其外科学会及皮科学会委员，全国中医学会副理事长，北京中医学会理事长。赵老一生勤奋治学，勇于实践，他从事皮外科专业60余年，晚年则专门致力于皮肤病的治疗与研究，取得了可喜的成果，为中医学事业的发展做出了贡献。

【学术思想】

中医学称白塞病为狐惑病，《金匮要略》即有对本病的记载："狐惑之为病，状如伤寒，默默欲眠，目不得闭，卧起不安，蚀于喉为惑，蚀于阴为狐……甘草泻心主之。"赵老在长期的治疗过程中发现，皮肤疮疡虽形于外而发于内，没有内乱，不得外患，阴阳之平衡，气血之调和，脏腑经络之通畅，与皮损变化息息相关，因此非常重视对人体的整体治疗。赵老认为，本病因先天禀赋不足，肝肾阴虚，脾失健运，加之后天失养兼感外邪，致使阴阳不调、气血失和而发病，主张应用调和阴阳法治疗，创立"四藤方"改善阴阳平衡，临床疗效满意。

【诊断思路】

首辨阴阳是赵老诊病治疗的主要原则，阴阳失衡所导致的气营血、脏腑经络不和，是各种皮损发生发展的根本，临床不论何种辨证方法，最终要解决阴阳孰盛孰衰的问题。而白塞病的患者多有阴阳不调的表现，如伴有不定时的头痛头晕，手足发凉而手足心发热；或自觉畏寒，又有五心烦热，腰痛；或出现心悸、心烦、健忘、头晕、耳鸣、腰酸腿软、潮热盗汗、睡眠不实、多梦易惊等心肾不交、水火不济的症状；或见口舌生疮、口渴唇裂，而又常伴有腹胀、腹泻、腹痛等上热下寒、上实下虚的证候；女性患者常伴经血不调、带下淋漓，男性患者还可因肾虚、肾寒而出现遗精、早泄、阳痿或阴囊寒冷等症，甚或出现神经衰弱、记忆力减退、神志错乱、视物不清等症状。脉象表现为寸关弦滑、双尺沉细，或见中空旁实的芤脉，或三五不调的涩脉。

【治疗方法】

赵老治疗白塞病善用四藤配伍，其中天仙藤、钩藤主阳调气，可祛风，针对火热毒邪所致的口腔及外阴溃疡，从临床的基本表现入手，可改善患者各部位的溃疡症状；首乌藤、鸡血藤主阴，有养血之功，从腑脏受损入手，调节肝脾功能，调养内分泌系统，针对根本病因治疗，对女性患者的内分泌有调节作用。此外，天仙藤、鸡血藤性温通，活血养血，舒筋通经，治腰膝酸软、麻木瘫痪、月经不调，可缓解患者关节疼痛症状；首乌藤性平，养血通络，引阳入阴；钩藤性凉，透发邪热，在上清热平肝。四药凉温同用，承上启下，合用使气行血活，以调阴阳，治疗方案针对内外受损，调阳以解决临床症状，调阴以抑制复发。

【治疗绝技】

以调和阴阳大法治之，纠正体内阴阳失衡，补其不足，损其有余，调其不和，促使阴平阳秘，达到"谨察阴阳所在而调之，以平为期"的目的。在调和阴阳用药之理法中，赵老重视滋阴但决不能排除扶阳，若用一派甘寒、咸寒柔润之品滋阴，则不懂阴阳生化之理，必然"阴遇阴，则为寂灭"。正如人之心肾所以相谐，盖心火中有阴、肾水中有阳也，故在内服与外用的药味里，时刻体现着阴阳互助并相协为用的思想，可使药证相符，明效大验。赵老治疗白塞病阴阳不调证的治疗原则是调和阴阳，结合临床经验自拟基本方药四藤方。

【验案赏析】

患者，女，37岁，1978年6月26日初诊。主诉：反复口腔及外阴溃疡6年余。患者从1972年开始起口腔溃疡，外阴也出现溃疡、疼痛，反复交替发生。每遇工作劳累、精神紧张、生活不规律及月经期间加重。周期不一定，大约10天后好转。夏季较其他季节发作频繁。有时伴有游走性关节痛，以肩部明显；眼及皮肤未现损害，无发热；外用红霉素软膏及服用牛黄清胃丸、牛黄清火丸等均无减轻。带下呈褐色，月经前期、量多。检查：可见口腔及外阴多处溃疡较深，表面被黄膜，周边略红。舌苔白微腻，左脉弦缓，右脉沉缓软。西医诊断：不完全型白塞病。中医诊断：狐惑病；辨证：阴阳失调，气血失和。立法：调和阴阳、引火归原、中和气血。方药组成：天仙藤5钱，首乌藤5钱，鸡血藤5钱，钩藤5钱，铁皮石斛4钱，玄参5钱，二冬5钱，二地5钱，木瓜2钱，玉竹4钱，金莲花2钱，甘草2钱，当归2钱，丹参5钱。7剂，水煎，日1剂，每日2次。

二诊：1978年7月3日。服上方7剂后，外阴溃疡疼痛好转。舌体胖，质淡；脉沉细。继续服用上述处方10剂。

三诊：1978年7月14日。口腔溃疡好转，外阴仍发生溃疡。舌体胖质微红，苔白；寸关弦缓，双尺沉细。立法：调和阴阳，促进外阴溃疡愈合。更换处方为：天仙藤4钱，首乌藤4钱，鸡血藤4钱，钩藤2钱，木瓜2钱，白蔹2钱，炒白术2钱，当归2钱，紫丹参4钱，牡丹皮4钱，茯苓4钱，炙甘草2钱。7剂，水煎服。同时外用黄连膏、紫色疽疮膏，外阴清洁用甘草油。

四诊：1978 年 7 月 31 日。口腔溃疡好转较快，外阴溃疡好转较慢；主诉后背疼痛。六脉寸关缓软，双尺沉细。立法：养肾阴，防溃疡复发。方药组成：杜仲炭 2 钱，枸杞子 4 钱，狗脊 2 钱，淫羊藿 2 钱，补骨脂 2 钱，韭菜子 2 钱，女贞子 5 钱，菟丝子 5 钱，车前子 4 钱，黄精 4 钱，玉竹 4 钱。7 剂，水煎服。后外阴溃疡好转，口腔溃疡再无复发。

【按语】

应用了赵老晚年常用的调和阴阳气血的基本配伍"四藤"，赵老基于传统的中医理论，从阴阳总纲出发，以"四藤"调和阴阳，随证加减清透补养之品，遣药切中，用药精当，抓住主症，内外兼施，标本兼顾，诸药相谐，最终达到阴阳调和、气血流畅的目的。

参考文献

[1]　徐景娜，娄卫海．赵炳南调和阴阳法治疗白塞氏病经验总结 [J]．北京中医药，2019，38（12）：1167–1170.

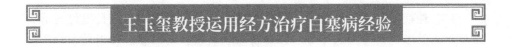

王玉玺教授运用经方治疗白塞病经验

【名医简介】

王玉玺，全国第三、第四批老中医药专家学术经验继承工作指导老师，中华中医药学会外科分会常务理事，黑龙江省中医药学会外科分会主任委员。

【学术思想】

王玉玺教授认为白塞病的病理基础为"脾虚""湿""热"，进而引起肝、脾、肾三脏功能失调，湿、热、毒、瘀诸邪合而为病，治疗以清热除湿、解毒祛邪为主，自拟狐惑汤、三妙散合黄连解毒汤加减湿热之邪得解。病久当合扶正祛邪之法，标本兼治，调和阴阳，方用甘草泻心汤加减。

【诊断思路】

王玉玺教授认为本病的发生是在脾胃亏虚的基础上湿热毒蕴结所致。一方面，脾胃为后天之本，脾脏功能失常，化生水谷精微之力不足，气血生化乏源，致正气虚衰，无以抗邪，易感染他邪，则生百病；另一方面，脾脏虚衰失运，水饮失布，滞生湿浊，滞久化热，湿热胶着，日久化毒，湿热毒困阻脾脏，阻碍脾胃运化功能，又可致脾虚，循环往复。脾虚则肝气乘脾，湿热毒邪气沿肝经下注，则出现阴部溃疡。脾主肌肉四肢，脾虚邪气侵袭四肢，则出现关节疼痛。疾病日久或过用寒凉之品，脾肾阳虚，运化之力减弱，阴寒内盛，湿毒蕴阻，上阻气血，则口眼不能濡养，下则寒湿流溃阴部，而致病势缠绵。脾开窍于口，脾气通于口，《灵枢·经脉》记载"脾足太阴之脉……络胃，上膈，挟咽，连舌本，散舌下"，脾脉损则可见口舌生疮，亦可证明本病的发生与脾脏密切相关。

【治疗方法】

1.急性期　临床表现：口疮多发疼痛，外阴红肿溃烂，双目发红畏光，下肢红斑结节；可伴口苦咽干，小便赤涩，舌红，苔黄腻，脉滑数。病因病机：湿热之邪侵入血分，毒蕴血络，燔灼肌肤，瘀阻经脉而发。治法：解毒除湿，活血通络。方药：土茯苓 60 g，白花蛇舌草 40 g，黄柏 15 g，半枝莲 30 g，虎杖 30 g，薏苡仁 30 g，滑石 15 g，生甘草 10 g。口腔破溃者加黄连 10 g，蒲公英 15 g；皮下结节者加莪术 10 g，白芥子 15 g，山慈菇 10 g；目赤者加蝉蜕 10 g，密蒙花 15 g；虚热者加生地 30 g，牡丹皮 15 g。可配合土茯苓 50 g，苦参 50 g，水煎外洗。方药分析：王玉玺教授认为急性期热邪性灼，湿热燔灼，热若夹湿，两者相合，其热更胜，犹如蒸汽，由里达表，以致腐肉成疡。在治疗上除清热外，必兼利湿，辅以活血通络。土茯苓为首，解毒除湿；白花蛇舌草、蒲公英清热解毒，消肿散结；黄柏、半枝莲清热燥湿，泻火解毒；薏苡仁、滑石利水渗湿；虎杖活血通瘀。诸药合用，湿热之邪可解。王玉玺教授常重用土茯苓，剂量常达 60 g，每逢湿邪重浊留恋之时，或脾虚湿盛之际，尤其是在银屑病、掌跖脓疱病、白塞病等免疫性及顽固难疗性皮肤病的治疗中，每每用之，盖祛湿邪顽固之性，可缩重疾疗程之期，而达疾病康复之效。现代药理研究表明，白花蛇舌草、半枝莲、虎杖等均具有免疫抑制作用。白塞病与CD4、CD8细胞，血清人类细胞抗原、白细胞介素 -2 含量，血管壁 IgA、IgM、IgG，C3 补体沉积等多种免疫学机制相关，因此采用具有中医理论依据及现代药理佐证的药物，可达殊途同归之功。

2.缓解期　临床表现：口腔、外阴部溃疡反复发作，创面暗红，溃烂疼痛，双眼干涩发红，视物不清，下肢结节疼痛；伴五心烦热，口燥咽干，心烦不寐，腰膝酸软，小便短赤，舌红少津或有裂纹，苔少或薄白，脉弦细或细数。病机：湿热交阻，蒸上熏下，溃疡而生，痰凝血瘀，阻塞经脉。治法：清热利湿，化痰散瘀，清利上下。方药：三妙散合黄连解毒汤加减。方药组成：土茯苓60 g，漏芦20 g，薏苡仁30 g，滑石15 g，通草10 g，黄柏15 g，生甘草10 g，炙甘草10 g，黄连10 g，黄芩15 g，野菊花30 g，赤芍15 g，生地20 g，红花15 g。外阴破溃者加苍术15 g，败酱草30 g；口腔破溃者加桑叶15 g，竹叶15 g，升麻15 g；目赤者加蚕沙30 g，谷精草20 g；皮下结节者加秦艽20 g，防己10 g，威灵仙20 g，海桐皮15 g。方药分析：三妙散清泄下焦湿热，黄连解毒汤清解三焦湿火，如此相合，清热利湿之力倍增。土茯苓、漏芦、野菊花清热解毒；薏苡仁、滑石、通草，利水渗湿；黄芩、黄连、黄柏清热解毒燥湿；辅以生地、赤芍、红花，凉血与活血兼施，使泻而不伤阴，凉血不郁遏，诸邪可除，疹消疡合。

3.迁延期　临床表现：证候病程日久，口腔、阴部溃疡深而大，基底灰白，顽固难愈，双目干涩发暗，视力减退；伴全身乏力，少气懒言，畏寒肢冷，食欲不振，大便溏稀，下肢浮肿，舌质淡暗，苔白，脉沉细无力。病机：脾阳不足，升降失调，浊阴上逆，清阳下陷，上火下寒，寒热互结，本虚标实。治法：补脾和胃，平调寒热，畅达气机。方药：甘草泻心汤加减。方药组成：黄芪40 g，党参15 g，法半夏15 g，黄芩15 g，黄连15 g，黄柏15 g，炙甘草10 g，生甘草10 g，丹参20 g，酒大黄10 g，雷公藤30 g，吴茱萸15 g，干姜10 g，苦参15 g，田基黄15 g。目赤者加龙胆草，野菊花30 g；溃疡重者加白及20 g，浙贝母30 g；口眼干者加石斛15 g，麦冬15 g；毒邪重者加土茯苓60 g，红藤15 g；血脉瘀阻者加水蛭10 g，桃仁10 g，红花10 g；病情顽固者加全蝎10 g，蜈蚣10 g。可配合黄柏60 g，苦参20 g，水煎外洗。方药分析：黄芪、党参补脾益气和胃；黄连、黄芩、黄柏苦寒清化湿热；吴茱萸、干姜、法半夏开通散结；苦参清热燥湿解毒；田基黄清热利湿，解毒，散瘀消肿；丹参、酒大黄活血化瘀散结；雷公藤清热解毒，祛风湿，通络止痛。王玉玺教授常以雷公藤用于免疫系统疾病的治疗中，对于部分难治性白塞病，加入雷公藤30g，将雷公藤先煎，使其毒副作用减小，起到免疫抑制剂样作用，减少激素撤减时的反跳，但要注意对量的掌握。现代药理研究显示，雷公藤具有抗炎、抑制免疫、类激素样作用等多种功效。

迁延期整体以"甘草泻心汤"为主方加减，以苦为主，以辛为辅，温中补虚，调畅气机，升清降浊，诸证可消。对于久病不愈、顽固性的白塞病，王玉玺教授常加入全蝎、蜈蚣等虫类药（剂量一般不超过10g），结合辨证治疗，每每获得良效。虫类药走窜之性，达"通"之功效，外可走表行皮，宣风泄热，内可入里通络搜风解毒，此病病程缠绵，经久不愈，取其虫类善行入络之性，以松透病根。王玉玺教授治疗白塞病多从"毒"立论，虫类药物，多具毒性，取其有毒之偏，以达到以毒攻毒之效。现代药理研究表明，虫类药物具有促进人体新陈代谢、增强巨噬细胞吞噬能力、抗炎、镇痛、调节机体免疫等作用。

【治疗绝技】

1.肾为先天之本，内寄命门之火，为水火之脏　肾火虚衰则不能温养肾水，肾水寒极，逼真火浮游于上，水火相离，形成上热下寒之火不归原证，临床多表现为畏寒肢冷、小腿凉、舌淡红、脉沉细的下寒之象，以及虚火上扰之口舌溃疡的上热之状，方用潜阳封髓丹合甘草泻心汤加减。火郁日久，耗气伤阴，人体阴液不足，虚火内生，热熏口腔而发口腔溃疡者，方用竹叶石膏汤加减。湿热内蕴，郁久化毒，上蒸下熏，侵袭四肢，燔灼肌肤而见红色结节，热毒蕴结于血脉，气血运行受阻，经络阻滞，则疼痛，临床表现为下肢结节性红斑，伴发灼热疼痛，在遣方用药中，以"四妙"（苍术、牛膝、黄柏、薏苡仁）清热利湿，同时辅以化痰、软坚、散瘀、通络、解毒之品，使诸邪消，脉络通，红斑结节无所遁形；结节平塌者加"四物"（当归、川芎、白芍、熟地）；痰瘀互结，结节难消者加三棱、莪术。毒邪浸淫日久不除，损伤脏腑经络等造成多脏器损害，湿热毒邪稽留于肠，损伤脉络发为"疮"，相当于现代医学的肠白塞病。气滞络瘀发为腹痛，加白芍、甘草、延胡索；湿热下注发为腹泻，加败酱草、马齿苋、黄连；尚有患病日久，阳气不足或过用苦寒之品而致的寒湿泻，加荜澄茄、小茴香。

2.王玉玺教授采用蒲黄散（药物组成：蒲黄）治疗白塞病口腔溃疡之症 用法：将蒲黄末适量与水混合调成混悬液，时时漱口，漱后即吐，每日数次。功效：凉血活血，清热收敛。方中仅蒲黄一味，外用取其凉血活血，清热收敛之力，故常用蒲黄末作为散剂加入掺药中。注意事项：自觉漱后不适或对成分过敏者慎用。

3.分期择法 在本病遣方用药方面，王玉玺教授认为早期进展阶段确实需要清热利湿解毒的苦寒药来治疗，然而当转为慢性阶段的迁延期时，有很多患者表现出畏寒肢冷、便溏、口淡不渴的虚寒之象，对于此况，应审时度势，改弦更张而采用温法和补法进行治疗，常常取得意想不到的效果。

4.巧用虫类药、藤类药 王玉玺教授常用赵炳南教授之四藤饮（夜交藤30 g，钩藤15 g，鸡血藤15 g，天仙藤12 g）治疗免疫系统疾患。藤主通，能循脉络，无微不至，阴阳所以不和皆不通之故也，不通则气血不和，常致气滞血瘀。藤类药缠绕蔓延，纵横交错，无所不至，可通行十二经脉，行气活血。四药合用，活血、通络、祛风、除湿，既可补虚之不足，亦可祛邪之有余，使气行血活，以达调和阴阳之功，疾病愈。现代药理研究表明，鸡血藤、首乌藤等藤类药物有抗变态反应及免疫调节作用。

【验案赏析】

患者，女，18岁，2019年12月14日初诊。主诉：口腔、外阴部数处溃疡2周。患者口腔、外阴溃疡病史12年余。多年来自行应用多种激素类外用膏剂或喷雾剂等治疗，虽暂时缓解，但数日又犯。刻诊：2周前因备考紧张，诱发本病，患者口腔内上腭、咽部等处散在多个圆形溃疡面，外阴部亦有数处溃疡，眼睛红肿，干涩畏光，皮肤表面尚可，伴心烦不安，眠差多梦，脘腹胀满，大便溏泄，舌质红，苔黄腻，脉滑。西医诊断：白塞病。中医诊断：狐惑病。辨证：中阳不足，失于升降，浊阴上逆，清阳下陷，上火下寒，寒热互结，本虚标实，攻于阴口。治则：补脾和胃，平调寒热，畅达气机。拟方甘草泻心汤加减。处方：生甘草10 g，黄芩15 g，黄连10 g，法半夏15 g，干姜10 g，太子参30 g，炙甘草10 g，地骨皮20 g，牡丹皮10 g，赤芍15 g，苦参15 g。7剂，水煎服，日1剂，早晚饭后30分钟温服。

二诊：2019年12月21日。药后3日溃疡消失，眼红干涩，大便尚可。

继服前方加密蒙花 20 g，决明子 20 g，白菊花 15 g，泽泻 15 g。7 剂，水煎服，日 1 剂，早晚饭后 30 分钟温服。

三诊：2019 年 12 月 28 日。主症缓解，余症皆消。继服前方 7 剂，巩固疗效。水煎服，日 1 剂，早晚饭后 30 分钟温服。2 个月后电话随访，无复发。

【按语】

本例患者患病日久，久病多虚，伴脘腹胀满、大便溏泄，舌质红，苔黄腻，脉滑，此一派脾虚之象。脾虚生湿化热，湿热上蒸，以致腐肉成疡，且中阳脾虚，脾为枢纽，调畅气机，脾主肌肉四肢，遂口唇、外阴皆与脾胃关系密切，若升降失常，浊气上泛，热盛肉腐，即为溃疡，热扰心神则伴心烦不安，眠差多梦。因此治疗上王玉玺教授以甘草泻心汤为基础方，黄连、黄芩苦寒清化湿热；干姜、法半夏辛温开通散结；太子参、甘草补脾和中，畅达枢纽；苦参清热燥湿；地骨皮、牡丹皮、赤芍清热凉血散瘀。《素问·阴阳应象大论》有云："气味辛甘发散为阳，酸苦涌泄为阴，阴胜则阳病，阳胜则阴病。"甘草泻心汤配伍中以苦为主，以辛为辅，阴阳平衡，辛散而无劫阴之弊，苦寒而无碍阳之害，清泄上热而无苦寒滑肠之弊，温中补虚又无助火助热之势，以寒上温下，扶正祛邪，调畅气机，升清降浊，诸症可消。二诊时溃疡消失，效不更方，眼红干涩不解，尚有余邪上蒸于目，在原方基础上加密蒙花、决明子、白菊花清热明目，加泽泻以泄热，使热邪从小便而解，给邪以出路。三诊时主症缓解，余症皆消。继服前方以巩固疗效。

参考文献

[1] 柏青松，安月鹏，苗钱森，等．王玉玺治疗白塞病经验 [J]．中医药导报，2021，27（9）：191-193，199.